技能型紧缺人才培养培训教材
全国卫生职业院校规划教材

供中职助产专业使用

妇 科 护 理

主　编　孙耀华

副主编　周　清　陈燕彬

编　委　（按姓氏汉语拼音排序）

陈燕彬（四川省卫生学校）

范凤卿（内蒙古自治区人民医院附属卫生学校）

刘顺清（长治卫生学校）

彭桂元（长沙卫生职业学校）

孙耀华（长治卫生学校）

万俊芳（咸阳市卫生学校）

姚伟妍（惠州卫生学校）

叶振梅（廊坊卫生职业学院）

周　清（福建龙岩卫生学校）

科学出版社

北　京

内 容 简 介

妇科护理是运用护理程序对女性在非妊娠期生殖系统现存的和潜在的健康问题实施整体护理,也是为妇女健康提供服务,以保障妇女身心健康的一门专科护理。本书根据卫生部颁布的中等卫生职业教育教学大纲的规定及妇科护理学学科发展特点编写,包括 11 章理论教学内容与 14 项实践教学指导,每章内容分为正文、链接、护考链接、小结及自测题,紧密地将护士执业考试与临床新知识、新技术相结合,并配以相应图片及课件。在多数章节前设置了案例,使案例教学融入本书,重点知识还设置了考点,并将章节内容用不同字体进行标识。教材编写充分吸收了南、北方的优势,体现了科学性、先进性和适用性。

本书适用于中等卫生职业学校助产专业学生,也可供社区医疗及乡、镇、村卫生院的医护工作人员参考使用。

图书在版编目 (CIP) 数据

妇科护理 / 孙耀华主编 . —北京:科学出版社,2012.5
技能型紧缺人才培养培训教材·全国卫生职业院校规划教材
ISBN 978-7-03-034013-9

Ⅰ. 妇… Ⅱ. 孙… Ⅲ. 妇科学:护理学-中等专业学校-教材 Ⅳ. R473.71

中国版本图书馆 CIP 数据核字(2012)第 066929 号

责任编辑:张　茵/责任校对:林青梅
责任印制:赵　博/封面设计:范璧合

科 学 出 版 社 出版
北京东黄城根北街 16 号
邮政编码:100717
http://www.sciencep.com
新科印刷有限公司 印刷
科学出版社发行　各地新华书店经销

*

2012年5月第 一 版　　开本:787×1092 1/16
2015年12月第二次印刷　　印张:13
字数:303 000

定价:32.00 元
(如有印装质量问题,我社负责调换)

前　言

　　妇科护理学是妇产科护理学的一个分支。妇科护理学作为中等卫生职业教育助产专业一门独立的专业课程，在 2006 年 8 月被正式设定为全国中等卫生职业教育"十一五"规划教程。本教材具有严谨的科学性，体现出实用性、可读性及创新性，供全国中等卫生学校三年制助产专业使用。

　　随着生物—心理—社会医学模式的形成及护理模式的转变，妇科护理学逐步以其专业知识、专业培养目标，从生理、心理、社会等方面，为广大妇科患者以及健康女性提供全方位的整体护理和保健指导。

　　本教材在编写过程中始终坚持"三基、五性"（"三基"：基础理论、基本知识、基本技能；"五性"：思想性、科学性、先进性、启发性、适用性）及"三贴"（贴近学生、贴近社会、贴近岗位）的基本原则，突出以服务为宗旨、以岗位需求为导向、以职业技能培养为根本，力求体现中等卫生职业教育的特色和助产专业的特点。学生毕业后应具有较强的社会适应能力；具有良好的社会公德和高尚职业道德；具有从事护理、助产专业技术能力和现代服务理念；具有良好的工作作风和认真谨慎的工作态度，即培养出高素质、高技能的应用型人才。本教材以新的护理教育观为指导，以新的教学大纲为依据，充分体现从"以疾病为中心的护理"向"以患者为中心的护理"变革。开展以"整体人的健康为中心"的护理理念，按照"护理程序"（护理评估、护理问题、护理目标、护理措施、护理评价）组织编写，同时注重教材内容的实用性，使学生具备妇科常用护理操作技术的基本能力、整体护理能力及健康教育和预防保健的能力。在护理程序中列出具体的护理措施和评价，学生制订护理计划时可参考使用。但在教学活动中，教师要以学生为主体，充分调动学生的主观能动性，使学生积极主动配合，要结合护理对象的实际情况制订相应的护理计划。

　　本教材共十一章，包括妇科病史及检查配合、女性生殖系统炎症、肿瘤、月经失调等疾病患者的护理、妇科手术患者的护理、妇科常用护理操作技术、计划生育及妇女保健等内容。重点章节中有案例，章节中穿插着相关链接，还有结合执业护士资格考试的护考链接、点评及考点。为了加大实践力度，在书后附有实践指导。每章后附有小结及自测题（题型有 A_1、A_2、A_3、A_4 型）。此外，本书配有妇科护理教学课件，对学生和相关读者有一定的参考作用。为了方便师生教与学，教材后附有相应的教学大纲。

　　本教材的编写是全体编委共同努力的成果，同时受到了各参编者所在学校领导的大力支持，在此表示最诚挚的问候和感谢。

　　由于我们的理论水平及实践经验有限，本教材的内容及编排难免有不妥之处，殷切希望使用本教材的师生和同行们提出宝贵意见，以便再版时改进。谢谢！

编　者

2011 年 12 月

目　　录

第1章

绪　　论

　　妇科护理学是助产专业的重要课程之一,是妇产科护理学的一个分支,是在医学发展的过程中逐渐形成的,随着妇科学的发展,也将逐渐发展成为具有其独立性和决定性,且涉及范围较广、整体性较强的一门学科。妇科护理学是运用护理程序对女性在非妊娠期生殖系统现存或潜在的健康问题实施整体护理,是为了妇女健康提供服务,保障妇女身心健康的一门专科护理,也是现代护理学的重要组成部分。

　　现在,随着社会不断发展,人们对妇科疾病认识及医疗照顾需求开始向个体、家庭、社区的保健服务和健康教育转变,妇科护理也经历着"以疾病为中心的护理"向"以患者为中心的护理"的变革。开展"以整体人的健康为中心的护理"将成为当代妇科护理学的发展趋势。

一、妇科护理学的发展简史

　　在古代,护理学仅为医学领域的一个组成部分。自19世纪中叶南丁格尔首创了科学的护理专业,护理学理论逐步形成和发展,并成为医学领域的一个组成部分。直至近代,随着社会和医学实践的发展,为适应新时期人类健康保健和临床医疗的需求,护理学才逐渐发展成为医学领域内一门独立的学科。妇科护理学作为临床护理学的一个亚学科,也逐渐形成独立的专科,其理论或模式反映了当代妇科护理学发展的新趋势。

　　我国妇科学有着悠久的历史。19世纪以前,妇科属于内科的范畴,而且和儿科关系十分密切,常合并为"妇儿疾病"出现在教科书中。美国医生西姆斯看到许多妇女分娩时由于接生方式不当,造成了顽固的尿瘘症,他最终通过手术成功地治疗了这种疾病,解除了许多妇女的痛苦。1855年,他在纽约建立了一所妇科医院。后人称他为"美国妇科之父"。从那以后,妇科逐渐独立出来,成为一门新兴学科。

　　几千年来,祖国医学在妇科方面积累了许多宝贵经验并有详细的记载。东周时代(公元前4世纪),当时医圣扁鹊过邯郸,听说当地以妇人为贵,自称带下医。《黄帝内经·素问》中,已记载了关于女性生理和月经病。张仲景在《金匮要略》中记述了带下、无月经、月经过多和痛经等内容。到了汉代,人们除了对妇女疾病的治疗重视外,对妇女保健工作也很重视。唐代孙思邈著《千金方》,将妇科列为首卷。在汉、隋、唐各家的一些著作中,对于外阴、阴道的炎症及外阴瘙痒已经有了较为详细的记载,并且建议用各种局部坐浴和灌洗方法进行治疗,这些方法也是目前临床上常用的专科护理技术。宋代陈自明是我国历史上著名的妇科专家,他的《妇人良方大全》概括了妇产科的疾病,为以后妇产科的发展做出了卓越的贡献。自明代后,妇科专著陆续问世,有万全的《广嗣纪要》及《妇科汇要》、武之望的《济阴纲目》、王肯堂的《女科准绳》、傅青山的《傅青主女科》、叶天士的《女科》等,均为流传较广的妇科专著。

　　20世纪中叶,随着基础科学的飞速发展、新技术的广泛应用,妇科学有了较快的发展。妇科的新理论、新技术和新观念已被广泛运用于临床实践、妇女保健学的倡导以及整体护理理念等,促进了许多新兴学科的建立。如辅助生殖技术日新月异,使生殖学迅速发展;女性生殖内分泌学成为妇科学中的一门专科学科;在临床上腹腔镜及宫腔镜的广泛应用,促进了妇科肿瘤学的迅速发展;妇女保健三级网的建立健全,实现了以保健为中心、以群体为对象,对妇女一生各时期的生理、心理、病理、社会适应能力等方面进行保健的目的。

跨入 20 世纪 90 年代,我国护理事业已进入科学的运行轨道,随着"以患者为中心"的整体护理变革,推广了整体护理的健康发展。系统化整体护理是以护理程序为核心、以科学的思维方法为指导,在护理评估的基础上提出护理问题、确定护理目标、采用最佳护理措施,以目标为依据进行护理评价。

在医学模式变革中,为了适应护理模式和人们对健康及医疗护理需求的变化,妇科护理学模式势必要随现代护理学的发展趋势做出相应的调整。妇科护理学同其他学科的护理一样,也经历了"以疾病为中心的护理"向"以患者为中心的护理"的变革。世界卫生组织在 1987 年正式提出"2000 年人人享有卫生保健"的奋斗目标,使护士的角色功能进一步扩充。

链接

开展"家庭为中心的产科护理"

"家庭为中心的产科护理"被定义为:针对个案、家庭、新生儿在生理、心理、社会等方面的需要及调适,向他们提供具有安全性和高质量的健康照顾,尤其强调提供促进家庭成员间的凝聚力和维护身体安全的母婴照顾。其优点是:①有利于建立养育和亲密的家庭关系。②易于进入称职的父母角色。③父母及新生儿之间易建立积极的相互依附关系(亲子关系)。④减少并发症。开展"以家庭为中心的产科护理"代表了妇产科护理的发展趋势。我国普遍建立"爱婴医院"、"温馨待产"以及有关开展纯母乳喂养活动中的"母婴同室"等形式,是"以家庭为中心的产科护理"的具体表现。

二、妇科护理学的性质及内容

妇科护理学是在研究女性生理和病理的基础上,对现有和潜在健康问题的身心反应进行评估、诊断与处理,为女性健康保健开展服务的一门学科,其内容与范围包括炎症护理、肿瘤护理、计划生育指导和妇女保健等。妇科护理学作为护理学的一个重要组成部分,既有护理学的共性特征,又有其自身特点,妇科护理学的理论与实践尚存在许多问题,有待于护理工作者去探索和研究。

妇科护理学的内容具体包括妇科病史及检查配合;生殖系统炎症、肿瘤、内分泌失调等疾病的护理;妇科手术患者的护理;妇科常见护理操作技术;计划生育指导及妇女保健等。在护理过程中要注意彼此间的相互联系与相互影响,如产褥期妇女的护理,护理人员既要做好产褥期的妇女保健,预防生殖道感染,保证母婴健康,又要做好计划生育指导。计划生育的基本理论和技术将随着社会经济的快速发展和人类对健康保障的需求得到进一步提高,成为一门新兴的独立学科。随着护理学的发展,整体护理模式的推广运用,对妇科护理的要求也相应提高,医学科学检查技术的发展运用于临床实践,为妇科护理提供了有利条件,这些都需要我们不断研究和实践,进一步提高服务质量。

三、妇科护理学特点

妇科护理对象有其动态性:一方面女性一生中生殖系统解剖与生理是一个动态变化的过程,在不同时期表现出不同的特殊生理变化,如青春期的月经初潮、绝经过渡期的绝经等;另一方面,女性的角色功能也会发生不断变化,如女儿、妻子、母亲等。妇科护理对象还有其特殊性:一是护理对象不仅是患病女性,而且包括处于正常生理过程的女性——妊娠期妇女;二是妇科护理涉及女性最隐私的部位,与社会和心理因素联系密切,患者常常表现有害羞和焦虑或情绪不稳定、抑郁等症状,需要特别尊重护理对象;三是妇科疾病与年龄关系密切;四是妇科急症多,在妇科护理中具有"急"的特点。护理人员了解护理对象的动态性与特殊性,有利于在护理评估时尽快收集资料、发现护理问题进行分析、制订护理目标与护理措施。因此,只有掌握妇科护理学的特点,才能更好地为妇女提供健康服务。

四、妇科护理学的学习目的及方法

学习妇科护理学的目的在于掌握理论知识和实践操作技能,树立"以人的健康为中心"的护理理念,能运用护理程序,参与实施整体护理,发挥护理特有的职能,为患者解除痛苦并促进其早日康复;为健康女性提供自我保健及预防疾病的知识,使机体始终维持健康状态。

妇科护理学是一门与基础医学和相关护理学科关系密切的实践学科,妇科患者可能引起或合并内科、外科等疾病,反之亦然。护理人员不仅要掌握医学与护理学基础、内科护理学、外科护理学、预防医学等相关学科以及人文社会学科知识,熟练护理操作技能,而且要综合运用到护理实践中,针对护理对象开展个体化的整体护理,同时在工作中不断积累护理经验。

学习中要掌握妇科护理学的基本理论、基本知识和基本技能。要树立整体观念,关心患者的心理状态和相关的社会因素,时刻以高度的责任心及实事求是的工作作风,运用所学护理程序的知识、科学管理的方法为护理对象提供高质量的护理服务,让护理对象的需求得到最大限度的满足。

五、妇科护理学的新进展、新技术及发展趋势

随着学科的发展,目前妇科已拥有腹腔镜、宫腔镜、电子阴道镜、超高频电波刀(LEEP)刀、射频治疗仪等许多最先进的仪器,实施无痛和镇痛的人工流产术、放环及取环术的新技术等。具有丰富临床经验及手术经验的医生,利用先进仪器可完成各种妇科常规手术及许多疑难复杂的手术,为无数名患者解除了疾病痛苦。这就要求妇科护士做好术前、术中及术后的护理,掌握使用先进仪器时的护理操作技术。在治疗疾病的同时,同样重视对疾病的预防,普查普治为妇女进行防病治病,为确保女性身心健康起着重要作用。

保护女性权益和提高女性健康水平始终是社会关注的重点。随着工作和生活节奏的日趋加快以及压力的不断增大,女性对于家庭、社会所承担的责任也在增加,再加上饮食习惯和结构的改变、环境污染等因素,女性健康问题不容乐观,各种常见和疑难妇科疾病的高发直接威胁着女性健康。

随着人们健康意识的不断增强和生活水平的不断提高,女性就医的理念和需求也在不断向着高水平的诊断、无痛微创舒适的治疗、令人满意的疗效以及就医过程中的所得到的尊重、关爱等多元化发展。这是时代的要求,也是社会发展的必然。

(一)时代的前沿——无痛微创

随着现代科技的发展,被誉为 21 世纪妇科治疗领域的革命性技术——宫、腹腔镜技术,使妇科手术从传统的外科剖腹手术转变为"最小损伤甚至无损伤"的"钥匙孔"微创手术,被国际医学界称为"绿色手术"、"不开刀手术"。目前,80%的妇科手术都可以在宫、腹腔镜下完成,如宫外孕、急慢性盆腔炎、盆腔脓肿、子宫内膜异位症、子宫肌瘤、宫颈息肉、早期宫颈癌、子宫内膜异位症、导丝介入术治疗不孕不育等各种妇科良、恶性肿瘤和疑难病例的手术治疗,完全实现了人们期待已久的微创无创的愿望。

宫、腹腔镜的优点

作为目前妇科领域最前沿最科学的微创技术，与传统诊疗相比，其显著特点是：①宫、腹腔镜不仅能确定病灶存在的部位、大小、外观和范围，且能对病灶表面的组织结构进行细致地观测，并在直视下取材，大大提高了对疾病诊断的正确性，更新、进展和填补了传统诊疗方法的不足。②不需开刀，安全轻松，术中无痛苦，手术时间短（一般5～15分钟），留院时间短（一般0～3天），对患者的创伤微小，没有并发症，术后恢复快。特别是对于一些宫颈、子宫等疾病，微创手术能够保留子宫和卵巢及其正常的功能，这是传统手术所无法比拟的。③宫、腹腔镜在治疗不孕方面，更具有明显的优势。

（二）时代的呼声——安全、快捷

安全，即减少治疗中对患者的直接的、间接的甚至是意外的伤害，这是手术治疗的重中之重。快捷，即手术时间短、恢复时间短、住院时间短，是减少患者痛苦和费用的关键。在以往的治疗中安全、快捷往往不容易做到，主要是受传统治疗技术和手段的限制，然而无痛微创技术的使用却使这些成为了现实。

（三）时代的新宠——专业化妇科医院

阴道炎、宫颈炎、盆腔炎、附件炎、尿道炎等妇科炎症，以及乳腺、子宫、卵巢等妇科肿瘤，还有月经疾病、内分泌疾病、围绝经期综合征、不孕不育、人工流产（人流）、计划生育等，妇科疾病可能要比男科疾病种类繁杂得多。

随着医疗制度的改革和人们对医疗服务要求的提高，妇科医院、女子医院等专业化妇科医院在本世纪初应运而生，妇科炎症专科、子宫肌瘤专科、乳腺疾病专科、不孕不育专科……精细的科室设置和专门人才的专向配备，专用的先进治疗设备的引进以及以关爱、尊重、舒适为核心的完全人性化的服务，使医疗服务向更加专业化、精细化和温馨化方向发展，对广大女性来讲，在这里可以得到科学准确的诊断、高水平的专业化治疗及护理，女性自主就医的权利得到保障，女性的尊严得到了最大的体现。尽管目前全国各地的专业化妇科医院的数量还相对较少，但它的崛起顺应了时代的潮流，满足了广大女性的需求，因此，我们完全有理由相信，专业化妇科医院将会像雨后春笋一样得到更快更好的发展。

时代在突飞猛进，科技在飞速发展，相信会有越来越多的妇科专业化医院出现，相信以宫、腹腔镜为代表的微创医疗技术会更加普及，因为这是广大女性的时代呼声，因为这是妇科疾病治疗的未来方向。我们深信，未来的社会将因此而更加健康、和谐和安定！

现代的妇科护士既是广大妇女疾病治疗的合作者，又是健康教育的传播者，还是家庭支持系统的教育者和社区护理的组织者。护士专业化和多角色的完美结合将使"以患者为中心"的护理得以进一步发展，专科护理的目标不仅是满足女患者生理上的需求，还着眼于提高女性患者的生活质量以及心理的平衡和社会的适应。从全面向未来考虑，开展"以家庭为中心的产科护理"是当代护理学中最具典型意义的整体化护理模式，同时也代表了妇产科护理学的发展趋势。妇科护理学和产科护理学具有共同的基础。妇科护理学也存在对家庭成员、治疗环境和出院指导等相似的问题。

目前，国际上衡量一个国家的经济与社会发展状况是以妇女的健康水平作为标志之一，这对我们妇科护理工作人员提出了较高的要求。妇科护士要运用护理知识为护理对象提供高质量的卫生知识指导，实施保健及监护等护理措施，最大限度地满足护理对象的要求。

（孙耀华）

第2章

妇科病史及检查配合

随着人们生活水平的提高,生活方式的改变,女性生殖系统的炎症、肿瘤、月经失调等疾病发生率居高不下,尤其宫颈癌发生呈现明显的低龄上升趋势,以往多发于50岁左右的宫颈癌,如今也盯上了年轻女性。数据显示,全球每年约有50万新发宫颈癌病例,大约有23万妇女死于该病。我国每年新发现的病例为13.15万,占全球发病人数的1/4。而在发达国家,宫颈癌的发生率则明显下降,这完全要归功于对妇科体检的重视。为使妇科检查方法能成为女性人生道路上保驾护航的"伴侣",让我们一起来学习本章吧!

第1节 妇科病史

案例2-1

某女,24岁,脓性白带3天,前来就诊。患者平素体健,月经规律,近3天来白带增多,脓性,呈灰黄色,有臭味,外阴瘙痒伴有烧灼感。有尿频和排尿烧灼感以及腰痛等症状。

问题:1. 要明确诊断,还应询问哪些相关的病史呢?

2. 采集病史时,应注意哪些问题?

妇科病史是医生和护士进行医疗活动的重要依据之一。在采集病史时,既要熟悉妇科病史采集的方法、内容及妇科患者的心理特点,又要全面、系统、准确地收集病史资料,为正确制订护理计划服务。

一、病史采集的方法

妇科病史采集的过程中要注意妇科患者的生理、心理特点,护士态度应和蔼、耐心细致,必要时加以启发,但要避免暗示和臆测。对危急患者应在初步了解病情后,即行抢救。通过交谈、观察、心理测试、查阅各种健康记录和实验室检查报告等进行全面收集,以免遗漏。

二、病史内容

妇科病史内容包括一般项目、主诉、现病史、月经史、婚育史、既往史、个人史及家族史等内容。

1. 一般项目 包括患者姓名、年龄、婚姻、籍贯、职业、民族、家庭住址、入院方式、病历记录日期、病史陈述者、可靠程度。如非本人陈述,应注明陈述者与患者的关系。

2. 主诉 了解患者就诊的主要症状及持续时间。妇科常见的症状有阴道出血、白带异常、下腹疼痛、下腹部包块、外阴瘙痒及闭经等。注意有些患者无任何自觉症状,在妇科普查时发现患有妇科疾病。　　**考点:**妇科常见的症状

3. 现病史 应以主要症状为核心,按时间先后依次描述。首先问清楚有无发病诱因、发病时间、起病缓急,主要症状的部位、性质、持续时间及严重程度,就医情况、采取的护理措施及效果。还要了解有无伴随症状及其出现时间、特点和演变过程,尤其与主要症状的关系。

5

此外,要了解患者的一般情况,如饮食、大小便、体重、睡眠等。询问要点如下。

(1)阴道出血:了解出血时间、量、颜色、有无血块以及与月经周期的关系,末次月经(LMP)日期及持续的天数,有无伴随症状,如腹痛、发热、下腹包块或放置节育器后出血等。

(2)白带异常:了解白带的量、颜色、性状、气味,与月经的关系,有无外阴瘙痒等。

(3)下腹部包块:了解发现包块的时间、部位、大小、生长速度、硬度、及活动度,有无疼痛或阴道流血等。

(4)下腹痛:了解疼痛发生的时间、部位、程度、性质,腹痛与月经周期、体位的关系,是否伴有其他症状等。

考点:月经史的记录方式

4. 月经史　询问初潮年龄、月经周期、经期,每次经血量、有无血块、经前有无不适、有无痛经及痛经部位、性质、程度、起始和消失时间。常规询问末次月经,必要时询问前次月经(PMP)时间。绝经者应询问绝经年龄、绝经后的情况等。如 13 岁初潮,周期 28～30 天,经期 4～5 天,绝经年龄 50 岁,可简写为 $13\frac{4\sim5}{28\sim30}50$。

护考链接

考点:生育史记录方式

某女,60 岁。无流产、早产 1 次,足月产 3 次,现存子女 2 人,生育史可描述为

　A. 1-0-3-2　　　B. 1-0-2-3　　　C. 3-1-0-2

　D. 3-0-1-2　　　E. 3-2-0-1

答案:C

点评:本患者的生育史情况为:足月产 3 次—早产 1 次—流产 0 次—现存子女 2 人;因此记录方式是 3-1-0-2。

5. 婚育史　了解婚次及每次结婚年龄,是否近亲结婚,男方健康状况。初孕年龄、孕次、足月产、早产、流产及现存子女数,如孕 3 次,足月产 2 次,无早产,流产 1 次,现存子女 2 人,可简写为孕 3 产 2(G_3P_2)或(2-0-1-2)表示。还应询问分娩过程、分娩方式,有无难产及婴儿出生情况,产后或流产后有无出血或感染史。询问末次分娩或流产日期、年龄,现采用的避孕措施及效果和不良反应等。

6. 既往史　既往健康状况,曾患何种疾病,尤其妇科疾病,以及有无腹部手术史等。同时应询问过敏史,并注明对何种药物过敏。

7. 个人史　包括生活和居住情况、出生地和曾居住地区、个人特殊嗜好等。

8. 家族史　了解父母、兄弟、姊妹及子女健康状况。着重了解家族成员有无遗传性疾病、可能与遗传有关的疾病以及传染性疾病。

三、心理社会状况

由于妇科疾病以女性生殖器官病变为主,因此患者可能出现精神紧张、敏感、多疑、恐惧等心理变化。护理人员应理解患者,给予关心、解释、帮助,消除其紧张与不安,以便得到患者的理解和配合。

第2节　妇科检查

案例2-2

某女,36 岁,妇女病普查发现下腹包块 2 周就诊。患者 2 年前妇女病普查时发现卵巢稍大。此次普查触及包块增大,B 超提示右卵巢囊性包块,拳头大小,部分实质,表面尚光滑,提示卵巢恶性肿瘤可能。患者身体健康,平时无其他不适症状。孕 1 产 1,12 岁月经初潮,周期较规则,月经量中等,无痛经史。婚后 3 年正常分娩一男婴。家族史无特殊记载。

问题:1. 此患者还需要进行哪些妇科检查?

　　　2. 应如何配合医生进行检查?

妇科检查又称盆腔检查,为妇科所特有。通过妇科检查,可了解女性的内、外生殖器的情况,是进行护理诊断和制订护理措施的重要依据,可以进一步评估患者的身体状况,在检查前护士要协助做好准备工作,以提高检查的准确性。

一、检查前准备及注意事项

（一）检查前准备

1. 用物准备　无菌手套、消毒阴道扩张器(又称窥器、窥阴器)、一次性臀垫、长镊、刮板、玻片、棉拭子、消毒液、液状石蜡、肥皂水或 0.9％氯化钠溶液等。

2. 检查者准备　对患者态度要和蔼、认真,耐心做好解释工作,避免患者紧张。用屏风遮挡以保护患者的隐私。

3. 患者准备

（1）检查前排尿(必要时导尿)。粪便充盈者先排便后检查。

（2）患者取膀胱截石位,臀部置于台缘,头略抬高,双手放在身旁,腹肌放松(图 2-1)。如腹肌紧张,可边检查边交谈,以分散其注意力。

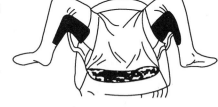

图 2-1　膀胱截石位

（二）注意事项

1. 态度严肃、语言亲切、仔细检查、动作轻柔。

2. 每检查一人,更换一次臀垫,以防交叉感染。

3. 经期一般不进行妇科检查。若有异常出血必须检查时,应先严格外阴消毒,用无菌手套及消毒器械进行检查。

4. 未婚者禁行双合诊及窥器检查,一般仅限于肛腹诊。若确有检查必要,应先征得本人及其家属同意。

5. 男医师进行检查时,需有其他医护人员在场。

6. 老年人检查时,协助上、下床,避免摔伤。危重患者,协助医生积极抢救。

7. 若盆腔检查不满意,怀疑盆腔内病变,可行 B 超检查,必要时可在麻醉下进行检查。

考点: 妇科检查应注意的问题

二、检查方法及步骤

（一）外阴检查

观察外阴发育、阴毛多少及分布情况,有无畸形、水肿、炎症、溃疡、赘生物或肿块,注意皮肤和黏膜色泽及质地变化。阴道前庭、尿道口和阴道口是否异常。注意处女膜的完整性、有无残痕。让患者向下屏气用力,观察有无阴道前壁或后壁膨出、子宫脱垂或尿失禁等。

（二）阴道窥器检查

依据阴道松弛情况,选用适当的窥器。未婚者非经本人同意,禁用窥器检查。

1. 放置和取出　放置窥器前,先用手指分开两侧小阴唇,暴露阴道口,另一手持预先备好的阴道窥器,避开敏感的尿道口周围区,直接沿阴道侧后壁缓慢插入阴道内,然后向上向后推进,边推进边将两叶转平,并逐渐张开两叶,至完全暴露宫颈为止(图 2-2～图 2-4)。注意防止两叶顶端碰伤宫颈致宫颈出血。取出窥器时,应将两叶合拢再取出。

2. 视诊

（1）检查阴道:观察阴道黏膜颜色、皱襞多少,是否有阴道膈或双阴道等先天畸形,有无

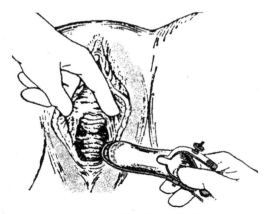

图 2-2　沿阴道侧壁放置

溃疡、赘生物等,阴道内白带量、色泽、性质、有无臭味。

（2）观察宫颈:注意宫颈的大小、颜色、外口形状,有无糜烂、撕裂、外翻、息肉、肿块、宫颈管内有无出血或分泌物。同时可在宫颈采集标本。

（三）双合诊

双合诊是妇科检查中最重要的检查项目。

1. 检查方法　检查者用一手的两指或一指放入阴道,另一手在腹部配合检查,称为双合诊。其目的在于扪清阴道、宫颈、宫体、输卵管、卵巢、子宫韧带和宫旁结缔组织,以及盆腔内其他器官和组织是否异常（图 2-5～图 2-7）。

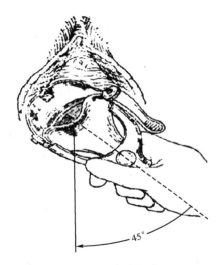

图 2-3　旋转推进

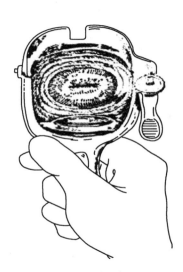

图 2-4　暴露宫颈

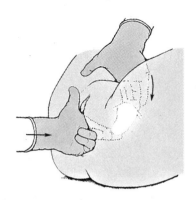

图 2-5　双合诊示意图

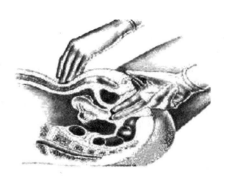

图 2-6　双合诊检查子宫

2. 检查内容

（1）检查阴道：注意阴道通畅度、深度，有无畸形、瘢痕、结节或肿块。

（2）检查子宫：注意宫颈的大小、形状、硬度及宫颈外口情况，有无接触性出血和宫颈举痛，扪清子宫的位置、大小、性状、软硬度、活动度以及有无压痛。

（3）检查附件和宫旁组织：注意附件处有无肿块、增厚或压痛，以及肿块的位置、大小、性状、软硬度、活动度、与子宫的关系等。

考点：双合诊检查的内容

（四）三合诊

三合诊即腹部、阴道、直肠联合检查。检查时，一手示指放入阴道，中指放入直肠，另一手在腹部配合检查。其目的在于弥补双合诊的不足，三合诊可扪清后倾或后屈的子宫，发现子宫后壁、直肠子宫陷凹、宫骶韧带或盆腔后部的病变，尤其是癌肿与盆壁的关系，以及骶骨前方或直肠内有无病变等（图 2-8）。

考点：三合诊检查的目的

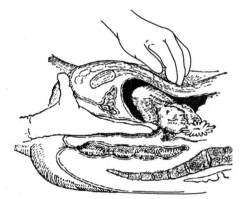
图 2-7　双合诊检查子宫附件

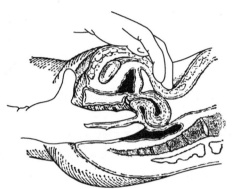
图 2-8　三合诊检查

（五）肛腹诊

肛腹诊是指一手示指伸入直肠，另一手在腹部配合检查，称肛腹诊。适用于未婚、阴道闭锁或因其他原因不宜进行双合诊者。

考点：肛腹诊适用人群

（六）记录

妇科检查结束后按由外至内的顺序记录检查结果。

1. 外阴　外阴发育及阴毛分布情况，有无皮炎、溃疡、赘生物，皮肤和黏膜色泽及质地变化，阴道前庭、尿道口和阴道口是否异常，以及处女膜情况。

2. 阴道　阴道通畅性、黏膜弹性、色泽、有无赘生物，分泌物量、色泽、性质、有无臭味，以及阴道穹隆情况等。

3. 宫颈　大小、颜色、外口形状，有无糜烂、撕裂、外翻、息肉、肿块，宫颈管内有无出血或分泌物等。

4. 子宫　位置、大小、硬度、活动度，表面是否光滑、有无压痛等，宫旁有无增厚、韧带有无缩短及弹性。

5. 附件　有无肿物、压痛、增厚，如有肿物，应了解其大小、硬度、活动度以及表面情况、有无压痛及与周围组织的关系等。

第3节　妇科常用特殊检查及护理配合

案例2-3

　　某女,64岁,绝经7年,阴道不规则流血半年,前来就诊。患者57岁绝经,绝经后无阴道流血及阴道流液等症状。半年前出现阴道不规则流血,量少,无其他症状。2个月后出血量较多,伴脓血分泌物,无疼痛,曾到医院检查,按老年性子宫内膜炎及阴道炎治疗,症状略有减轻。妇科检查:外阴经产老年型;阴道通畅,黏膜无炎症改变;宫颈正常大小,光滑,从宫腔内流出少量陈旧血伴有膜样物,子宫增大,呈鹅卵大小,饱满,软,无压痛,可活动;双附件区未触及异常。初步诊断为子宫内膜癌。

问题:1. 为明确诊断,需做哪些特殊检查?

　　　　2. 护理配合的内容有哪些?

　　妇科常用的特殊检查方法很多,现把妇科常用的特殊检查介绍如下,以便在临床工作中能积极地配合医生工作。

一、阴道分泌物悬滴检查

（一）目的

检查阴道内有无阴道毛滴虫或假丝酵母菌及阴道清洁度。

（二）操作方法

用无菌长棉签取阴道后穹隆处少许分泌物,置于加温的液体(查阴道毛滴虫用0.9%氯化钠溶液,假丝酵母菌用10%氢氧化钾溶液)中混匀送检。

（三）护理配合

准备用物,协助检查,送检。

二、阴道脱落细胞学检查

　　阴道脱落细胞可以来自于阴道、宫颈、宫腔、输卵管腔、卵巢及腹腔的上皮,取阴道脱落细胞检查可发现不同部位的肿瘤。阴道上皮细胞受卵巢激素的影响发生周期性变化,检查阴道侧壁脱落细胞可了解体内激素水平。临床常利用这些检查进行防癌普查和内分泌检查。

（一）目的

用于检查卵巢功能、女性生殖器官肿瘤筛选,尤其是对宫颈癌早期的发现有重要的意义。

（二）操作方法

　　1. 阴道侧壁刮片法　主要用于了解卵巢的内分泌功能。

　　（1）体位:患者取膀胱截石位。

考点:阴道侧壁刮片取材的部位　　（2）取材与涂片:阴道窥器扩张阴道后,对于已婚女性,用刮板在阴道侧壁上1/3处轻轻刮取分泌物和浅层细胞,将刮取物均匀地涂在玻片上。对于未婚女性,可用消毒棉签蘸0.9%氯化钠溶液,伸入阴道,在阴道侧壁上1/3处轻轻卷取细胞,然后在玻片上涂片。

　　（3）固定:把涂片放入95%乙醇或10%甲醛溶液中固定。

　　2. 宫颈刮片　主要用于早期宫颈癌的筛选。

　　（1）体位:患者取膀胱截石位。

　　（2）取材:阴道窥器扩张阴道后,先拭去宫颈表面黏液;再用特制宫颈小刮板(图2-9)在宫颈外口鳞-柱上皮交界处即移行区(图 2-10),以宫颈为中心轻轻旋刮一周(图 2-11)。注意用力适当,以免损伤组织引起出血,影响检查结果。

(3)涂片:把刮板平放在玻片上由左向右推移,用力适当,厚薄均匀,切忌往返涂抹(图 2-11)。

(4)固定:同阴道侧壁刮片法。

3. 宫颈管脱溶细胞吸取涂片法　用于了解宫颈管内情况。

(1)体位:患者取膀胱截石位。

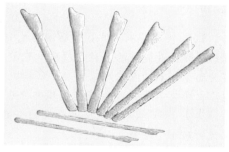

图 2-9　宫颈刮板

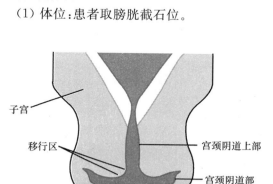

图 2-10　宫颈移行区

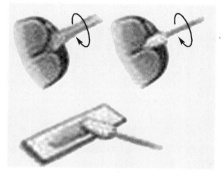

图 2-11　宫颈刮片与涂片

(2)取材与涂片:用阴道窥器扩张阴道,先拭去宫颈表面黏液,将吸管轻轻伸入宫颈管内,吸取颈管分泌物,涂片同宫颈刮片,也可采用液基薄层细胞学检测技术。

液基薄层细胞检测,简称 TCT 检测,其操作步骤:①使用 TCT 专门的宫颈刷深入宫颈内旋转 1-2 圈(图 2-12),采集移行带的宫颈脱落细胞样本。②将已经刷取了脱落细胞的宫颈刷放入装有细胞保存液的小瓶中进行漂洗,使细胞转移到保存液瓶中(图 2-13)。③将保存液瓶放入全自动细胞制备中,使样本细胞通过混匀、过滤、转移,最后贴附到玻片上。④将玻片进行染色、制片、固定,最后在显微镜下进行观察诊断。

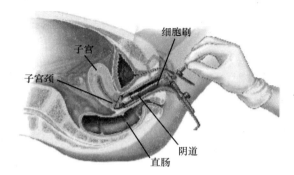

图 2-12　宫颈管脱落细胞刷取法

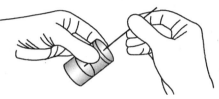

图 2-13　宫颈管脱落细胞保存法

TCT检测及注意事项

　　TCT检测是采用液基薄层细胞检测系统检测宫颈细胞并进行细胞学分类诊断,它是目前国际上最先进的一种宫颈癌细胞学检测技术,与传统的宫颈刮片巴氏涂片检查相比明显提高了标本的满意度及宫颈异常细胞检出率。TCT宫颈防癌细胞学检测对宫颈癌细胞的检出率为100%,同时还能发现部分癌前病变及微生物感染,如滴虫、真菌、病毒、衣原体等。其实TCT检测只是宫颈病变检查的第一步,通常宫颈病变的诊断分为三步:TCT、阴道镜和病理学诊断。

　　注意事项:①在做TCT检测前24小时避免性生活。② 在做TCT检测前24～48小时内不要冲洗阴道或使用阴道栓剂,也不要做阴道内诊。③如有炎症先治疗,然后再做TCT检测,以免影响诊断结果。④TCT检测最好安排在非月经期进行。

　　4. 子官腔吸取涂片法　严格消毒外阴、阴道及宫颈,用探针探测宫腔方向后,把金属或塑料吸管置于宫腔,上下左右移动吸取宫腔分泌物,涂片并固定。

　　5. 局部印片法　在病变局部表面直接印片检查。

链接

生殖道脱落细胞诊断标准

生殖道脱落细胞诊断标准包括巴氏分类法和TBS分类法两种。

巴氏V级分类法:此法已逐渐被TBS分类法所取代。

Ⅰ级:正常,涂片中没有不正常细胞。

Ⅱ级:炎症,涂片中细胞有异形改变。

Ⅲ级:可疑癌,涂片中的细胞有核变质改变。

Ⅳ级:高度可疑癌,涂片中怀疑有恶性的细胞。

Ⅴ级:癌症,涂片中有癌细胞。

TBS分类法:对细胞形态特征的描述性诊断内容包括

1. 感染及反应性和修复性细胞改变。

2. 上皮细胞异常。①鳞状上皮细胞异常:包括不典型鳞状上皮细胞,性质待定;轻度和重度鳞状上皮内病变;鳞状上皮细胞癌。②腺上皮细胞异常:包括良性子宫内膜上皮细胞;良性子宫内膜间质细胞;不典型腺上皮细胞,性质待定;宫颈腺癌;子宫内膜腺癌;子宫以外腺癌。③其他恶性肿瘤。

(三)护理配合

　　1. 检查前准备　告知患者取材前24小时内禁止阴道冲洗、检查、上药及性生活。

　　2. 检查中配合

　　(1) 向患者说明检查目的、步骤,以取得患者的配合。

　　(2) 用物准备同实践二。

　　(3) 协助患者摆好体位,配合医生完成操作。

　　3. 检查后护理　将玻片做好标记,固定,并及时送检,注意收集结果。

三、子宫颈黏液检查

　　子宫颈黏液在卵巢激素的影响下,其量、性状及结晶形态发生周期性变化。临床可据此进行疾病诊断。

（一）目的

通过观察宫颈黏液性状及结晶变化,可了解卵巢功能、排卵时间、妊娠诊断和月经失调等。

（二）操作方法

用阴道窥器暴露宫颈,观察宫颈黏液性状及透明度。取长镊子合拢并伸进宫颈口 1cm 夹取少许颈管黏液,取出镊子缓慢张开,注意黏液延展性后涂片,待干燥后镜下观察结晶变化(图 2-14)。

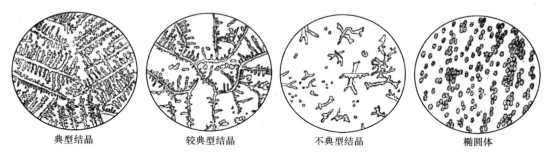

典型结晶　　较典型结晶　　不典型结晶　　椭圆体

图 2-14　宫颈黏液结晶

（三）护理配合

1. 根据患者月经情况,确定检查时间。
2. 准备用物同实践二。
3. 严格无菌操作,预防感染;收集标本及时观察和送检。

四、基础体温测定

基础体温(BBT)是指机体处于最基本状态下的体温,即机体睡眠 6～8 小时,醒后未进行任何活动时测得的体温,反映静息状态下的能量代谢水平。又称静息体温。

（一）目的

在卵巢分泌的雌、孕激素的影响下,基础体温呈现周期性变化。在月经周期前半期体温稍低,排卵后在孕激素的作用下,体温可升高 0.3～0.5℃,持续 12～14 天,至下次月经来临前 1～2 天下降。故正常月经周期基础体温呈双相型曲线(图 2-15),表示卵巢有排卵;如呈单相曲线表示卵巢无排卵(图 2-16)。临床可据曲线形态来了解卵巢有无排卵、排卵日期、黄体功能,协助诊断早孕及指导避孕等。

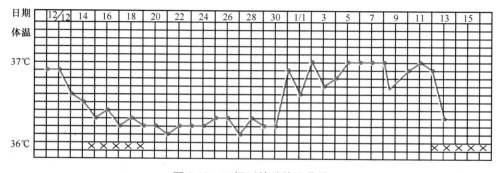

图 2-15　双相型基础体温曲线

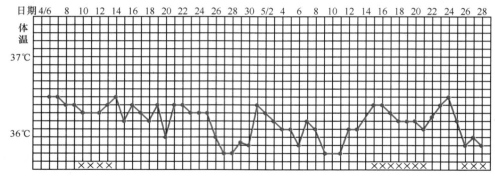

图 2-16　单相型基础体温曲线

（二）操作方法

每天经充足睡眠后未进行任何活动时,测口温 5 分钟,连续测 3 个月经周期,并把测得结果按日期记录在体温单上,以供医生分析。

考点:不同类型基础体温曲线分别表示的意义

（三）护理配合

1. 向患者说明检查的目的、方法、要求。

2. 向患者提供温度计、体温单。告知患者记录方法,并要求患者将测量期间的影响因素,如性生活、月经期、失眠、感冒及药物使用等情况记录在相应日期下,以便分析时参考。

五、子宫颈活体组织检查术

子宫颈活体组织检查简称"活检",是在宫颈病变处或可疑部位取小部分组织进行病理检查,是确诊宫颈癌及其他宫颈病变的常用方法。

（一）目的

用于异常阴道流血、宫颈脱落细胞学检查巴氏Ⅲ级及以上者、宫颈溃疡或赘生物等的进一步诊断。

（二）操作方法

1. 嘱患者排尿后,取膀胱截石位,用 0.5％聚维酮碘溶液消毒外阴,铺消毒孔巾。

2. 用阴道窥器暴露宫颈,拭去宫颈黏液后局部消毒。

3. 用宫颈活检钳在宫颈外口鳞-柱上皮交界处或肉眼观糜烂较深处或可疑病变处夹取适当大小组织,一般在 3 点、6 点、9 点、12 点四处取材(图 2-17)。临床已明确诊断,只为确诊病理类型或浸润程度时可做单点取材。为提高取材的准确性,可在阴道镜指引下取材;或在宫颈阴道部涂以碘溶液,在不着色区取材。若怀疑宫颈管病变,可用小刮匙刮颈管组织。所取组织分放在标本瓶内固定,做好标记送检。

4. 术毕,用带线无菌棉球或纱布压迫局部止血。

（三）护理配合

1. 术前准备

（1）术前指导:向患者解释检查目的、过程,并告知患者于月经干净后 3～7 天内进行检查,有炎症者治愈后再活检。

（2）用物准备同实践二。

2. 术中配合　术中陪伴在患者身边,给予心理支持,配合医生完成活检过程。将多点钳取组织分瓶装于标记好的标本瓶中固定。协助医生对创面进行压迫止血。

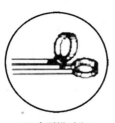
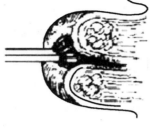
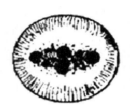

(1) 宫颈钳(头部)　　　　　　　(2) 钳取　　　　　　　　(3) 钳取部位

图 2-17　宫颈活检

3. 术后护理　告知患者术后 12～24 小时内自行取出阴道内棉球或纱布,如出血过多随时就诊。嘱患者术后保持外阴清洁,1 个月内禁止盆浴和性生活。

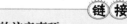

护考链接

某女,32 岁,经产妇,宫颈糜烂Ⅲ度 3 年,近几个月出现腰骶部酸痛,性生活后阴道有少量出血。

1. 为排除宫颈癌,筛选方法是

A. 阴道涂片　　　　　B. 宫颈刮片细胞学检查　　　　C. 宫颈黏液检查

D. 宫腔镜检查　　　　E. 腹腔镜检查

2. 筛选检查可疑宫颈癌,为确定诊断,其方法是

A. B 超　　　　　　　B. 双合诊　　　　　　　　　　C. 阴道镜

D. 宫颈活检　　　　　E. 宫颈锥形切除

答案: 1. B　2. D

点评: 本患者宫颈糜烂Ⅲ度,性生活后阴道有少量接触性出血,怀疑是宫颈癌,排除宫颈癌的筛选办法是宫颈刮片细胞学检查或 TCT 检测;确诊宫颈癌的方法是宫颈活检。

考点: 宫颈癌的筛选及确诊的方法

六、诊断性刮宫

诊断性刮宫简称"诊刮",是对子宫内膜或内膜病灶行活组织检查,同时明确诊断。如怀疑宫颈管病变时,可对宫颈管和宫腔分步进行诊断性刮宫,此法简称"分段诊刮"。

(一)目的

此法主要适用于异常阴道出血或阴道排液者,须证实或排除子宫内膜癌、宫颈管癌及其他病变;对不孕症和闭经患者,须了解子宫内膜变化及其对性激素的反应;对于功能失调性子宫出血(功血)患者,刮宫不仅有助于诊断,还有止血效果。

(二)操作方法

1. 嘱患者排空膀胱,取膀胱截石位,常规消毒后铺巾。行双合诊检查,了解子宫的方向、大小及附件的情况。窥器暴露宫颈,拭去宫颈黏液后消毒,用宫颈钳钳夹宫颈前唇,探针探查子宫腔方向及深度。如宫颈管过紧,可用宫颈扩张器扩张子宫颈管,直至能进入小号刮匙为止。

链接

分段诊刮的注意事项

分段诊刮不要探测宫腔,应先刮近端,再刮远端,即先刮子宫颈管组织,再刮子宫体腔组织,最后刮子宫角组织。这样才不会混淆组织,才能明确病变部位的诊断。

2. 将刮匙顺子宫方向送至子宫底部,从子宫前壁、侧壁、后壁、子宫底部依次刮取组织。刮宫目的不同,刮取的部位、时间和侧重点也不同。

(1)功能失调性子宫出血者,应将肥厚的内膜全面、彻底刮干净。

(2)怀疑子宫内膜结核者,应注意刮取两侧子宫角部组织。

(3)分段诊刮者不要探测宫腔,先用小刮匙刮取子宫颈管内组织,然后再刮取子宫腔组织,将刮取组织分别送病理检查。

(4)因不孕症进行诊刮,应选择月经来潮前或月经来潮12小时内。

(5)子宫异常出血怀疑癌变者,随时可行诊刮,刮出组织够做病理检查即可,不必全面刮宫,以防子宫穿孔、出血或癌组织扩散。若未见明显癌组织,则应全面刮宫,防止漏诊。

(三)护理配合

1. 术前准备

(1)向患者说明诊断性刮宫的目的和意义。

(2)预约时,告诉患者手术前5天禁止性生活,帮助患者选择检查时间,术前不要用任何激素类药物。

(3)用物准备同实践二。

(4)准备好各种抢救物品,以备急用。

2. 术中配合　术中陪伴在患者身边,指导患者放松技巧;协助医生完成诊刮。将刮取组织装于标记好的标本瓶中送检。

3. 术后护理

(1)术后观察患者1小时,确认无异常方可离开。

(2)嘱患者术后保持外阴清洁,勤换内裤,2周内禁止盆浴和性生活,按医嘱服用抗生素3~5天,以预防感染。

(3)1周后复诊了解病检结果。

七、超声检查

目前常用的超声检查有B超检查、彩色多普勒超声检查和三维超声诊断3种。

(一)目的

可用于诊断子宫肌瘤、卵巢肿瘤、葡萄胎、子宫内膜异位症、囊肿和盆腔炎性肿块等。

(二)操作方法

B超检查分经腹部与阴道二种。

1. 经腹部B超检查　检查前膀胱应充盈,以利显示盆腔脏器。取仰卧位暴露下腹。检查器涂耦合剂,检查者持探头用适度、均匀的压力滑行观察,根据需要做纵断、横断及斜断等多层面扫描。

2. 经阴道B超检查　嘱患者排空膀胱,取膀胱截石位,探头常规消毒后,套上一次性的、内外涂有耦合剂的橡胶套,将探头轻放入阴道内扫描。

(三)护理配合

1. 向患者说明超声检查的意义、目的及注意事项,解除患者的紧张心理。按要求做好术前准备。

2. 陪伴患者,协助医生完成检查。检查完毕,协助患者擦去腹部耦合剂,嘱患者及时排尿。注意收集检查结果。

八、激 素 测 定

（一）目的

本检查主要用于妇科如闭经、功能失调性子宫出血、不孕等生殖内分泌疾病的诊断、疗效观察、预后估计及生殖生理和避孕药物作用机制的研究；还可了解黄体、胎盘及卵巢功能。临床可测卵泡刺激素（FSH）、黄体生成素（LH）、催乳激素（PRL）、胎盘生乳素（HPL）、雌激素、孕激素及雄激素等。

（二）操作方法

常用的测定方法有生物化学法（如气相色谱层析法、分光光度法、荧光分光光度法）和应用免疫学方法，主要应用的是放射免疫测定法（RIA）和酶免疫测定法（ELISA）。

（三）护理配合

1. 向患者讲解激素测定的重要意义，以促进患者愿意接受激素检查，注意收集检查结果。

2. 详细了解患者月经周期的变化，为医生分析激素水平、诊断疾病提供确切依据。协助闭经的患者进行各种激素检查，以寻找闭经的原因。

另外，输卵管通畅术、内镜检查及阴道后穹隆穿刺术等内容，将在本书第10章介绍。

第4节 妇科门诊及病区的护理管理

一、妇科门诊的布局设备及护理管理

（一）布局和设备

医院门诊人流量多，病种复杂。妇科门诊最好设在门诊部的一端，包括候诊室、问诊室及检查室。附近应设有厕所，以方便患者就诊。候诊室应有宣传栏，内容有妇女健康保健、优生优育、计划生育等卫生知识小报与图片。

妇科检查室是妇科检查、治疗及术前准备的场所。要求空气流通，光线充足，温度适宜（16～25℃）。窗户应用磨砂玻璃，屋顶安装紫外线灯。室内备有检查床、立灯、灌洗筒架及妇科常用物品和敷料等。检查床边有屏风遮挡。

1. 检查床 供检查和治疗用。床上铺褥垫、床单、橡胶单和治疗巾，床下放污物桶，床尾配坐凳。床尾向窗。

2. 器械 桌子的托盘中铺无菌巾，内放消毒阴道窥器、妇科敷料钳、卵圆钳、宫颈刮板等。消毒包内放手套、宫颈钳、子宫探针、小刮匙、活体组织钳、阴道灌洗头、尿管等。剪刀等锐利器械泡于消毒液中。另备玻片、试管、标本瓶等。

3. 药品 75％和95％乙醇溶液、2.5％碘酒溶液、10％氢氧化钾溶液、40％紫草油、10％甲醛溶液、0.9％氯化钠溶液溶液、无菌肥皂水、苯扎溴铵及其他消毒液等。

4. 敷料 纱布块、大棉球、长棉签、带线纱球、治疗巾或会阴垫等。

（二）护理管理

1. 室内保持整洁 检查室应每天定时通风，进行清洁整理和消毒（空气每天用紫外线消毒1次），每周彻底清洁消毒1次。室内物品应"四固定"（定物、定量、定位、定人管理），每天查点，如缺少应及时补充。

2. 用物清洁消毒 检查床上的床单要每日更换，橡胶单可在消毒液中浸泡消毒，清洗晾干后备用。器械盘上的无菌巾每日更换 1 次,每周消毒药瓶并更新药品。检查时,每位患者均需用消毒或清洁的物品,更换臀垫。用过的物品器具先用清水冲洗后浸泡于消毒液中 30 分钟,再用流动水冲洗干净,行高压消毒后备用。传染病及癌症患者使用过的器具应另行处理。

3. 做好诊前组织和准备工作 门诊人流量多,对于初诊患者来说门诊比较陌生,护理人员应主动、热情、耐心地组织患者就诊。

4. 减轻患者的心理压力 妇科患者多有害怕、羞涩、畏惧、紧张等心理,护理人员应主动、热情地接待每位患者。工作要严肃认真,检查室应避免非工作人员及其他候诊人员随意出入,以保护患者的隐私。

5. 复诊及用药指导 对多次诊治的患者,护理人员在第一次就诊时,就要向患者说明坚持就诊的必要性,以免错失最佳的治疗时机。对于复杂的治疗措施,护理人员要详细向患者介绍治疗过程。

6. 健康指导 利用候诊室墙壁作为宣传工具,宣传计划生育的各种措施及其优缺点,宣传防癌普查的重要性、阴道炎的传播途径等有关妇女保健及妇科疾病防治知识。也可发放宣传资料或设咨询台等方式进行宣传。

二、妇科病区的布局、设备及护理管理

(一) 布局和设备

妇科病区应与产科病区分开,设有妇科病房、妇科检查室、治疗室、污物处理室等。妇科病房一般设有普通病房和危重病房(内设常用的护理设备及抢救用物)。

(二) 护理管理

1. 环境管理 病房环境应安静、清洁、舒适和安全。病室定时通风,室内空气和地面及时清洁和消毒,床头和桌子湿法清扫和消毒。被褥定时更换。患者休息时要尽量减少检查和治疗,以保证患者睡眠充足。护理人员应做到"四轻"(走路轻、说话轻、关门轻、操作轻),保持病房安静。

2. 组织管理 应热情接待患者入院,介绍医院的规章制度,让患者熟悉环境,安排床位及用物。对危重患者,要做到抢救及时、准确,并密切配合医生处理。

3. 消毒制度 医护人员要衣帽整洁,诊疗、护理、换药处置前后均应洗手;药杯、餐具必须消毒后再用;便器用后应清洗消毒,避免交叉感染。

4. 技术管理 护理人员要严格执行各项技术操作规程、疾病护理常规。严格执行查对制度,以防差错事故。各种医疗文件要清洁、整齐、准确。建立物品使用和维修保养制度。

5. 出院指导 针对出院患者情况、对疾病的认识、心理变化、治疗效果及生活习惯给予相应的指导。

小结

妇科病史是医生和护士进行医疗活动的重要依据之一。全面、系统、准确地收集病史资料,可为正确制订护理计划服务。在采集病史时,可通过交谈、观察、心理测试、查阅各种健康记录和实验室检查报告等进行收集。妇科检查是探讨护理问题和制订护理措施的重要依据。妇科检查包括外阴检查、阴道窥器检查、双合诊、三合诊、肛腹诊及妇科常用特殊检查如阴道分泌物悬滴检查、阴道涂片细胞学检查、子宫颈黏液检查、子宫颈活体组织检查、诊断性刮宫等,进行妇科检查可以进一步评估患者的身体状况。在检查时,护士要做好准备工作及护理配合。

自测题

A_1 型题

1. 1. 盆腔检查应取何体位（　　）
   A. 平卧　　　B. 膝胸卧位　　C. 膀胱截石位
   D. 侧卧位　　E. 俯卧位

2. 对未婚女性,应采取的检查方法为（　　）
   A. 双合诊　　B. 三合诊　　　C. 肛腹诊
   D. 阴道检查　E. 外阴检查

3. 阴道涂片细胞学检查时,取材部位正确是（　　）
   A. 阴道穹隆部　　　B. 阴道侧壁上 1/3
   C. 阴道前壁上 1/3　D. 阴道侧壁下 1/3
   E. 阴道侧壁中 1/3

4. 关于双合诊检查,下列哪项是错误的?（　　）
   A. 双合诊检查是盆腔检查最常用的方法
   B. 方法是一手放入阴道,另一手在腹部配合检查
   C. 检查者须排空膀胱
   D. 正常输卵管不能扪到
   E. 正常情况下均可扪及卵巢

5. 拟做宫颈刮片或阴道分泌物涂片细胞学检查时,可用什么作润滑剂?（　　）
   A. 液状石蜡　　　　B. 乙醇溶液
   C. 0.9%氯化钠溶液　D. 苯扎溴铵溶液
   E. 肥皂水

6. 确诊宫颈癌最可靠的辅助检查方法是（　　）
   A. 宫颈刮片细胞学检查
   B. 碘试验
   C. 宫颈和宫颈管活体组织检查
   D. 阴道镜检查
   E. B超检查

7. 目前普查宫颈癌的主要方法是（　　）
   A. 活组织检查　　　B. 阴道脱落细胞学检查
   C. 子宫内膜检查　　D. 宫颈刮片细胞学检查
   E. 阴道镜检查

8. 妇科检查注意事项哪项不妥?（　　）
   A. 做好心理护理　　　B. 检查前排尿
   C. 臀垫一人一份　　　D. 阴道出血照常检查
   E. 未婚者用肛腹诊

9. 下列哪些检查不能判断卵巢有无排卵?（　　）
   A. 基础体温测定　　B. 阴道脱落细胞学检查
   C. 宫颈黏液检查　　D. 子宫内膜检查
   E. 阴道分泌物悬滴检查

A_2 型题

10. 某女,60岁。初潮13岁,经期4~5天,周期28~30天,绝经48岁,月经史可简写为（　　）

A. $13\dfrac{4\sim5}{28\sim30}$　　　　B. $\dfrac{4\sim5}{28\sim30}48$

C. $13\dfrac{4\sim5}{28\sim30}48$　　　D. $13\dfrac{28\sim30}{4\sim5}$

E. $13\dfrac{28\sim30}{4\sim5}48$

11. 某女,65岁。主诉外阴部有一块皮肤特别痒,手抓出血,经妇科检查发现:外阴部局部变白、组织脆而易脱落,有血性分泌物。常采用的诊断方法是（　　）
    A. B超检查　　　　　B. 阴道镜检查
    C. 抽血化验　　　　　D. 活体组织病理检查
    E. 宫腔镜检查

12. 某女,56岁,绝经8年出现阴道不规则出血,妇科检查:宫颈光滑,阴道黏膜菲薄,宫体稍大、软,活动良,附件未见异常。初步诊断子宫内膜癌,为进一步确诊,需做哪项检查?（　　）
    A. 双合诊　　　B. 三合诊　　　C. 分段诊刮
    D. 宫颈刮片　　E. 宫腔细胞学检查

13. 某女,32岁,经产妇,宫颈糜烂Ⅲ度3年,近几个月出现腰骶部酸痛,性生活后阴道有少量出血。筛选检查为可疑宫颈癌,为确定诊断要行宫颈活检,手术时间为（　　）
    A. 月经干净后3~7天内　B. 月经期
    C. 月经来临前3~7天内　D. 任何时间
    E. 排卵期

A_3 型题

(14~16题共用题干)

某女,30岁,孕2产1,月经正常,接触性出血,妇科检查:宫颈重度糜烂。

14. 为排除宫颈癌,筛选方法是（　　）
    A. 阴道涂片　　　B. 宫颈刮片细胞学检查
    C. 宫颈黏液检查　D. 宫腔镜检查
    E. 腹腔镜检查

15. 筛选检查为可疑宫颈癌,为确定诊断,其方法是（　　）
    A. B超　　　　B. 双合诊　　　C. 阴道镜
    D. 宫颈活检　E. 宫颈锥形切除

16. 确诊手术时间应在（　　）
    A. 月经干净后3~7天内　B. 月经期
    C. 月经来临前3~7天内　D. 任何时间
    E. 排卵期

（刘顺清）

第3章

女性生殖系统炎症患者的护理

 同学们,当一名妇女出现白带异常,外阴瘙痒等情况时,你是否知道这可能是女性生殖器炎症的表现? 据世界卫生组织对中国妇女的调查:我国约41%的育龄女性患有不同程度的妇科炎症,而已婚女性发病率高达70%。它不单是发病率高,而且种类繁多,像外阴炎、阴道炎、宫颈炎、附件炎等。这些炎症有的经久不愈,造成夫妇的生活质量下降,并会导致不孕不育,甚至诱发肿瘤等。由此可见积极防治妇科炎症,保障女性生殖健康并给予正确的预防指导,对女性的生命健康是非常重要的。

第1节 概　　述

一、女性生殖系统防御机能

女性生殖系统自然完善的防御机制表现以下7个方面。

1. 两侧大阴唇自然合拢,遮盖阴道口及尿道口(图3-1)。

2. 盆底肌肉的作用,使阴道口闭合,阴道前后壁紧贴(图3-2)。

3. 阴道上皮在雌激素作用下,增生变厚,同时上皮细胞含丰富糖原,在阴道杆菌和酶的分解作用下,产生乳酸,维持阴道内酸性环境(正常 pH 4～5),可使嗜碱性病原体受抑制,称为阴道自净作用。

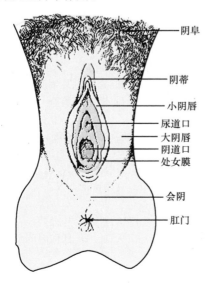

图 3-1　女性外生殖器

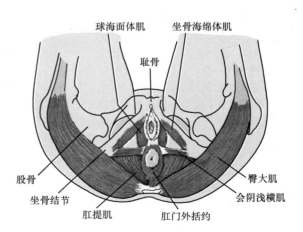

图 3-2　女性骨盆底浅层肌

4. 宫颈阴道部表面覆盖以复层鳞状上皮,具有较强的抗感染能力。

5. 宫颈内口紧闭,宫颈管分泌黏液栓,阻止病原体侵入。

6. 育龄妇女子宫内膜周期性剥脱,可以清除宫腔内感染。

7. 输卵管黏膜上皮细胞的纤毛向宫腔方向摆动及输卵管蠕动,阻止病原体侵入。

虽然女性生殖系统在解剖、生理、生化方面有一系列自然防御功能,但由于阴道口前与尿道毗邻,后与肛门邻近,易受污染。外阴、阴道、宫颈又是性交、分娩及各种宫腔检查、手术操作的必经之道,很容易受到损伤。且在月经期、妊娠期、分娩期、产褥期及围绝经期,自然防御功能下降,外界病原体的入侵而引起炎症。

> **链接**
>
> **女性生殖系统炎症**
>
> 女性生殖系统炎症性疾病中,有些疾病是通过性行为而传播的,世界卫生组织将20多种通过性行为感染引起的疾病统称为性传播疾病,简称性病,如淋病、梅毒、尖锐湿疣、非淋菌性尿道炎等。性传播疾病近年有上升的趋势,已对人们健康和社会发展构成了严重威胁。

二、病 原 体

1. 细菌　大多为化脓菌如链球菌、葡萄球菌、大肠埃希菌、厌氧菌、变形杆菌、淋病链球菌、结核杆菌等。外阴、阴道炎症以需氧菌为主,子宫、输卵管炎症以厌氧菌为主,多为混合感染。

> **链接**
>
> **妇科常见菌群感染**
>
> 革兰阳性球菌的种类很多,乙型溶血性链球菌的致病力强,并可引起败血症。葡萄球菌为革兰阳性球菌,是产后、手术后生殖器炎症及伤口感染常见的致病菌。金黄色葡萄球菌致病力最强。大肠埃希菌是肠道及阴道的正常寄生菌,一般不致病,但当机体极度衰弱时可引起严重感染,甚至产生内毒素。厌氧菌主要有革兰阴性脆弱类杆菌及革兰阳性消化链球菌、消化球菌等,脆弱类杆菌致病力最强。厌氧菌感染的特点是容易引起盆腔脓肿、感染性血栓性静脉炎。消化链球菌和消化球菌多见于产褥感染、感染性流产及输卵管炎。

2. 原虫　多见阴道毛滴虫。少见阿米巴原虫。

3. 真菌　以白色假丝酵母菌为主。

4. 病毒　如疱疹病毒、巨细胞病毒、人乳头瘤病毒。

5. 螺旋体　如苍白螺旋体。

6. 衣原体、支原体　如沙眼衣原体常导致输卵管黏膜结构及功能异常,并引起盆腔广泛粘连,导致不孕、异位妊娠。支原体为正常阴道菌群的一种,在一定条件下可引起生殖器疾病。

三、感 染 途 径

(一)沿生殖道黏膜上行蔓延

病原体由外阴侵入阴道,沿黏膜上行,经过子宫颈、子宫内膜、输卵黏膜到达卵巢及腹腔。葡萄球菌、淋病奈瑟菌、沙眼衣原体多沿此途径蔓延(图 3-3)。

(二)经血液循环播散

病原体先侵入身体其他器官组织,再通过血液循环侵入生殖器官。此为结核杆菌感染的主要传播途径(图 3-4)。

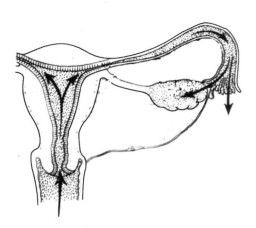

图 3-3　炎症经黏膜上行感染

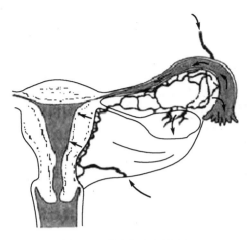

图 3-4　炎症经血行蔓延

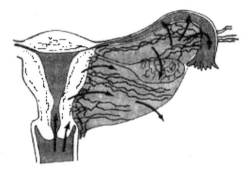

图 3-5　炎症经淋巴系统蔓延

（三）经淋巴系统蔓延

病原体由外阴、阴道、宫颈及宫体等创伤处的淋巴管侵入盆腔结缔组织、子宫附件与腹膜。链球菌、大肠埃希菌、厌氧菌多沿此途径感染，是产褥感染、流产后感染及节育手术后感染的主要传播途径（图 3-5）。

（四）直接蔓延

腹腔脏器感染后直接蔓延到内生殖器，如阑尾炎可引起附件炎。

四、炎症的发展与转归

（一）痊愈

当患者机体的抵抗力强、病原体致病力弱或得到及时、有效的治疗，病原体完全被消灭，炎症被控制，炎性渗出物完全被吸收，称为痊愈。痊愈后，组织结构、功能一般都可以恢复正常，不留痕迹。若出现坏死组织、炎性渗出物机化形成瘢痕或粘连，则组织结构和功能不能完全恢复，只是变成炎症吸收。

（二）慢性

炎症治疗不及时、不彻底或病原体对抗生素不敏感，机体的防御功能和病原体的作用处于相持状态，使得炎症长期存在。当机体防御机能增强或治疗方法恰当，慢性炎症可被控制并逐渐好转，但一旦机体防御机能减退，慢性炎症可急性发作。

（三）扩散与蔓延

当机体防御机能下降，病原体的致病力很强又没有得到及时有效的治疗，炎症很快经淋巴、血行扩散或蔓延到邻近器官，严重时形成腹膜炎、败血症、脓毒血症，但此种情况不多见。

第 2 节　外阴部炎症患者的护理

案例 3-1

　　某女,41 岁,因外阴肿胀、疼痛 3 天就诊。近 1 个月自觉外阴瘙痒、偶有灼热感,自行买外用洗药处理,近 3 天发现外阴一侧肿胀、疼痛、渐加剧,行走困难,伴发热,体温 38.5℃,头痛,妇科检查见外阴红肿,右大阴唇下段肿胀如鸡蛋,潮红,热感,触痛(十),波动感明显。

问题: 1. 你能帮助患者分析引起该疾病的病因?
　　　　 2. 此时你应配合医生采取哪些护理措施?
　　　　 3. 如何对患者进行健康指导?

一、概　　述

　　外阴部炎症包括外阴炎和前庭大腺炎。外阴炎是指外阴皮肤或黏膜的炎症。前庭大腺炎是病原体侵入导致腺管口堵塞,分泌液不能排出潴留而引起炎症。前庭大腺炎包括急性前庭大腺炎、前庭大腺脓肿和前庭大腺囊肿。

(一)外阴炎

　　1. **病因**　由于外阴与阴道、尿道、肛门邻近,若不注意卫生,易受到阴道分泌物、经血、尿液、粪便的刺激,引起外阴炎。此外,如糖尿病患者的尿液、尿瘘患者长期受尿液的浸渍、肠癌患者有时受粪便的刺激、肠道蛲虫及内衣过紧、月经垫不透气、局部经常潮湿等均可诱发外阴炎。

　　2. **临床表现**

　　(1)症状:外阴皮肤瘙痒、疼痛、于活动、性交及排尿时加重。

　　(2)体征:外阴皮肤局部充血、肿胀、糜烂,严重者形成溃疡或湿疹。慢性炎症皮肤增厚、粗糙甚至苔藓样变。腹股沟淋巴结肿大、压痛。

(二)前庭大腺炎

　　1. **病因**　前庭大腺位于两侧大阴唇后部,腺管开口于小阴唇内侧靠近处女膜处,因其解剖部位的特点,在不洁性交、流产、分娩及创伤时,病原体容易侵入而引起炎症,前庭大腺炎如未得到及时治疗,造成急性化脓性炎症则成为前庭大腺脓肿(图3-6)。急性期后脓液吸收可变成前庭大腺囊肿。此病以育龄妇女多见,幼女及绝经后妇女少见。

　　2. **临床表现**

　　(1)症状:炎症多发生于一侧大阴唇下 1/3,表现为肿胀、疼痛、烧灼感,行走不便。囊肿小无感觉,囊肿大有坠胀感、性交不适。

　　(2)体征:局部皮肤红肿、发热、压痛、可形成脓肿或囊肿。

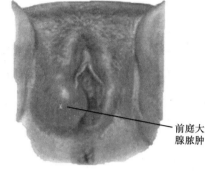

前庭大腺脓肿

图 3-6　前庭大腺脓肿

二、护　　理

(一)护理评估

　　1. **健康史**　了解有无反复外阴感染史、不洁性生活史;有无长时间使用卫生护垫、穿紧身内衣;是否有白带异常、糖尿病和生殖道瘘等病史。查阅分娩记录,对年轻患者注意有无蛲虫。

2. 身体状况

(1)询问患者:了解外阴部位不适症状如瘙痒、疼痛或烧灼感;前庭大腺炎急性期患者可出现患侧肿胀、疼痛、行走不便。脓肿形成患者疼痛加重,并伴有发热等全身不适。慢性期囊肿形成,患者感到外阴部有坠胀感或性交不适。

(2)外阴检查

1)外阴炎:外阴充血、肿痛,有时形成溃疡或湿疹。慢性期表现为局部皮肤增厚、皲裂。

考点:前庭大腺囊肿与脓肿的主要区别2)前庭大腺炎:外阴皮肤红、肿、热、痛,脓肿形成时皮肤变薄,触之有波动感,脓肿直径可达5~6cm,疼痛加剧。可自行破溃流出脓液,随之疼痛减轻。脓肿消退后,被黏液分泌物所代替而形成前庭大腺囊肿,多呈椭圆形,并随腺液积聚增多而逐渐增大,导致局部不适,妨碍正常活动。

3. 心理社会状况 一些未婚患者因害羞不愿来妇科就诊而使病情加重,也会因外阴局部不适而影响工作、睡眠和性生活而产生焦虑、烦躁心理。部分患者会误认为性病、肿瘤而害怕。

4. 辅助检查 取局部分泌物检查,必要时局部取材活检,化验血、尿常规,白细胞总数及中性粒细胞分类可增高。

(二)治疗要点

1. 外阴炎 病因治疗和局部治疗同时进行,查找病因,局部治疗以清洁、坐浴为主。

2. 前庭大腺炎 急性期应卧床休息、局部热敷或坐浴,合理使用抗生素,脓肿形成行脓肿切开引流术(图3-7),慢性者行前庭大腺造口术(图3-8)。

3. 加强预防,增强体质。

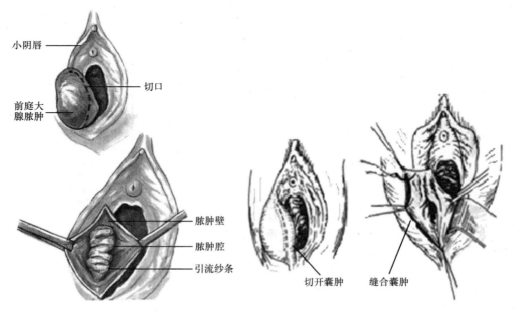

图3-7　前庭大腺脓肿引流术　　　图3-8　前庭大腺囊肿造口术

（三）护理问题

1. 舒适的改变　与外阴瘙痒、疼痛、囊肿增大有关。
2. 焦虑　与疾病影响正常性生活及治疗效果不佳有关。
3. 皮肤的完整性受损　与分泌物刺激、搔抓或用药不当有关。
4. 知识缺乏　缺乏性卫生知识和疾病有关知识。

（四）护理目标

1. 患者阴道分泌物减少，瘙痒及疼痛减轻或消失。
2. 患者能正确认识疾病，积极配合治疗。焦虑减轻或消失。
3. 患者破损的皮肤黏膜逐渐修复。
4. 患者能够说出感染的途径及防治措施。

（五）护理措施

1. 一般护理

（1）保持外阴清洁，1∶1000苯扎溴铵溶液清洗外阴，2次/日。

（2）避免不洁的性生活。

（3）避免进食辛辣等刺激性食物，勿饮酒，并注意休息。

（4）不可用刺激性强的药物及肥皂水擦洗，不可搔抓以免外阴皮肤破溃

2. 病情观察

（1）急性炎症期嘱患者卧床休息，室内注意通风，注意体温变化。

（2）观察局部皮肤的颜色、肿胀、疼痛程度、分泌物的量及性状的变化，协助医生取分泌物检查，以明确病原体，指导治疗。

3. 对症护理

（1）遵医嘱给予抗生素及止痛剂。

（2）外阴局部清洁护理：选用中药蒲公英、金银花、紫花地丁、连翘等水煎剂局部热敷或坐浴。

（3）指导患者坐浴方法及注意事项（见本书第1章第1节）：局部使用1∶5000高锰酸钾溶液，肉眼观察为淡玫瑰红色（不可浓度太高以免烧伤外阴皮肤），保持水温40℃坐浴，每次20分钟，2次/d。若有溃疡可用抗生素软膏涂抹。坐浴时应将会阴部浸没于浸泡液中。月经期禁止坐浴。

（4）配合医生行脓肿或囊肿切开造口：做好术前、术中及术后护理。术后每日更换引流条，用1∶5000氯己定溶液或1∶40络合碘棉球擦洗外阴，每日2次。伤口愈合后改为1∶5000高锰酸钾溶液坐浴，每日2次。

护 考 链 接

某女，26岁，4天前发现会阴部肿块，发热2天而就诊。妇科检查：右侧小阴唇下方有一个4cm×2cm×3cm大小的肿块，有波动感，压痛明显，局部皮肤充血。

　　1. 该患者最可能的诊断是

　　A. 前庭大腺囊肿　　　　B. 前庭大腺脓肿　　　　C. 外阴炎

　　D. 外阴脂肪瘤　　　　　E. 外阴癌

　　2. 针对患者最关键的处理是

　　A. 门诊观察　　　　　　B. 会阴部按摩，促进血液循环以利炎症吸收

　　C. 中药局部热敷　　　　D. 给予止痛　　　　　E. 脓肿切开引流并造口

　　答案：1. B　2. E

　　点评：囊肿一般发生急性期后，触之无波动感，脓肿发生急性期，伴有发热，脓肿形成有波动感。

4. **心理护理**　认真倾听患者的诉说,关心同情患者,解释炎症的原因、诱因、说明防护措施,引导患者说出内心的焦虑,向患者及家属说明目前的治疗方案和护理措施。

链接

心理护理很重要

一些患者因生殖器官的隐私性对妇科炎症的就诊常有顾虑,并因不能区分妇科炎症、性病、肿瘤而困扰、疑惑。作为医护人员要关心、理解患者,尊重患者的隐私,通过医患的良好沟通消除患者疑虑,使患者配合治疗,早日康复。

5. 健康指导

(1) 加强卫生知识宣教,积极治疗原发病、消除诱因。

(2) 防止经期、孕期、分娩期、产褥期、流产后的生殖道感染。

(3) 不穿紧身化纤内裤,穿纯棉内裤,使用如柔软无菌会阴垫,减少摩擦及混合感染的机会。

(4) 外阴瘙痒时避免到游泳池、浴池等公共场所,防止交叉感染。

(5) 患病后及早就医,以免病情加重或迁延不愈、反复发生。

(六)护理评价

1. 患者外阴瘙痒及疼痛是否消失,阴道分泌物是否减少。

2. 患者是否配合与坚持治疗是否减轻焦虑。

3. 患者外阴皮肤黏膜愈合是否良好。

4. 患者对疾病有关知识是否了解。

第3节　阴道炎患者的护理

案例3-2

某女,38岁,已婚,因外阴瘙痒,分泌物增多1周就诊。10天前因胆道感染住院,应用抗生素近1周,白带增多呈白色、稠厚。妇科检查:阴道黏膜充血明显,表面有白色膜状物覆盖,擦去后露出红肿黏膜面。宫颈光滑,子宫正常,双附件未及异常。

问题:1. 该患者应进一步做什么检查?

2. 对该患者应采取怎样的护理措施?

3. 应做哪些健康指导?

一、概　　述

常见的阴道炎有滴虫性阴道炎、外阴阴道假丝酵母菌病(VVC)、细菌性阴道病(BV)、老年性阴道炎。

(一)滴虫性阴道炎

1. **病因**　病原体由阴道毛滴虫(图3-9)引起。多见青春期、育龄期女性。其传播途径:①经性交直接传播。②经公共游泳池、浴盆、衣物等传播。③经污染的器械、敷料引起的医源性传播。

2. **临床表现**

(1) 症状:外阴、阴道口瘙痒,阴道大量分泌物呈稀薄泡沫状。

(2) 体征:阴道黏膜充血,散在出血点。后穹隆积聚大量呈灰黄色、泡沫样稀薄液体或黄绿色脓性分泌物。

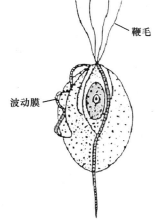

鞭毛

波动膜

图3-9　阴道毛滴虫

阴道毛滴虫

　　阴道毛滴虫呈梨形,透明无色,属于厌氧菌寄生虫,顶端有鞭毛4根,体部有波动膜,滴虫借助鞭毛摆动而向前蠕动,在 pH 5.2～6.6 环境中适宜其生长繁殖。对外环境适应能力较强,能在 3～5℃ 生存 21 日;在 46℃ 时生存 20～60 分钟;在半干燥环境中约生存 10 小时;在普通肥皂水中也能生存 45～120 分钟。滴虫阴道炎患者的阴道 pH 一般为 5.0～6.5。滴虫不仅寄生于阴道,还常侵入尿道或尿道旁腺,甚至膀胱、肾盂以及男方的包皮皱褶、尿道或前列腺中。

（二）外阴阴道假丝酵母菌病

　　1. 病因　病原体多数由白色假丝酵母菌感染所致(图 3-10),多见于孕妇、糖尿病患者;长期使用雌激素、抗生素者;穿紧身化纤内裤及肥胖者。其传播途径:①主要为内源性感染。假丝酵母菌可寄生于阴道内、口腔及肠道中,一旦条件适宜三个部位可相互感染传播。②通过性交传播。③经接触污染的衣物传播。

　　2. 临床表现

　　（1）症状:外阴奇痒,阴道分泌物增多呈豆渣样或凝乳块样。

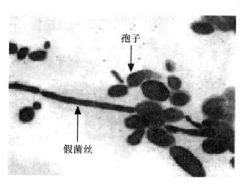

图 3-10　白色假丝酵母菌

　　（2）体征:小阴唇内侧和阴道黏膜上有白色膜状物附着,擦去后可见黏膜红肿,有浅表糜烂或溃疡。

假丝酵母菌特点

　　假丝酵母菌呈卵圆形,由芽生孢子及细胞发芽伸长形成假菌丝,有 10%～20% 非孕妇女、30% 孕妇阴道中有此菌寄生,但不致病,当阴道糖原增加、酸度升高时,使假丝酵母菌大量繁殖而引起炎症。此菌对热的抵抗力不强,加热至 60℃,1 小时即死亡;但对干燥、日光、紫外线及化学制剂抵抗力较强,酸性环境适宜假丝酵母菌的生长;假丝酵母菌感染患者的阴道 pH 在 4.0～4.7,通常<4.5。

（三）细菌性阴道病

　　1. 病因　细菌性阴道病是指阴道内菌群失调(正常菌群减少,厌氧菌群数量增加)所致的一种混合感染。发病时,阴道内乳酸杆菌减少,厌氧菌增多,产生胺类物质致使阴道分泌物增多并有臭味。

　　2. 临床表现

　　（1）症状:外阴灼热不适,阴道分泌物增多,有鱼腥气味。

　　（2）体征:阴道壁炎症不明显,可见均匀一致的灰白色分泌物。

考点:滴虫、假丝酵母菌适宜生长的 pH

女性阴道正常菌群

　　正常情况下女性阴道内存在需氧菌及厌氧菌,形成阴道正常菌群。需氧菌有棒状杆菌、非溶血性链球菌、肠球菌、表皮葡萄球菌。兼性厌氧菌有乳酸杆菌、加德纳尔和大肠埃希菌。厌氧菌有消化球菌、消化链球菌、类杆菌、梭杆菌等。此外还有支原体及念珠菌。阴道与这些菌群形成一种生态平衡,其中乳酸杆菌占 90% 以上,它可分解阴道细胞糖原产生乳酸,使阴道处于弱酸性环境,从而抑制其他寄生菌过度生长。但当大量应用抗生素、体内激素发生变化等原因致阴道与菌群之间的生态平衡被打破,导致妇科炎症的发生。

27

（四）老年性阴道炎

1. 病因　妇女绝经后、手术切除卵巢或盆腔放射治疗后，雌激素水平降低，阴道上皮细胞糖原含量减少，阴道自净作用减弱，致病菌入侵引起炎症。

2. 临床表现

（1）症状：外阴瘙痒、灼热感。阴道分泌物增多呈稀薄黄水样，严重者呈血样脓性白带。

（2）体征：阴道壁菲薄，黏膜充血，有散在的小出血点或表浅溃疡，严重者可致阴道粘连或闭锁。

二、护　理

（一）护理评估

1. 健康史　了解患者年龄、月经史，个人卫生习惯；是否处于妊娠期；是否有糖尿病病史及长期使用抗生素或雌激素病史；有无长期不孕病史；有无闭经、手术切除卵巢或盆腔治疗等病史。

2. 身体状况

（1）询问患者：因外阴、阴道瘙痒是阴道炎主要症状。了解外阴瘙痒、灼痛出现的时间及程度；白带性状；是否伴有尿频、尿痛及性交痛。严重者可影响日常学习生活及性生活。因阴道毛滴虫有杀精的作用，严重者可导致不孕。

（2）体征：阴道黏膜红肿、充血是阴道炎的主要体征。各种类型阴道炎比较见表3-1。

3. 心理社会状况　患者因羞愧、害怕被人歧视而不敢就医导致延误诊治。因担心疾病疗效或反复发作而影响工作休息，并产生无助感。老年人因怀疑癌症而产生焦虑和恐惧。少部分因对疾病缺乏认识，不重视治疗。

表 3-1　各种类型阴道炎的比较

考点：滴虫性阴道炎、外阴阴道假丝酵母菌病的典型白带特点及阴道冲洗液的性质

	滴虫性阴道炎	外阴阴道假丝酵母菌病	细菌性阴道病	老年性阴道炎
白带特点	稀薄灰黄色、黄绿色泡沫状、脓性	白色稠厚豆渣样或凝乳状	灰白色、均质，鱼腥臭味	稀薄黄水样或脓血性
阴道黏膜	散在出血点	白色膜状物	正常	萎缩、菲薄、充血
显微镜检查	阴道毛滴虫	芽生孢子及假菌丝	线索细胞，少量白细胞	大量白细胞，阴道清洁度为Ⅱ～Ⅲ
阴道灌洗液	1%乳酸或0.5%乙酸溶液	2%～4%碳酸氢钠溶液	1%乳酸或0.5%乙酸溶液	1%乳酸或0.5%乙酸溶液
阴道局部上药	甲硝唑	咪康唑、克霉唑、制霉菌素栓剂	甲硝唑	甲硝唑、氧氟沙星、小剂量雌激素
全身用药	甲硝唑	制霉菌素或伊曲康唑	甲硝唑或克林霉素	尼尔雌醇

4. 辅助检查

（1）悬滴法：取少许分泌物，放于0.9%氯化钠溶液或10%氢氧化钾（KOH）溶液中，查找病原体。

（2）培养法：适于有症状而悬滴法阴性者，准确率可达98%左右。

（3）宫颈刮片：老年女性有血性分泌物时需做此项，必要时分段诊刮，排除恶性肿瘤。

（二）治疗要点

1. 切断传播途径，杀灭病原体，恢复阴道正常pH及自净功能。

2. 坚持足疗程、规范用药。

（三）护理问题

1. 舒适的改变　与外阴瘙痒、烧灼痛、分泌物刺激有关。

2. 知识缺乏　缺乏阴道炎感染途径的认识和预防知识。

3. 焦虑　与治疗效果不佳、反复发作有关。

（四）护理目标

1. 患者阴道分泌物减少，瘙痒减轻、烧灼痛消失。

2. 患者能说出阴道炎的感染方式和预防措施。

3. 患者情绪稳定，焦虑减轻，配合医护治疗和指导。

（五）护理措施

1. 一般护理

（1）炎症急性期应卧床休息，避免摩擦，保持外阴清洁。

（2）摄取营养、易消化的饮食，忌辛辣刺激性食物。

（3）患者所用的衣物、用具等及时消毒，用开水烫洗、煮沸，防止交叉感染。

2. 病情观察　注意白带的性状、量、气味，了解外阴烧灼痛有无减轻，观察疗效。

3. 对症护理

（1）教会患者正确配置溶液，水温控制在 36～37℃，每日 1～2 次。

（2）告知患者取分泌物前 24～48 小时避免性生活、阴道灌洗和局部用药。

4. 用药护理

（1）指导患者阴道局部用药

1）阴道深部放入药物，7 天为一疗程，为避免药物污染衣物，可使用会阴垫，保持外阴清洁。

2）月经期暂停阴道灌洗、坐浴和阴道上药。

（2）指导患者全身用药

1）滴虫性阴道炎：口服甲硝唑 400mg，每天 2～3 次，7 天为一疗程，必要时夫妇双方共同治疗。孕妇禁用，哺乳期患者慎用，用药后 24 小时不宜哺乳。

2）顽固性外阴阴道假丝酵母菌病：口服氟康唑 150mg，一次顿服，或伊曲康唑每次 200mg，每天一次，连用 3～5 天。有肝病史和孕妇禁用伊曲康唑、氟康唑、酮康唑等药物。

3）老年性阴道炎严重者口服尼尔雌醇，首次 4mg，以后每 2～4 周 1 次，每次 2mg，连用 2～3 月。以最小剂量有效为原则，注意监测雌激素水平。

考点：老年性阴道炎的口服雌激素的注意事项

（3）注意药物反应：甲硝唑药物的不良反应有恶心、呕吐、食欲减退等。个别人会出现皮疹、头痛、运动失调、四肢麻木等情况，发现异常及时报告医生给予处理。

5. 心理护理　介绍疾病的病因、诱因及预防措施，增强自我保护意识。嘱家属多关爱患者，协助查找病因，帮助患者树立战胜疾病的信心。

6. 健康指导

（1）自我护理：保持外阴清洁、干燥，避免搔抓，勤换内裤。

（2）用药期间注意事项

1）治疗期间禁止性生活。

2）治愈前禁止到浴池、游泳池等公共场所，避免交叉感染。

3）因甲硝唑抑制酒精代谢，所以用药期间应忌酒。

4）妊娠期合并外阴阴道假丝酵母菌病，宜坚持局部治疗至妊娠 32 周以避免新生儿感染。

5）用药前后要洗手。

（3）指导随访:向患者解释随访观察的重要性,滴虫性阴道炎治愈标准为于每次月经后复查白带,连续 3 次阴性。

护考链接

某已婚妇女,白带增多,外阴瘙痒伴灼热感 1 周。查:阴道黏膜充血(＋＋),有散在红色斑点,白带呈泡沫状,灰黄色,质稀薄,有腥臭味。

1. 给患者阴道灌洗效果较好的溶液为

A. 0.5％乙酸溶液　　　　B. 4％碳酸氢钠溶液　　　　C. 1:2000 苯扎溴铵溶液

D. 1:5000 高锰酸钾溶液　　　E. 1:1000 呋喃西林溶液

2. 告知患者此病治愈的标准是治疗后

A. 无自觉症状,白带量不多　　　　B. 在 1 次月经后复查白带阴性

C. 1 个疗程后复查白带阴性　　　　D. 在 2 次月经后复查白带连续 2 次阴性

E. 在每次月经后复查白带连续 3 次阴性

3. 在本病的预防中,不正确的是

A. 消灭传染源,及时发现和治疗患者　　　B. 注意消毒隔离,防止交叉感染

C. 应使用抗生素和雌激素　　　　D. 被褥、内裤等要勤换,用开水烫或煮沸

E. 改善公共卫生设施,切断传染途径

答案:1. A　2. E　3. C

点评:根据白带的特点考虑滴虫性阴道炎,该病易复发,所以治愈标准连续三次复查月经后白带均为阴性。滥用抗生素、雌激素会引起念珠菌性阴道病。

考点:滴虫性阴道炎的治愈标准、预防措施

（六）护理评价

1. 患者外阴烧灼痛是否消失,白带量是否减少。

2. 患者对阴道炎的病因、诱因及传播途径是否了解。

3. 患者是否养成良好的卫生习惯,并定期复诊巩固治疗效果。

第 4 节　子宫颈炎患者的护理

案例3-3

某女,49 岁,因腰骶部疼痛,伴白带增多 2 个月就诊。近 2 个月患者自觉腰骶部疼痛、下腹不适,白带多,略带血性。检查:宫颈外观呈红色细颗粒状,占整个宫颈面积 2/3 以上。患者很害怕,担心癌变。

问题:1. 对于该患者应进一步做哪些检查?

2. 如何进行心理护理?

3. 如何给予健康指导?

一、概　　述

宫颈炎是生育年龄妇女常见病,有急性和慢性两种。急性宫颈炎因治疗不彻底而导致慢性宫颈炎,临床上以慢性宫颈炎多见,发病率高,占已婚女性 50％以上。

（一）病因

由于宫颈管单层柱状上皮抗感染能力较差,并且宫颈管黏膜皱襞多,病原体潜藏此处不易被彻底消除而导致慢性宫颈炎症。常见原因有流产、分娩、宫腔操作的损伤,阴道过多分泌

物刺激等。常见病原体有葡萄球菌、链球菌、大肠埃希菌、厌氧菌等。目前沙眼衣原体、淋病奈瑟菌、单纯疱疹病毒感染引起宫颈炎亦日益增多。

（二）病理

1. 宫颈糜烂　最常见的一种病理改变。宫颈外口的单层柱状上皮增生呈细颗粒状的红色区称宫颈糜烂，并非真性糜烂，而是一种假糜烂。

1）根据糜烂的深浅度分3型：①单纯型糜烂：为单层柱状上皮所覆盖，表面平坦。②颗粒型糜烂：由于腺上皮过度增生并伴有间质增生，糜烂面凹凸不平。③乳突型糜烂：间质增生显著，表面不平现象更加明显呈乳突状。

2）根据糜烂面积大小分为3度（图3-11）：①轻度：糜烂面小于整个宫颈面积的1/3。**考点：宫颈**②中度：糜烂面占整个宫颈面积的1/3～2/3。③重度：糜烂面占整个宫颈面积的2/3以上。　**糜烂的分度**

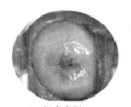 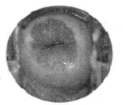 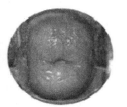

　　　轻度糜烂　　　　　　　中度糜烂　　　　　　重度糜烂

图 3-11　宫颈糜烂

2. 宫颈肥大　由于慢性炎症长期刺激，宫颈组织充血、水肿、腺体和间质增生，可达正常宫颈的2～3倍。

3. 宫颈息肉　炎症的长期刺激使颈管黏膜增生，逐渐自基底部向宫颈外口突出而形成息肉。息肉为一个或多个不等，直径约1cm，色红，表面光滑，质软而脆，易出血（图3-12）。

4. 宫颈腺囊肿　在宫颈糜烂愈合过程中，新生的鳞状上皮覆盖宫颈管口或伸入腺管，腺管口阻塞腺体分泌物引流受阻、潴留形成囊肿（图3-13）。**考点：慢性宫颈炎的病理改变及最常见类型**

5. 宫颈管炎　又称宫颈黏膜炎。炎症侵犯宫颈管内的黏膜及黏膜下组织，宫颈口充血，宫颈外口可见有脓性分泌物。

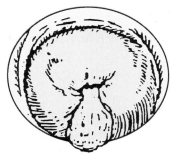 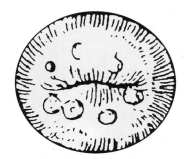

　　　图 3-12　宫颈息肉　　　　　　　图 3-13　宫颈腺囊肿

（三）临床表现

1. 症状　白带增多呈黏液性，下腹或腰骶部疼痛，伴有尿频、尿急、尿痛、月经不调、不孕等。

2. 体征　宫颈可见5种病理改变。

二、护 理

（一）护理评估

1. 健康史 了解患者的婚育史,有无流产、分娩、妇科手术等可能造成宫颈裂伤的因素。有无白带异常及不良的卫生习惯。

2. 身体状况

(1) 询问患者:了解白带的性状及腹痛的特点,白带呈乳白色黏液状、淡黄色脓性,重者有血性白带、性交后出血。因黏稠脓性白带不利于精子穿过,可致不孕。常有腰骶部疼痛、下腹坠痛,于月经期、排便或性生活时加重。

(2) 妇科检查:宫颈可见不同程度糜烂、肥大、充血、息肉、腺体囊肿等病理改变。

3. 心理社会状况 因病程较长、腹痛、白带多且有异味,患者思想压力大,精神状态不佳。宫颈息肉容易出血而使患者焦虑,拒绝性生活,因担心癌变而产生恐惧。

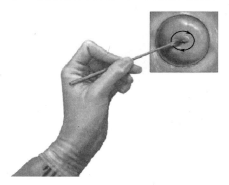

图 3-14 宫颈刮片

4. 辅助检查

(1) 妇科检查:根据宫颈外观进行分度。

(2) 宫颈刮片细胞学检查:见本书第 2 章第 3 节,是妇科常规检查方法,用于鉴别早期宫颈癌(图 3-14)。

(3) 宫颈液基薄层细胞检测(TCT 检测):见本书第 2 章第 3 节、第 4 章第 2 节。

(4) 宫颈活体组织检查:见本书第 2 章第 3 节。用于进一步明确诊断。

（二）治疗要点

可采用物理治疗、药物治疗及手术治疗,以物理治疗最常用且疗效稳定。

链接

宫颈糜烂的物理治疗方法

物理治疗是宫颈糜烂最常用的方法,原理是破坏糜烂面的单层柱状上皮,使之坏死、脱落,由新生的复层鳞状上皮重新覆盖,恢复光滑宫颈面(图 3-15)。为期 6～8 周,常用的方法有激光、冷冻、红外线、微波、电熨。手术:宫颈锥形切除术(冷刀、高频电刀)等。

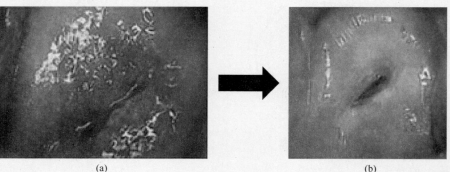

(a)　　　　　　　　　　(b)

图 3-15 物理治疗后恢复光滑宫颈面

(a) 治疗宫颈前充血、水肿、肥大　(b) 治疗后宫颈面光滑

（三）护理问题

1. 组织完整性受损　与宫颈损伤、分泌物刺激有关。

2. 焦虑　与不孕、病程长或害怕宫颈癌有关。

3. 疼痛　与盆腔淤血、充血、粘连有关。

4. 知识缺乏　缺乏有关治疗后保健知识。

（四）护理目标

1. 患者宫颈糜烂愈合，白带正常。

2. 患者能说出对疾病的心理感受，焦虑减轻或消失。

3. 患者下腹、腰骶部疼痛减轻或消失。

4. 患者能说出疾病治疗后注意事项及自我保健措施。

（五）护理措施

1. 一般护理

（1）引导患者及时就诊，协助医生做好各项检查工作。

（2）指导患者合理饮食，禁忌辛辣刺激食物，加强营养，适当锻炼身体。

（3）向患者解释局部药物治疗、物理治疗、全身药物治疗及手术治疗的适应证和禁忌证，做好相关治疗的护理配合。

2. 病情观察

（1）观察疗效：阴道放药后白带的色、量、味等性状改变。

（2）观察阴道出血：对于物理治疗后患者应注意阴道流血的量、气味、颜色的变化，发现异常及时报告医生。

3. 对症护理

（1）宫颈糜烂

1）物理治疗适用于中度以上糜烂，治疗前需进行宫颈涂片检查，以排除宫颈癌。

2）急性生殖器炎症的患者禁用。

3）治疗时间应在月经干净后 3～7 天内进行。

4）术后保持外阴清洁，每日清洗 2 次，可使用卫生护垫，勤换内裤。

5）术后 2 个月内应避免盆浴、性交及阴道冲洗等。

6）一般于治疗后 7～10 天，阴道会有较多量的血水或黄水样分泌物排出，一般会在 3 周左右消失。若出血多及时就诊，必要时加用抗生素。

考点：慢性宫颈炎物理治疗的时间及适应证

7）于 2 次月经干净后 3～7 天复查，未痊愈者可择期再做第 2 次治疗。

8）药物治疗适用于轻度糜烂面积浅的患者，康妇特栓或奥平栓每晚 1 粒，7～10 天为一疗程，也可用中药粉喷在糜烂面，每周 1～2 次，2～3 次为 1 疗程。

（2）宫颈息肉：行息肉摘除术，并做病理检查以判定性质。

（3）宫颈管黏膜炎：此处炎症局部用药疗效差需行全身治疗，药物选择须依据分泌物检查及药物敏感试验的结果而定。

（4）宫颈腺体囊肿：小囊肿无症状无需处理，若囊肿大或有感染，可行激光或微波治疗。

（5）宫颈肥大：病情严重者可行宫颈锥形切除术（图 3-16），由于此术出血多，并且大多数慢性宫颈炎通过（1）～（4）方法可治愈，现已很少应用。

4. 心理护理

（1）耐心解释宫颈炎的病因、治疗方法，重点强调物理治疗前宫颈刮片的必要性，消除患

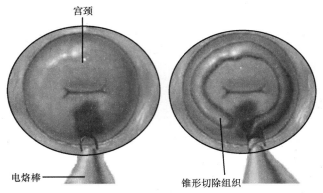

宫颈

电熁棒

锥形切除组织

图 3-16　宫颈锥切术

护考链接

宫颈糜烂护理措施中哪项是错误的?

A. 子宫颈糜烂以局部治疗为主

B. 物理疗法是目前治疗效果较好的方法

C. 物理疗法前应先行宫颈刮片细胞学检查

D. 物理治疗应在月经干净后3～7天内进行

E. 物理疗法治疗后应每天坐浴2次

答案:E

点评:宫颈糜烂治疗以物理治疗为主,治疗前排除宫颈癌,时间应在月经干净后3～7天后。

者心理顾虑,配合治疗。

(2) 关心患者,理解患者内心的感受,缓解焦虑,寻求家属对患者的心理支持。

5. 健康指导

(1) 要及早治疗阴道炎,以免炎性分泌物刺激宫颈引起炎症。

(2) 30 岁以上妇女每年定期妇科检查。发现宫颈炎积极治疗,以免迁延成慢性。

(3) 做好避孕措施,避免多次人工流产及分娩对宫颈的损伤。

(六)护理评价

1. 患者白带是否恢复正常,宫颈是否光滑。

2. 患者能述说对疾病的认识,焦虑消失,积极配合治疗。

3. 患者下腹、腰骶部疼痛是否减轻或消失。

4. 患者能够说出宫颈炎的防治内容及自我保健的方法。

第 5 节　盆腔炎患者的护理

案例3-4

某女,26岁,因下腹坠胀痛 1 年,加重伴发热 2 个月就诊。患者一年前行人工流产术,术后 1 个月下腹坠胀痛,月经量多,于个体门诊对症治疗后好转。近 2 个月下腹坠胀痛加重,伴畏寒、发热,白带量多,带血丝。妇科检查:阴道有脓性分泌物,后穹隆触痛;宫颈充血、水肿;子宫大,压痛;宫旁可触及包块。

问题:1. 引起该患者腹痛的原因是什么?

2. 如何指导患者缓解疼痛?

盆腔炎(PID)是指女性内生殖器及其周围的结缔组织、盆腔腹膜发生的炎症。盆腔炎大多发生在性活跃期、有月经的妇女。炎症主要包括子宫内膜炎、输卵管卵巢炎、盆腔结缔组织炎、盆腔腹膜炎和盆腔脓肿等,以输卵管炎、输卵管卵巢炎最常见。病原体主要有两种:①外源性病原体：主要是性传播疾病的病原体，如沙眼衣原体、人型支原体、解脲衣原体、结核杆菌等。②内源性病原体：主要来自阴道内的菌群，包括需氧菌和厌氧菌，多为混合感染。盆腔炎分急性和慢性两种。

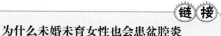

为什么未婚未育女性也会患盆腔炎

其一是由于经期卫生不良：经期下水劳动、游泳、性交，长期少量病原体不断侵入，导致慢性盆腔炎。其二是盆腔结核如输卵管结核，输卵管不通；其三是性关系紊乱，感染性传播疾病；其四是长期患阴道炎，逆行感染导致输卵管粘连、堵塞。因此，女性应养成良好卫生习惯，出现腹痛、白带异常、月经异常应及时就诊。

一、急性盆腔炎

（一）概述

急性盆腔炎主要由炎症感染引起，发病急，进展快是其主要特点，一旦确诊积极治疗是可以彻底治愈的。

1. 病因　主要有流产、产后机体抵抗力下降；妇科手术消毒不严；经期卫生不良与性生活等导致各种化脓菌感染。也可因盆腔内邻近器官炎症蔓延输卵管或卵巢。

2. 病理　组织充血、水肿及炎性渗出。可表现为急性子宫内膜炎、急性子宫肌炎、急性输卵管炎、输卵管卵巢脓肿，严重感染可导致急性盆腔腹膜炎、败血症、脓毒血症。

3. 临床表现

（1）症状：下腹部剧痛、发热、白带多呈脓性。

（2）体征：下腹部压痛或反跳痛，阴道大量脓性分泌物，子宫压痛，附件区压痛，偶可触及肿块。

（二）护理

1. 护理评估

（1）健康史：了解有无产后、流产后、宫腔内手术感染；有无经期卫生不良、不洁性生活、性交过频、多个性伴侣等；有无腹膜炎、阑尾炎等邻近器官炎症。

（2）身体状况

1）询问患者：了解腹痛特点，下腹痛渐起，逐渐加剧，呈持续性。严重者可蔓延全腹部，白带量多呈脓性，并伴有高热、恶心、呕吐、食欲缺乏，可有尿频、肛门坠胀等压迫症状。

2）查体：急性病容、体温升高、心率加快、腹膜刺激征、肠鸣音减弱或消失。阴道充血，有脓性分泌物；后穹隆触痛；宫颈充血、水肿；子宫增大，压痛；宫旁触痛，脓肿形成可触及包块。

（3）心理社会状况：患者因疼痛而感到害怕、烦躁不安；担心治疗效果不好或转为慢性而出现焦虑；病情轻患者及家属不重视，不配合治疗。

（4）辅助检查

1）血常规：白细胞升高。

2）脓液或血液细菌培养病原体，根据药物敏感试验（药敏试验）测定结果选择抗生素。

3）B超、腹腔镜有助于盆腔炎性包块的诊断。

2. 治疗要点　针对病原体，联合选用有效的抗生素。

3. 护理问题

（1）疼痛：与盆腔淤血、充血、粘连有关。

（2）体温过高：与局部和全身炎症反应有关。

（3）焦虑：与病程长、疗效不明显有关

（4）知识缺乏：缺乏有关盆腔炎的防治知识。

4. 护理目标

(1) 患者下腹疼痛消失。

(2) 患者体温恢复正常,无发热。

(3) 患者焦虑解除、积极配合治疗。

(4) 患者能说出盆腔炎的病因、预防知识。

5. 护理措施

考点:急性盆腔炎患者的卧床体位

(1) 一般护理:嘱患者卧床休息,取半卧位,有利于引流使炎症局限。指导患者多饮水,营养饮食,改善机体状况,提高免疫力。

(2) 病情观察:注意生命体征变化,发现感染性休克征象及时报告并协助抢救。注意腹痛、阴道分泌物变化。监测白细胞计数,判断疗效,收集药敏试验结果,协助医生调整治疗方案。

(3) 对症护理

1) 高热患者及时采取物理降温措施,必要时药物降温。

2) 食欲减退者遵医嘱静脉输液,并纠正水电解质平衡紊乱。腹胀严重,需行胃肠减压。

3) 抗菌药物治疗:联合应用抗生素,有条件者可根据药敏试验选择有效的抗生素,须注意药物不良反应。

4) 若盆腔脓肿形成,须切开引流术或切除术,配合医生做好术前准备、术中配合和术后护理。

链接

临床常用抗菌药物配伍方案

常用的有:①青霉素类与四环素(舒巴坦、加多四环素)联合应用。②喹诺酮类(环丙沙星、氧氟沙星)与甲硝唑联合应用。③青霉素或红霉素与氨基糖苷类药物(庆大霉素、链霉素、丁胺卡那)及甲硝唑联合应用。④头孢类(头孢噻吩、头孢呋辛、头孢噻肟)联合应用。⑤克林霉素或林可霉素与氨基糖苷类药物联合应用。

(4) 心理护理:介绍疾病相关知识,注意休息与睡眠,避免劳累,保持大小便通畅。嘱家属多关心患者,支持治疗。

(5) 健康指导:做好经期、孕期、产褥期卫生宣传教育;保持良好个人习惯,减少性传播疾病;解释急性盆腔炎积极治疗的重要性,防止迁延变成慢性。

6. 护理评价

(1) 患者腹痛是否减弱或消失。

(2) 患者体温是否恢复正常,一般状态有无好转。

(3) 患者焦虑是否解除,是否积极主动治疗。

(4) 患者是否对盆腔炎的病因、预防知识有所认识。

二、慢性盆腔炎

(一) 概述

慢性盆腔炎多为急性盆腔炎转变而来,病程长,病情顽固,当机体抵抗力差时可引起慢性盆腔炎急性发作,以中西医综合治疗效果好。

1. 病因　急性盆腔炎如未得到彻底治疗,病程迁延而发生慢性盆腔炎,也可因自然防御功能遭到破坏、机体免疫功能下降,外源性致病菌侵入所致。有的患者可无急性盆腔炎症病史,而由沙眼衣原体感染所致。

2. 病理　盆腔结缔组织增生与粘连,可表现为慢性子宫内膜炎、慢性输卵管炎、输卵管积水(图 3-17)、输卵管卵巢炎及输卵管囊肿。

3. 临床表现

（1）症状：下腹坠胀、疼痛及腰骶部酸痛，月经失调。

（2）体征：子宫固定、有压痛。宫旁触及肿物。

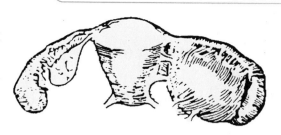

图 3-17　右侧输卵管积水、右侧输卵管卵巢囊肿

（二）护理

1. 护理评估

（1）健康史：了解患者有无急性盆腔炎病史及诊疗经过；有无不孕史、宫外孕史；了解患者孕产史、平素身体健康状况。

（2）身体状况

1）询问患者：了解腹痛特点，一般表现为长期慢性腹痛，常在劳累、性交后、月经前后加剧，伴有月经失调、不孕。因全身症状不明显，有时仅有低热、易感疲劳，部分患者出现神经衰弱症状如头痛、失眠、食欲缺乏等症状。

2）查体：子宫多呈后位，粘连固定，有压痛，宫旁若触及条索状增粗的输卵管为输卵管炎；若扪及囊性肿物且活动受限为输卵管积水或输卵管卵巢囊肿；若炎症蔓延盆腔，子宫及宫旁组织固定不动形成"冰冻骨盆"。

（3）心理社会状况：因其病程长、反复发作，患者常委靡不振，因治疗效果不佳产生烦躁、焦虑等心理，甚至丧失治疗信心。

（4）辅助检查：B超、腹腔镜、输卵管通畅试验有助于盆腔包块的诊断。

2. 治疗要点　
采用综合性方案控制炎症，同时增强局部和全身抵抗力。

3. 护理问题

（1）焦虑：与病程长迁延不愈有关。

（2）慢性疼痛：与盆腔淤血及组织增生、粘连有关。

（3）睡眠型态紊乱：与长期心理压力有关。

（4）知识缺乏：缺乏个人卫生和自我保健知识。

4. 护理目标

（1）患者能说出对疾病的感受，增强治疗的信心，焦虑减轻或消失。

（2）患者下腹、腰骶部疼痛减轻或消失。

（3）患者心理压力减轻，情绪稳定。

（4）患者能够说出疾病预防保健知识。

5. 护理措施

（1）一般护理

1）指导患者营养饮食，科学锻炼身体，提高机体抵抗力。

2）睡眠不佳：指导患者在睡眠前热水泡脚、关闭照明设施，保持室内安静或在睡前进行按摩。

（2）病情观察：观察患者腹痛有无减轻或消失，体温是否恢复正常及用药反应。协助医

护考链接

关于慢性盆腔炎的临床表现，下列哪项不妥？

　A. 下腹及腰骶部酸痛，常于月经期、劳累后加重

　B. 常有月经失调、经量增多、痛经

　C. 一般不影响受孕

　D. 妇科检查子宫呈后位，活动受限

　E. 可有神经衰弱症状

答案：C

点评：慢性盆腔炎包括慢性输卵管炎，可以导致不孕。

考点：慢性盆腔炎的临床表现

生制订合理的治疗计划。

（3）对症护理

1）抗菌药物治疗：急性发作时可选用抗菌药物治疗，而慢性期用抗菌药物则效果不佳。

中药保留灌肠

红藤汤方剂：红藤、败酱草、蒲公英、鱼腥草、鸭跖草、地丁各30g，加水煎至100ml待用，每晚睡前，排空大、小便后，取左侧卧位，使臀部移近床沿，药液温度以39～41℃为宜，以5号导尿管缓慢地从肛门插入直肠14cm以上，将药液缓慢滴入，30分钟注完。压力要低，液面距肛门不得超过30cm，待灌完后，尽量卧床休息。每日1次，10次为一疗程。

2）物理治疗：可促进盆腔局部血液循环，有利于炎症的吸收和消退。常用的方法有激光、离子透入（青霉素、链霉素、庆大霉素等）、短波、超短波、微波等。

3）中药治疗：多采用中药清热利湿、活血化瘀治疗。常用桂枝茯苓汤加减；气虚者加党参15g、白术9g、黄芪15g。此外还有中成药妇科千金片、妇炎康等。中药可口服或灌肠。

4）其他药物治疗：采用α-脂凝乳蛋白酶5mg或透明质酸酶1500U肌内注射，隔日1次，7～10次为一疗程，应与抗炎药物同用，以利于粘连组织的松解和炎症的吸收。

5）手术治疗护理：对反复发作慢性盆腔炎、输卵管积水、盆腔脓肿经药物治疗无效时，可行手术治疗，护士应配合医生做好腹部手术前后准备及护理。

考点：慢性盆腔炎的治疗护理

（4）心理护理：鼓励患者倾诉不适，并表示理解和同情。解释病情的原因，增强治疗信心。让患者及家属共同参与病情分析、治疗计划的制订。

（5）健康指导

1）注意月经期及性卫生，节制性生活，以免加重病情。

2）劳逸结合，指导患者参加适合个体的锻炼，如胸膝卧位、肛提肌锻炼，以增强体质。

3）加强产后、妇科术后护理指导，防止生殖器感染。

护考链接

有关慢性盆腔炎的治疗指导，错误的是

A. 单一治疗方法效果差，应采用综合治疗方法

B. 物理治疗

C. 应用松解粘连的药物

D. 不宜手术治疗

E. 增加营养，提高抵抗力

答案：D

点评：慢性盆腔炎最佳治疗方法是中西医结合治疗，必要的时候可行手术治疗。

4）宣传女性定期妇科检查的意义，早期发现炎症、及时、彻底治疗，以免迁延成慢性，危害身心健康。

6. 护理评价

（1）患者是否积极配合治疗，焦虑减轻或消失。

（2）患者下腹、腰骶部疼痛是否减轻或消失。

（3）患者心理压力是否减轻，心情是否良好。

（4）患者是否认识到疾病预防保健知识的重要性。

第6节 性传播疾病患者的护理

一、概 述

性传播疾病（STD）亦称性病，是指主要通过性行为或类似性行为传播的一组疾病。现代意义的性传播疾病除梅毒、淋病、软下疳、性病性淋巴肉芽肿及腹股沟淋巴肉芽肿5种传统性

病外,还包括由细菌、病毒、螺旋体、支原体、衣原体、真菌、原虫及寄生虫8类病原体引起的20余种疾病。目前我国重点监测、需做疫情报告的性传播疾病有8种,包括淋病、梅毒、艾滋病、尖锐湿疣、非淋菌性尿道炎、软下疳、性病淋巴肉芽肿和生殖器疱疹。传播方式以直接性接触为主,少数共用生活用品间接感染。本节主要介绍淋病、梅毒、尖锐湿疣、艾滋病4种。

二、护　　理

（一）护理评估

1. 健康史　了解患者有无多个性伴侣、不洁性交或接触污染衣物、输血史;重点评估有无与性病患者或无症状病毒携带者的密切接触史。

2. 身体状况　淋病、梅毒、尖锐湿疣、艾滋病的比较(表3-2)。

表 3-2　淋病、梅毒、尖锐湿疣、艾滋病的比较

	淋病	梅毒	尖锐湿疣	艾滋病
病原体	淋病奈瑟菌,对热敏感100℃立即死亡。一般消毒剂或肥皂液就很容易将其杀死	梅毒螺旋体,干燥、煮沸、肥皂水以及一般的消毒剂可将其灭活	人乳头瘤病毒,耐冷耐热,对常用抗生素不敏感	HIV,抵抗能力不强,56℃30分钟即可灭活,25%以上乙醇溶液、漂白粉、2%次氯酸钠溶液能将其灭活。但对0.1%甲醛溶液、紫外线不敏感
潜伏期	2~10天,平均3~5天	2~4周	1~6个月,平均3个月	2~10年
身体状况	急性期局部表现外阴、阴道、宫颈等处充血、红肿、疼痛、有脓性分泌物伴下腹痛、发热等,慢性患者有下腹坠胀、疼痛,白带较多,月经过多,盆腔炎	一期硬下疳为外阴、阴道、宫颈等处有单个无痛硬结,圆形或椭圆形溃疡后有浆性液体渗出,二期梅毒疹遍布全身,三期全身多脏器受损	外阴、阴道赘生物,相互融合向四周扩散,呈菜花样或乳头状突起,质软,无明显不适感,全身无明显症状	早期症状不明显,后期出现全身淋巴结肿大、体重减轻、腹泻、免疫缺陷,患一些罕见的疾病如肺孢子虫病、非结核性分枝杆菌与真菌感染,并发恶性肿瘤、中枢神经系统损伤
治疗药物	首选头孢曲松钠	首选苄星青霉素	激光或冷冻疗法、5%氟尿嘧啶溶液、干扰素	抗原虫、抗病毒、抗真菌、抗肿瘤、免疫调节剂等药物治疗

3. 心理社会状况　患者因有不洁性生活史怀疑自己染上性病并要求反复检查治疗,表现出过度恐惧、担心、后悔等,害怕被别人发现后受歧视而不敢就医,导致延误病情,确诊后过多关注别人患性病的治疗经验和结局而焦虑。

4. 辅助检查　血常规、淋病奈瑟菌培养、血清学检查抗梅毒螺旋体特异抗体及HIV抗体、病理组织学检查、胸片、脑脊液、计算机体层成像(CT)检查。

（二）治疗要点

根据不同病原体感染,选择相应的抗生素,坚持早期、足量、正规的原则。

（三）护理问题

1. 恐惧、焦虑　与性病折磨、缺乏特效治疗及预后不良有关,与实施强制性管理及易被他人歧视有关。

2. 知识缺乏　对性病及其传播方式的知识不了解。

3. 营养失调　与长期发热、腹泻、食欲减退、进食减少等有关。

4. 皮肤黏膜受损　与肿瘤、生殖器疱疹、真菌及细菌感染有关。

5. 有感染的危险　与医护人员及家属密切接触病原体有关。

考点： 淋病、梅毒、尖锐湿疣、艾滋病的治疗护理

（四）护理目标

1. 患者能客观地面对现实,自卑情绪减轻,增强社会应对能力,恐惧感消失。

2. 患者对性病及其传播方式的知识有所了解。

3. 患者能摄入足够营养,未发生电解质紊乱,体重不再下降或逐渐恢复正常。

4. 患者皮肤黏膜完整、无损伤。

5. 患者及家属学会预防性病的方法,未发生性病的传播。

（五）护理措施

1. 一般护理

（1）患者应在清新、舒适的隔离病室,采取严格的血液、体液隔离措施及衣物、浴具清洗消毒。

（2）指导患者高热量、高蛋白、清淡易消化饮食,注意食物的色、香、味创造良好的饮食环境。

2. 病情观察

（1）临床症状如腹痛、分泌物、腹泻等症状有无好转或消失,定期复查,观察疗效。

（2）注意观察药物不良反应,出现发热、头痛、寒战、贫血、中性粒细胞减少（$<0.5\times10^9$/L）等情况应报告医生配合处理。

3. 对症护理

（1）发热者,多饮水,必要时物理降温。

（2）腹泻患者按医嘱给予止泻剂、及时纠正水电解质紊乱。

（3）呼吸困难和发绀者改变体位以利呼吸,给氧和使用抗生素预防感染。

（4）预防感染,注意口腔、眼、鼻、肛周、会阴部的护理,医护人员操作前后要洗手,在换药和作管道护理时注意无菌操作,做好保护性隔离。

4. 心理护理　护士以正常的态度对待患者,针对患者的心理障碍进行疏导,帮助患者正确认识疾病,引导患者树立良好的生活愿望,正视现实,战胜自我。

链接

医护人员如何做好自我防护

避免直接接触患者的血液和体液;阴道分娩或剖宫产时需戴手套、戴眼镜、穿防水隔离衣以防血液或羊水溅入眼睛;戴手套接触新生儿及处理胎盘,并注明感染的病原体,不能作他用;勤洗手。

5. 健康指导　做好个人卫生,不吸烟饮酒,患者的内裤、用具等生活用品要煮沸消毒5～10分钟,防止交叉感染。治疗期间禁止性生活、忌辛辣刺激食物,性伴侣一同检查及治疗。坚持定期复查。保持外阴清洁干燥,避免混乱的性生活。在妊娠20～40周、分娩过程中、母乳喂养3个阶段易引起母婴垂直传播。

（六）护理评价

1. 患者能否面对现实,获得社会的支持,有信心战胜疾病,恐惧感消失。

2. 患者能否掌握性病及其传播方式、预防等有关知识。

3. 患者体重、饮食、腹泻、电解质平衡紊乱是否逐渐恢复正常。

4. 患者皮肤黏膜是否恢复完整性。

5. 患者及家属能否说出性病的主要传播方式及预防措施。

小结

　　阴道炎、慢性宫颈炎、慢性盆腔炎是女性生殖系统的常见病。多以外阴瘙痒不适、白带异常、下腹痛、阴道充血、宫颈糜烂为主要的特点。主要治疗方法有局部用药、全身用药、物理治疗及手术治疗。积极治疗急性炎症,防止转为慢性。妇科炎症以预防为主,加强卫生宣传教育,注意个人卫生,尤其是经期、孕期、产褥期、围绝经期卫生,是预防疾病的重要环节。对发病率逐年上升的性传播疾病,特别注意健康指导,拒绝不安全性行为,及早规范治疗。做好心理护理,给予患者关怀和安慰,积极宣传教育预防知识,给予必要的治疗,以促进患者身体康复。

自测题

A_1 型题

1. 哪项不利于生殖器的防御功能?(　　)
　 A. 阴道维持酸性环境　B. 阴道黏膜有横纹皱襞
　 C. 子宫颈内口紧闭　　D. 宫颈黏液栓形成
　 E. 子宫内膜周期性脱落

2. 下列哪项不属于外阴炎的临床表现?(　　)
　 A. 外阴瘙痒　　　　　B. 可有糜烂、溃疡
　 C. 行走不便　　　　　D. 有灼热感及疼痛
　 E. 白带增多呈豆渣样

3. 下列炎症中都有外阴瘙痒症状,但应除外(　　)
　 A. 外阴炎　　　　　　B. 前庭大腺炎
　 C. 滴虫性阴道炎　　　D. 外阴阴道假丝酵母菌病
　 E. 老年性阴道炎

4. 某女,36 岁,近几天感到外阴瘙痒,白带增多,呈稀薄泡沫状且有腥臭味。应建议她到医院做(　　)
　 A. 阴道分泌物悬滴检查　B. 子宫颈刮片
　 C. 子宫颈管涂片　　　　D. 阴道侧壁涂片
　 E. 阴道窥器检查

5. 念珠菌性阴道炎患者时,采用碳酸氢钠溶液阴道灌洗时,适合的配置浓度为(　　)
　 A. 4%　B. 5%　C. 6%　D. 7%　E. 8%

6. 滴虫性阴道炎直接传染的方式是(　　)
　 A. 性交　　　　　　　B. 公共浴池
　 C. 游泳池　　　　　　D. 坐式马桶
　 E. 妇科检查器具

7. 老年性阴道炎进行阴道灌洗常用的药液是(　　)
　 A. 1%乳酸溶液
　 B. 2%～4%碳酸氢钠溶液
　 C. 0.1%苯扎溴铵溶液
　 D. 0.1%呋喃西林溶液

　 E. 0.9%氯化钠溶液

8. 慢性子宫颈炎是生育年龄女性常见病,下列不属于慢性子宫颈炎病理表现的是(　　)
　 A. 子宫颈腺体囊肿　　B. 子宫颈息肉
　 C. 子宫颈肥大　　　　D. 子宫颈糜烂
　 E. 子宫颈陈旧裂伤

9. 关于慢性宫颈炎,物理治疗中正确的是(　　)
　 A. 治疗前肉眼检查排除宫颈癌
　 B. 除月经期外都可进行治疗
　 C. 治疗后 2 周阴道分泌物多,可行坐浴
　 D. 一个月内禁止性生活
　 E. 物理疗法是目前治疗宫颈糜烂疗效较好、疗程最短的方法

10. 关于宫颈糜烂,下列哪项是错误的?(　　)
　 A. 并无真正的糜烂面
　 B. 以局部治疗为主
　 C. 按糜烂面积分为轻度、中度、重度
　 D. 糜烂面占整个宫颈面积的 1/3 以内为轻度
　 E. 是宫颈癌的癌前病变

11. 关于慢性盆腔炎的临床表现,下列哪项不妥?(　　)
　 A. 下腹及腰骶部酸痛,常于月经期、劳累后加重
　 B. 常有月经失调、经量增多、痛经
　 C. 一般不影响受孕
　 D. 妇科检查子宫呈后位,活动受限
　 E. 可有神经衰弱症状

12. 艾滋病是由下列哪种病毒引起的?(　　)
　 A. HPV　　　　　　　B. HSV
　 C. HIV　　　　　　　D. 柯萨奇 A16 病毒
　 E. 水痘—带状疱疹病毒

13. 治疗急性淋病应首选(　　)
　 A. 头孢曲松钠　　　　B. 庆大霉素

C. 链霉素 D. 氯霉素

E. 红霉素

14. 引起尖锐湿疣的病原体是(　　)

A. 杜克雷嗜血杆菌 B. 人类乳头瘤病毒

C. 肉芽肿莢膜杆菌 D. 沙眼衣原体

E. 人巨细胞病毒

A₂ 型题

15. 妇科门诊,某已婚妇女自诉:白带增多,呈泡沫状,灰黄色,质稀薄,有腥臭味,外阴瘙痒伴灼热感9天。检查:阴道黏膜充血(＋＋),有散在红色斑点。给此位患者作阴道灌洗选择的溶液应为(　　)

A. 0.5%乙酸溶液

B. 4%碳酸氢钠溶液

C. 1:2000 新洁尔灭溶液

D. 1:5000 高锰酸钾溶液

E. 0.9%氯化钠溶液

16. 某女,65岁,近半个月来阴道流黄水样分泌物,有时带血,经检查排除恶性肿瘤,下列哪种可能性大(　　)

A. 滴虫性阴道炎 B. 老年性阴道炎

C. 宫颈糜烂 D. 宫颈息肉

E. 子宫内膜炎

17. 某女,48岁,因"上呼吸道感染"入院,应用抗生素治疗10天,近3天来外阴瘙痒明显,检查发现阴道黏膜发红,有白色膜状物,最可能的诊断是(　　)

A. 慢性阴道炎 B. 外阴瘙痒症

C. 滴虫性阴道炎 D. 念珠菌性阴道炎

E. 老年性阴道炎

A₃ 型题

某女,26岁,4天前发现会阴部肿块,发热2天而就诊。妇科检查:右侧小阴唇下方有一个约4cm×2cm×3cm大小的肿块,有波动感,压痛明显,局部皮肤充血。

(18～20题共用题干)

18. 该患者最可能的诊断(　　)

A. 前庭大腺囊肿 B. 前庭大腺脓肿

C. 外阴炎 D. 外阴脂肪瘤

E. 外阴癌

19. 针对该患者最关键的处理是(　　)

A. 门诊观察

B. 按摩会阴部,促进血液循环以利炎症吸收

C. 中药局部热敷

D. 给予止痛

E. 脓肿切开引流并造口

20. 对此患者进行健康指导不正确的是

A. 注意经期、孕期、分娩期、产褥期的卫生

B. 不穿紧身化纤内裤

C. 外阴瘙痒时避免到游泳池、浴池等公共场所,防止交叉感染

D. 患病后不用及时就医,慢慢会自行治愈

E. 保持外阴清洁

某女,32岁,外阴瘙痒伴分泌物多4～5天,妇科检查:阴道黏膜散在红色斑点,阴道内多量脓性泡沫状分泌物,有臭味。

(21～23题共用题干)

21. 此患者确切诊断为

A. 细菌性阴道病 B. 真菌阴道炎

C. 滴虫阴道炎 D. 淋球菌阴道炎

E. 外阴瘙痒症

22. 此患者,治疗应首选

A. 局部用药即可治愈

B. 全身及局部同时用药效果最佳

C. 使用碱性液体冲洗阴道可提高疗效

D. 症状消失复查分泌物转阴即停药

E. 男方不易感染,无需用药治疗

23. 对此患者的进行检查时,不正确操作是

A. 取分泌物前不能做双合诊

B. 取分泌物前先行酸性液体冲洗

C. 取分泌物行悬滴法检查

D. 可疑患者多次悬滴法阴性时须做培养

E. 取标本前应禁止性生活

A₄ 型题

某女,34岁,4天前行人工流产,现低热,体温37.8℃,伴下腹坠痛,腰酸难忍,体温上升达39℃。妇科检查:下腹部压痛、反跳痛,宫颈抬举痛。

(24～26题共用题干)

24. 该患者首先要考虑的诊断是(　　)

A. 人流术后组织反应

B. 急性阑尾炎

C. 人流术后引起急性盆腔炎

D. 人流术后合并上呼吸道感染

E. 人流术后发热待查

25. 若该患者不积极治疗,日后迁延,很可能转变为(　　)

A. 异位妊娠　　　　B. 慢性盆腔炎

C. 盆腔肿瘤　　　　D. 慢性宫颈炎

E. 性病

26. 该患者因经济困难,未能及时到医院就诊,病情反复,慢性腹痛持续 1 年多,盆腔检查未触及包块,此时适宜的治疗手段是(　　)

A. 中西医结合治疗　　B. 应用大量抗生素

C. 盆腔肿瘤　　　　　D. 使用激素

E. 手术切除子宫

　　某女,30 岁,体检时发现宫颈糜烂面积占整个宫颈的 1/3,糜烂呈单纯型,双侧附件未及异常。(27～30 题共用题干)

27. 若该患者未生育子女,适宜的治疗方法是(　　)

A. 宫颈微波治疗　　B. 应用大量抗生素

C. 奥平栓塞入阴道　　D. 使用激素

E. 锥切

28. 若该患者已生育一子女,妇科检查诊断为慢性宫颈炎中度糜烂,适宜的治疗方法是(　　)

A. 宫颈微波治疗　　B. 应用大量抗生素

C. 阴道上药　　　　D. 使用激素

E. 锥切

29. 行宫颈物理治疗适宜时间是(　　)

A. 月经周期随时均可　B. 月经前 2 天

C. 月经第 2 天　　　　D. 月经干净后 3～7 天

E. 月经周期的中间

30. 该患者要求激光治疗,下列注意事项哪些是错误的?(　　)

A. 治疗后一个月到医院复查

B. 急性生殖器炎症时不能作电熨或激光治疗

C. 术后应避免盆浴及性生活 1 个月

D. 术后 3～7 天阴道流出大量黄水分泌物

E. 术后保持外阴清洁

（姚伟妍）

第4章

女性生殖系统肿瘤患者的护理

　　同学们都听说过癌症,且不少人谈"癌"色变,你们知道吗? 癌症就是肿瘤,女性生殖系统的任何部位均可发生肿瘤,但以子宫和卵巢肿瘤最常见,外阴、阴道与输卵管则较少见。肿瘤有良性与恶性之分。如何对肿瘤患者进行护理呢? 在健康指导时应注意哪些? 学习完本章后,你们就清楚了。

第 1 节　外阴肿瘤患者的护理

一、概　　述

　　女性外阴肿瘤较少见,也有良性、恶性之分。外阴良性肿瘤主要有平滑肌瘤、纤维瘤、脂肪瘤、乳头瘤、汗腺瘤等。外阴上皮内瘤变(VIN)是一组外阴病变的病理学诊断名称,包括外阴鳞状上皮内瘤变和外阴非鳞状上皮内瘤变,多见于 45 岁左右的妇女。近年来发病率有所增加,很少发展为浸润癌,但 60 岁以上或伴有免疫抑制的年轻患者可能转变为浸润癌。外阴恶性肿瘤包括许多不同组织结构的恶性肿瘤,约占女性全身恶性肿瘤的 1%,占女性生殖道恶性肿瘤的 3%～5%,常见于 60 岁以上妇女,以外阴鳞状细胞癌最常见。

(一)病因

　　尚不完全清楚。现公认单纯疱疹病毒Ⅱ型、人乳头状瘤病毒、巨细胞病毒等与外阴癌的发生可能有关。

(二)临床表现

　　1. 外阴上皮内瘤变(VIN)　症状无特异性,主要为外阴瘙痒、皮肤破损、烧灼感、溃疡等;体征有时表现为丘疹或斑点,单个或多个,融合或分散,灰白或粉红色,少数为略高出皮肤表面的色素沉着。

　　2. 外阴鳞状细胞癌　症状主要表现为不易治愈的外阴瘙痒和各种不同形态的肿物,如结节状、菜花状、溃疡状等。肿瘤合并感染或较晚期癌可出现疼痛、渗液和出血。体征检查发现肿瘤可生长在外阴任何部位,大阴唇最多见,其次为小阴唇、阴蒂、会阴、尿道口、肛门周围等。早期局部丘疹、结节或小溃疡,晚期见不规则肿块,伴或不伴破溃或呈乳头样肿瘤。

二、护　　理

(一)护理评估

　　1. 健康史　询问与外阴病变可能有关的因素,如患者年龄、外阴受长期慢性刺激或病毒感染等。

2. 身体状况

（1）外阴肿物：外阴平滑肌瘤多发生于生育年龄，常位于大阴唇、阴蒂及小阴唇，呈有蒂或突出于皮肤表面，形成质硬、表面光滑的肿块；纤维瘤多位于大阴唇，初起为硬的皮下结节，继而可增大，形成有蒂的硬的实性肿块，大小不一，表面可有溃疡和坏死；脂肪瘤来自大阴唇或阴阜的脂肪组织，位于皮下组织内，呈圆形分叶状，大小不等，也可形成带蒂肿块；乳头瘤为单个肿块，多发生于阴唇，表面见多个小乳头状突起，覆有油脂性物质，呈指状，突出于皮肤表面；汗腺瘤由汗腺上皮增生而成，生长缓慢，直径为 1～2cm，肿瘤包膜完整，与表皮不粘连。晚期外阴癌常表现为不规则肿块。

（2）外阴丘疹或斑点：外阴鳞状上皮内瘤变和早期外阴癌常表现为外阴的丘疹或斑点。

（3）外阴溃疡：纤维瘤表面可有溃疡和坏死，外阴癌早期局部也有小溃疡。

（4）转移症状：晚期外阴癌若病灶已转移至腹股沟淋巴结，可扪及一侧或双侧腹股沟增大、质硬、固定的淋巴结。

（5）外阴癌的临床分期：目前采用国际妇产科联盟（FIGO）分期法。

0 期　　原位癌

Ⅰ期　　肿瘤局限于外阴和（或）会阴。肿瘤最大直径≤2cm。

　　Ⅰa 期　　肿瘤直径≤2cm 伴间质浸润≤1cm

　　Ⅰb 期　　肿瘤直径≤2cm 伴间质浸润＞1cm。

Ⅱ期　　肿瘤局限于外阴和（或）会阴，肿瘤最大直径＞2cm

Ⅲ期　　肿瘤浸润尿道下段，或阴道，或肛门。

　　Ⅳa 期　　肿瘤浸润尿道上段黏膜、膀胱黏膜、直肠黏膜，或固定于骨盆。

　　Ⅳb 期　　任何远处转移，包括盆腔淋巴结。

3. 辅助检查　　活体组织检查简称"活检"，是诊断外阴癌的主要依据。采用 1% 甲苯胺蓝涂抹外阴病变皮肤，待干后用 1% 乙酸液擦洗脱色，在不着色部位做活体组织检查，或用阴道镜观察外阴皮肤也有助于定位活检，以提高活检阳性率。

4. 心理社会状况　　外阴肿瘤会使患者感到害羞、恐惧，确诊外阴癌后会感到死亡的威胁，同时因术后身体结构发生变化而感到悲哀。

（二）治疗要点

外阴良性肿瘤一般采取手术切除，切除组织须做病理检查；外阴鳞状上皮内瘤变可用 5% 氟尿嘧啶软膏涂抹或激光治疗，病变较广的可行手术治疗；外阴癌以手术治疗为主，辅以放射治疗（简称"放疗"）与化学药物治疗（简称"化疗"）。

（三）护理问题

1. 疼痛　　与晚期癌肿侵犯神经、血管、淋巴系统有关。

2. 有感染的危险　　与肿瘤破溃以及手术创面大且接近肛门、安置引流管有关。

3. 自我形象紊乱　　与手术切除外阴有关。

（四）护理目标

1. 患者疼痛减轻，呈现舒适感。

2. 患者治疗期间未发生感染。

3. 患者接受身体变化，正确面对自我。

（五）护理措施

1. 一般护理　　提供信息，增强信心。

2. 病情观察　认真护理。监测生命体征,严密观察外阴变化及双侧腹股沟有无增大,质硬而固定的淋巴结。

3. 对症护理

(1) 保持外阴清洁干燥,注意个人卫生,尽量避免搔抓外阴部致皮肤破损。

(2) 术前准备

1) 外阴癌多为老年妇女,术前应协助作好高血压、糖尿病等内科疾病的检查和治疗。

2) 鼓励患者摄入营养丰富的饮食。根据手术范围做相应的术前准备,需植皮的患者要进行供皮区剃毛、消毒并用治疗巾包裹,将术后要使用的棉垫、绷带消毒备用。

(3) 术后护理

1) 除常规护理外,术后患者应取平卧位,双腿外展屈膝,膝下垫软垫。

2) 鼓励活动上半身、上肢,协助下肢及足部的被动运动,预防压疮。

3) 积极止痛,可按医嘱给予止痛剂或者使用自控镇痛泵。

4) 保持外阴局部干燥、清洁,术后2日,遵医嘱可用红外线照射会阴部、腹股沟部,每日两次,每次15～20分钟,促进伤口愈合。

5) 保持引流通畅,观察切口渗血及引流物的量、性状等。

6) 指导患者合理进食,术后第5日,按医嘱给液状石蜡30ml口服,每日1次,连服3日,软化大便,预防便秘。

(4) 放疗患者皮肤护理:放疗期间观察照射区皮肤颜色、结构及完整性,询问患者有无干燥、瘙痒及疼痛等。一般在照射后8～10日出现皮肤的反应,如有红斑或脱屑,可在观察下继续放疗,若出现水疱或溃疡,则停止照射,保持局部清洁干燥,遵医嘱涂擦1%甲紫、抗生素软膏等。

4. 心理护理

(1) 倾听患者想法,给予针对性的解释,鼓励患者和家属参与到护理计划制订中。

(2) 检查治疗时,注意保护患者隐私。对于手术患者讲解手术相关知识,作好术前指导,减轻或消除患者对手术的恐惧和预后的忧虑。

5. 健康指导　出院后保持外阴部清洁,定期随访。术后1年内每1～2月随访1次,第2年每3个月随访1次,第3～5年每半年随访1次。

(六) 护理评价

1. 患者疼痛是否减轻。

2. 患者治疗期间体温正常,切口无红、肿、热、痛等感染征象。

3. 患者能否讨论手术带来的身体变化并接受现状。

第2节　子宫颈癌患者的护理

案例4-1

某女,47岁,接触性出血半年多,阴道不规则出血1个月就诊。孕2产1,既往体健。妇科检查:阴道右侧穹隆增厚;宫颈重度糜烂,在7点和8点之间有一约0.5cm大小的菜花状赘生物,触之易出血;子宫稍大;附件未触及异常。

问题:1. 为完善护理评估资料,护士应做好哪项辅助检查准备?

2. 请提出3个该患者可能出现的护理问题。

3. 对该患者应采取哪些护理措施?

一、概　　述

子宫颈癌又称宫颈浸润癌,是妇科最常见的恶性肿瘤,发病年龄呈双峰状,原位癌高发年龄为 30～35 岁,浸润癌为 50～55 岁。随着妇女保健工作的开展,通过宫颈脱落细胞学筛查,及时采取"三早"(早发现、早诊断、早治疗)措施,宫颈癌的发病率和病死率已大幅度降低。

（一）病因

子宫颈癌病因至今尚未完全清楚,根据国内外资料,认为其发病与以下多种因素有关。

（1）过早性生活、早婚、早育、多产、密产。

（2）性生活紊乱。

（3）慢性宫颈炎症。

（4）与高危男子有密切性接触:凡有阴茎癌、前列腺癌或其前妻曾患子宫颈癌者均为高危男子。

（5）病毒感染:近年发现通过性生活传播的某些病毒如高危型人乳头瘤状病毒（HPV）感染是宫颈癌的主要危险因素,此外单纯疱疹病毒Ⅱ型和人巨细胞病毒与宫颈癌发病有一定关系。

（6）其他因素:经济状况差、种族和地理环境等因素也不容忽视。

（二）病理

子宫颈癌的好发部位在子宫颈外口鳞-柱状上皮交界部和生理性鳞-柱状上皮交接部之间形成的移行带区。以鳞状细胞癌（80%～85%）为主,其次为腺癌（15%）,极少数为腺鳞癌。其发生发展过程包括宫颈不典型增生、宫颈原位癌和宫颈浸润癌。显微镜检包括:①镜下早期浸润癌:癌细胞侵入间质的深度不超过 5 mm,浸润灶可为单个,也可为数个,不相互融合,不累及间质的淋巴管和血管。②宫颈浸润癌:癌灶侵入间质超过 5 mm,侵犯淋巴管及血管。按癌细胞的分化程度分为高分化、中分化及低分化。子宫颈癌巨检有 4 种类型（图 4-1）,包括:①外生型:最常见,病灶向外生长,如菜花状又称菜花型,组织脆,触之易出血。②内生型:病灶向宫颈深部组织浸润,宫颈肥大而硬,整个宫颈段膨大。③溃疡型:病灶继续发展,坏死脱落,形成凹陷性溃疡或空洞。④颈管型:病灶发生在宫颈外口内,以特殊的浸润性生长侵入宫颈或子宫峡部供血层,以及转移到盆腔淋巴结。

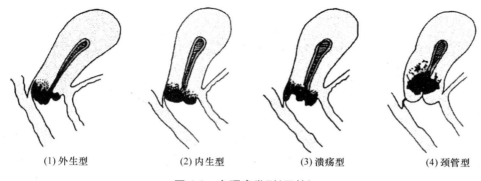

(1)外生型　　　　(2)内生型　　　　(3)溃疡型　　　　(4)颈管型

图 4-1　宫颈癌类型(巨检)

（三）转移途径

转移途径以直接蔓延及淋巴转移为主,其中直接蔓延最常见,晚期血行转移。

护考链接

1. 关于宫颈原位癌,下列哪项正确?

A. 好发部位为宫颈鳞状上皮区域内　　　　B. 病变限于上皮层内,基底膜未穿透

C. 与宫颈重度不典型增生无明显区别　　　D. 阴道镜检查多能与镜下早期浸润癌相鉴别

E. 处理原则是不需要切除子宫

2. 子宫颈浸润癌是指

A. 鳞状上皮不典型增生　　　　　　　　　B. 癌细胞穿过基底膜向间质浸润

C. 间变Ⅱ-Ⅲ级　　　　　　　　　　　　D. 上皮内癌

E. 宫颈癌前病变(CIN)

答案:1.B　2.B

点评:绝大多数子宫颈癌是逐渐发展而来的,其发生和发展有一个缓慢的过程,即不典型增生到原位癌再发展为浸润癌。

(四)临床分期

根据国际妇产科联盟(FIGO,2000年)修订的临床分期见表4-1,图4-2。

表4-1　子宫颈癌临床分期(FIGO,2000年)

期别	肿瘤范围
0期	原位癌(浸润前癌)
Ⅰ期	癌灶局限在宫颈(包括累及宫体)
Ⅰa期	肉眼未见癌灶,仅在显微镜下可见浸润癌
Ⅰa$_1$期	间质浸润深度≤3mm,宽度≤7mm
Ⅰa$_2$期	间质浸润深度>3mm至≤5mm,宽度≤7mm
Ⅰb期	临床可见癌灶局限于宫颈,或显微镜下可见病变>Ⅰa$_2$
Ⅰb$_1$期	临床可见癌灶最大直径≤4cm
Ⅰb$_2$期	临床可见癌灶最大直径>4cm
Ⅱ期	癌灶已超出宫颈,但未达盆壁。癌累及阴道,但未达阴道下1/3
Ⅱa期	无宫旁浸润
Ⅱb期	有宫旁浸润
Ⅲ期	癌肿扩散盆壁和(或)累及阴道下1/3,导致肾盂积水或无功能肾
Ⅲa期	癌累及阴道下1/3,但未达盆腔
Ⅲb期	癌已达盆壁,或有肾盂积水或无功能肾
Ⅳ期	癌已扩散至骨盆外,或临床上膀胱或直肠黏膜已被波及
Ⅳa期	癌播散超出真骨盆或癌浸润膀胱黏膜或直肠黏膜
Ⅳb期	远处转移

(五)临床表现

1. 症状　早期一般无自觉症状,随病程进展可出现以下症状。

(1)阴道流血:早期多为接触性出血,发生在性交后或妇科检查后阴道流血,晚期患者表现为不规则出血,一旦侵蚀大血管可引起大量出血,甚至休克。未绝经患者可有经期延长、周期缩短、经量增多等表现,老年患者常有绝经后不规则阴道流血。早期出血少,晚期出血增多。

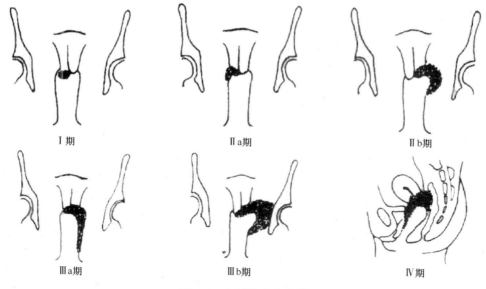

图 4-2 　宫颈癌临床分期

（2）阴道排液：最初量不多，白色或淡黄色，无臭味；以后阴道排液增多，可呈白色或血性，稀薄如水样或米泔样，有腥臭味。晚期因癌组织破溃、坏死和继发感染，则排出大量脓性或米汤样恶臭白带。

（3）晚期癌的症状：根据病灶侵犯范围出现继发性症状。由于病灶波及盆腔结缔组织、骨盆壁、压迫输尿管或直肠、坐骨神经时，可出现下腹或腰骶部疼痛、尿频、腹泻、便秘、里急后重、下肢水肿等，严重者尿血、少尿、无尿。到疾病晚期，可有恶病质及远处器官转移的表现。

2. 体征 　早期子宫颈癌妇科检查宫颈可无明显异常，宫颈光滑或呈一般宫颈炎的表现，肉眼不易识别。随着疾病的发展，可见外生型、内生型或溃疡型宫颈病变；可扪及宫旁组织增厚、结节状，有时浸润达盆壁，形成"冰冻骨盆"；三合诊检查可触及直肠有侵犯。

二、护 理

（一）护理评估

1. 健康史 　仔细了解患者的婚姻史、性生活史、慢性宫颈炎的病史、高危男性接触史等；重点关注年轻患者有无接触性出血及月经情况；对年老患者注意询问绝经后的阴道不规则流血情况。

2. 身体状况 　早期患者一般无自觉症状，多由普查中发现异常的子宫颈刮片报告。随病程进展出现典型临床表现。主要表现为点滴样出血或接触性出血，恶臭的阴道排液，晚期患者出现消瘦、发热等全身衰竭状况。

3. 心理社会状况 　当患者出现症状后会紧张不安、震惊、恐惧，确诊后具有癌症患者共同的心理特点，患者会经历否认、愤怒、妥协、忧郁、接受的心理过程。

4. 辅助检查

（1）宫颈刮片细胞学检查（见本书第 2 章第 3 节）：是发现宫颈癌前病变（CIN）和早期宫颈癌的主要方法，也是宫颈癌普查筛选的首选方法。宫颈刮片巴氏分级：Ⅰ级正常；Ⅱ级炎症;Ⅲ级可疑癌;Ⅳ级高度可疑癌;Ⅴ级癌细胞阳性。Ⅱ级需先按炎症处理后重复刮片进一步检查,Ⅲ级及以上者应重复刮片并行宫颈活组织检查。

(2)液基薄层细胞学检测(TCT检测:见本书第2章第3节)。近年来在临床逐步开展的诊断方法。目前已逐步代替宫颈刮片。(细胞学分类法):见本书第2章第3节。分类中有上皮细胞异常者,应在阴道镜下行宫颈活组织检查。

(3)宫颈及宫颈管活体组织检查:见本书第2章第3节。该检查是确诊癌前病变和宫颈癌的方法。选择在宫颈病变区取材。宫颈无明显病变区可在宫颈鳞-柱状上皮交接处的3、6、9、12点处或在碘试验、阴道镜指示下取材。若宫颈刮片巴氏Ⅲ级及以上而活检阴性,应用小刮匙搔刮宫颈管,将刮出物进行病理检查。

(4)碘试验:将2%碘溶液涂在宫颈和阴道壁上,观察其着色情况,以确定活检取材部位,病变危险区不着色。

(5)阴道镜检查:应用阴道镜观察宫颈上皮,发现早期病变,并确定活检部位,也可作为定期了解癌前病变治疗后变化的方法。

(6)宫颈锥形切除术:适用于宫颈刮片多次阳性而宫颈活检阴性者;或宫颈活检为原位癌需确诊者。

(7)其他:宫颈癌确诊后,根据情况选择胸X线检查、淋巴造影、膀胱镜、直肠镜、肾盂造影等检查。

(二)治疗要点

宫颈癌的治疗方法以手术治疗为主,辅以放疗及化疗。根据临床分期、年龄、生育要求、全身情况、设备条件和医疗技术水平以及重要脏器功能状况等综合分析决定治疗措施。

1. 手术治疗 是早期宫颈癌的主要治疗方法,适用于早期宫颈癌0期～Ⅱa患者。优点是年轻患者可保留卵巢及阴道功能。根据病情选择不同术式,有全子宫切除术、广泛性子宫切除术及盆腔淋巴结清扫术。

2. 放疗 适用于Ⅱb晚期、Ⅲ期及Ⅳ期患者或无法手术患者,包括腔内照射和腔外照射两种。早期病例以局部腔内照射为主,体外照射为辅;晚期则以体外照射为主,腔内照射为辅。

3. 手术及放射综合治疗 适用于局部较大病灶,术前先放疗,待癌灶缩小后再进行手术。术后证实淋巴结或宫旁组织有转移或切除残端有癌细胞残留,放疗亦作为术后的补充治疗。

4. 化疗 主要用于晚期或复发转移的患者,也可作为手术或放疗的辅助治疗。

(三)护理问题

1. 营养失调(低于机体需要量) 与放疗、化疗及阴道出血、疾病消耗有关。

2. 恐惧/预感性悲哀 与担心肿瘤危及生命、手术、预后有关。

3. 有感染的危险 与机体抵抗力低、出血、手术、放疗和化疗有关。

4. 自我形象紊乱 与疾病及术后长期留置尿管有关。

(四)护理目标

1. 患者营养状态改善,合理饮食。

2. 患者恐惧症状减轻或消失不良情绪好转,积极配合医护工作。

3. 患者未发生感染及并发症。

4. 患者正确面对疾病,接受现实。

（五）护理措施

1. 一般护理　指导患者注意休息，合理饮食，保持环境清洁等。

2. 病情观察　观察生命体征、一般情况，注意阴道出血、阴道排液、疼痛等表现。

3. 对症护理

（1）改善营养状态，定期测体重，观察体重变化，评估营养状况；纠正不良饮食习惯，制订合理饮食计划，包括食物种类、营养搭配等；为患者创造舒适的进食环境，避免不良刺激；做好口腔护理，保持口腔清洁、舒适，促进食欲。必要时遵医嘱用药。

（2）预防感染：提高患者机体抵抗力；注意个人卫生；做好会阴护理；严格无菌操作；必要时遵医嘱应用抗生素。

（3）手术及放疗患者的护理：手术护理见本书第 8 章，放疗患者的护理见本章第 1 节的对症护理。

（4）化疗患者的护理：见本书第 5 章第 4 节化疗患者的护理。

4. 心理护理　在评估患者身心状况基础上，了解不同患者所处不同时期的心理特点，与患者共同讨论，引导患者说出心理感受和关心的问题，及时给予解释、安慰，消除其思想顾虑，增强治疗信心；鼓励家属给患者爱的表达，增强战胜疾病的力量和勇气；指导患者采取放松调节措施，如听音乐、交谈、缓慢深呼吸等；必要时遵医嘱给予镇静剂。

5. 健康指导

（1）注意高危因素和人群，宣传防癌普查相关知识及意义；积极治疗妇科炎症，提倡晚婚、晚育、纠正不良卫生习惯和紊乱的性生活等；重视普查普治落实，30 岁以上已婚妇女应常规做宫颈刮片细胞学检查，一般每 1～2 年普查一次，发现异常及时处理。

（2）术后根据患者的身体恢复情况，指导锻炼、活动等。强调出院后定期随访的重要性，第一年内第 1 个月复查 1 次，以后每 2～3 个月复查 1 次，第二年每 3～6 个月复查 1 次，第 3～5 年每 6 个月复查 1 次，第 6 年起每年复查 1 次，随访内容除临床检查外，应定期进行胸透和血常规检查。

（六）护理评价

1. 患者能否合理膳食，改善营养状况。

2. 患者能否减轻恐惧，稳定情绪，以积极态度配合诊治全过程。

3. 患者是否发生感染及并发症。

4. 患者能否面对现实，正确树立自我形象。

第 3 节　子宫肌瘤患者的护理

案例4-2

某女，39 岁，孕 2 产 1。经量增多、经期延长 2 年。平常月经 7～8/28 天，量多，有血块，无明显痛经。近 2 年来月经周期尚正常，但经期延长至 12～13 天，经量增多近 1/3。近 3 个月感乏力。查体：贫血貌，心肺听诊无异常；外阴、阴道检查正常；宫颈肥大，光滑，子宫前位，如孕 2 个月大小，表面光滑，活动好，质地硬，无压痛。实验室检查：血常规 Hb62g/L。B 超检查提示多发性子宫肌瘤。

问题：1. 此患者身体状况评估特点是什么？

　　　2. 目前主要护理问题和护理措施是什么？

一、概　　述

子宫肌瘤是女性生殖器最常见的良性肿瘤。主要由子宫平滑肌细胞增生而形成,其间有少量的纤维结缔组织。30～50岁妇女多见,以40～50岁妇女最多见,20岁以下妇女少见。根据尸检资料,30岁以上妇女约20％有子宫肌瘤,因很多患者无明显症状,或因肌瘤很小未被发现,故临床报道其发病率远较真实发病率低。

（一）病因

确切病因目前尚不明了,据临床及实验研究提示本病的发生可能主要与雌激素受体和雌二醇含量增高、孕激素刺激肌瘤生长及细胞遗传学的异常(染色体片段的易位、缺失)等有关。雌激素可促进子宫肌瘤增大,故子宫肌瘤多发生于生育年龄妇女,而绝经后肌瘤停止生长,甚至萎缩。

（二）病理

1. 巨检　肌瘤为实质性球形结节,表面光滑,与周围组织有明显界限,可单个或多个生长在子宫的任何部位,以子宫体肌瘤多见,大小不一,无包膜。由于肌瘤的膨胀性生长,其周围肌纤维和结缔组织被压缩形成假包膜,手术时使肌瘤容易剥离。假包膜内有血管,呈向心性向肌瘤供血。肌瘤表面光滑、质硬,切面呈灰白色旋涡状结构。

2. 显微镜检查(简称"镜检")　子宫肌瘤来自子宫肌层的平滑肌细胞或肌层血管壁的平滑肌细胞。相互交叉组成,呈旋涡状,其间有不等量的纤维结缔组织,细胞大小均匀,核染色较深。

（三）肌瘤变性

肌瘤内的血运来自假包膜,肌瘤逐渐长大,假包膜受压,可发生中央性供血不足,缺乏营养,使肌瘤失去原有的典型结构及外观,称为变性,典型的如下。

1. 玻璃样变　最常见,肌瘤剖面漩涡状结构消失,被均匀的透明样物质取代,色苍白。镜下见病变区域与未变性区边界明显,为均匀粉红色无结构区,肌细胞消失。

2. 囊性变　常继发于玻璃样变,组织坏死、液化后形成多个囊腔或融合成一个大囊腔,内含清澈无色液体或胶冻状物质。镜下见囊腔壁由玻璃样变肌瘤组织构成,内壁无上皮。

3. 红色样变　为一种特殊类型坏死,原因不清,多见于妊娠期或产褥期。肌瘤体积变化迅速,血管破裂,出血弥散于组织内。肌瘤剖面呈暗红色,如半熟的烤牛肉,腥臭,质软,漩涡状结构消失。主要症状是急性腹痛、

> **链接**
>
> ### 子宫肌瘤红色样变
>
> 子宫肌瘤红色样变为一种特殊类型坏死,多见于妊娠期或产褥期。其发生机制不清,可能与肌瘤内小血管退行性变引起血栓及溶血,血红蛋白渗入肌瘤内有关。肌瘤切面为暗红色,如半熟的牛肉,质软,有腥臭味,漩涡状结构消失。患者可有剧烈腹痛伴恶心、呕吐、发热,白细胞计数升高。检查发现肌瘤增大、压痛。

发热,检查肌瘤迅速增大等。镜下见假包膜内大静脉及瘤体内小静脉有栓塞并有溶血,肌细胞减少,有较多脂肪小球沉积。

考点:子宫肌瘤的红色样变

4. 恶性变(肉瘤变)　少见,国内资料发病率为0.4％～0.8％。多见于年龄较大妇女。因无明显症状,易被忽视。

5. 钙化　多见于蒂部狭小、血供不足的浆膜下肌瘤及绝经后妇女的肌瘤。镜下见钙化区为层状沉积,呈圆形或不规则形,苏木精染色有深蓝色微细颗粒浸润。

（四）分类

子宫肌瘤原发于子宫肌壁,由于生长方向不同,与子宫肌壁形成不同的关系,可分为3种类型(图4-3)。

1. 肌壁间肌瘤　最常见,约占肌瘤的60%～70%。肌瘤位于子宫肌壁内,周围均被肌层所包绕。

2. 浆膜下肌瘤　约占肌瘤的20%。肌瘤向子宫浆膜面生长,突出于子宫,表面仅由浆膜层覆盖;有时也可仅有细蒂与宫体相连,称带蒂浆膜下肌瘤;若蒂发生扭转而断裂,可形成游离性肌瘤;若肌瘤突向阔韧带两叶之间生长,则形成阔韧带内肌瘤。

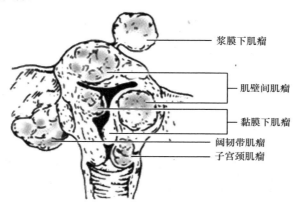

浆膜下肌瘤

肌壁间肌瘤

黏膜下肌瘤

阔韧带肌瘤

子宫颈肌瘤

图4-3　子宫肌瘤类型

考点:子宫肌瘤的类型

3. 黏膜下肌瘤　占肌瘤的10%～15%。肌瘤向子宫黏膜面生长,突向宫腔,表面为子宫黏膜层覆盖。肌瘤可形成细蒂,称带蒂的黏膜下肌瘤,此类肌瘤可堵于宫颈口或如宫腔内异物引起子宫收缩被挤入阴道。

子宫肌瘤常为多个,各种类型的肌瘤可发生在同一子宫,称多发性子宫肌瘤。

（五）临床表现

1. 症状

(1)月经改变:为最常见症状,表现为经量增多、经期延长或周期缩短,月经淋漓不净或不规则阴道出血,多见于黏膜下肌瘤和较大的肌壁间肌瘤,与肌瘤致子宫内膜面积增大、子宫收缩不良有关。子宫肌瘤合并内膜增生过长也可引起月经紊乱。若肌瘤发生坏死、感染、溃疡时,则有持续性或不规则流血或脓血性排液。

(2)腹部包块:多见于浆膜下肌瘤和大的肌壁间肌瘤。

(3)压迫症状:可出现尿频、排尿困难、便秘等,与肌瘤压迫膀胱、直肠有关。若肌瘤压迫输尿管可致肾积水、输尿管扩张。

（4）继发性贫血：与长期月经过多有关，严重者可引起贫血性心脏病。

（5）白带增多：与子宫内膜增大，内膜腺体分泌增多以及合并感染、坏死有关。

（6）不孕或流产：与肌瘤压迫输卵管或使宫腔变形，妨碍受精与着床有关。

（7）腹痛：肌瘤红色样变、浆膜下肌瘤蒂扭转时出现剧烈腹痛；黏膜下肌瘤刺激子宫收缩或继发感染，可引起下腹坠胀痛；肌瘤生长速度过快，引起下腹隐痛。

2. **体征**　肌瘤大，腹部可扪及包块。妇科检查：子宫呈不规则增大，质硬，表面可有单个或多个结节状、球状突起；黏膜下肌瘤若在宫颈口内或脱出到阴道内，呈红色、表面光滑的肿块，如伴感染，表面可见溃疡或渗出液，排液有臭味。

二、护　　理

（一）护理评估

1. **健康史**　了解患者年龄，评估既往月经史、生育史，是否有不孕、流产史；询问有无长期使用雌激素类药物；还应了解患者是否接受过治疗以及治疗的具体药物和使用效果。

2. **身体状况**　多数患者无明显症状，或没有自觉症状，仅在妇科检查时偶然发现。患者的症状与肌瘤生长的部位、大小、数目及有无并发症有关。

3. **心理社会状况**　由于知识缺乏，患者多表现有恐惧、不安等心理反应，一旦得知肿瘤的性质后，情绪有所好转，但迫切要求治疗。

4. **辅助检查**

（1）B型超声检查：是确诊的最常用方法。可了解肌瘤大小、数目、部位及有无变性等。

（2）探针探测宫腔、宫腔镜检查、子宫输卵管造影和腹腔镜检查：可明确宫腔深度，肌瘤位置、大小、形状以及与邻近组织的关系，并可了解宫腔是否高低不平、有无块状物、输卵管通畅等情况。

（3）血、尿常规检查及白带检查：了解贫血、感染等情况。

（二）治疗要点

应根据临床表现、肌瘤生长速度、大小，结合患者年龄、生育要求等情况综合考虑，制订相应的处理方案。

1. **随访观察**　对肌瘤小且无症状，尤其接近绝经年龄患者，可每隔3～6个月随访一次，随访期间若肌瘤增大或症状明显时，应考虑进一步治疗。

2. **药物治疗**　适用于症状不明显或较轻，接近绝经年龄及全身情况不宜手术者。可采用雄激素、促性腺激素释放激素激动剂（GnRH-α）、米非司酮（RU-486）等药物治疗。

3. **手术治疗**　症状明显，致继发性贫血；非手术治疗效果差；怀疑有恶变者；有膀胱直肠压迫症状；能确定肌瘤是不孕或反复流产的唯一原因者；均考虑手术治疗。手术可经腹、经阴道或宫腔镜及腹腔镜下手术，手术方式有子宫肌瘤切除术及子宫切除术。50岁以下，卵巢外观正常者应保留卵巢。

4. **介入栓塞治疗**　近年来，随着放射介入学的飞速发展，子宫动脉栓塞术为年轻有生育要求的患者提供了新的治疗方法，具有保留子宫、恢复快的特点。此外，射频治疗、高能聚焦超声热疗、冷冻治疗和微波治疗等其他方法治疗子宫肌瘤也有开展和报道。

（三）护理问题

1. **营养失调**　与月经改变、长期出血有关。

2. 知识缺乏　缺乏子宫肌瘤疾病的发生、发展、治疗及护理知识。

3. 焦虑　与担心病情、手术及预后有关。

（四）护理目标

1. 患者贫血得到纠正,营养状况得到改善。

2. 患者获得有关子宫肌瘤及其健康保健知识。

3. 患者焦虑减轻,保持良好的情绪。

（五）护理措施

1. 一般护理　指导患者加强营养、注意休息、保证睡眠,保持环境清洁。

2. 病情观察　观察生命体征及一般情况。注意月经期表现,有无异常阴道流血、白带、疼痛、大小便改变及头晕、面色苍白等表现。

3. 对症护理

（1）月经改变:出血多的患者,评估并记录出入量,遵医嘱止血,对贫血严重者应按医嘱给予输血。

（2）预防感染:指导患者增强机体抵抗力;注意个人卫生;做好会阴护理;严格无菌操作;必要时遵医嘱用抗生素等。脱出至阴道的黏膜下肌瘤,术前每日用消毒液行外阴冲洗,并做好外阴皮肤准备。

（3）大小便护理:尿潴留时遵医嘱导尿;便秘者,指导服用缓泻剂,如番泻叶 2～4g 冲饮,必要时做好灌肠护理。

（4）做好术后护理:见本书第 8 章第 2 节。经阴道行黏膜下肌瘤摘除术的患者按阴道手术患者护理,若蒂部留置止血钳,通常于 24～48 小时取出。子宫全切或肌瘤切除的患者,术后除按妇科腹部手术患者的术后护理以外,要特别注意观察阴道有无出血,出血的量及性质。

4. 用药护理　遵医嘱指导患者正确服药,注意观察药物的不良反应,雄激素每月用量不超过 300mg,以免引起男性化;如出现异常出血、燥热、心慌、骨质疏松等表现,应及时与医生取得联系。

5. 心理护理　鼓励、安慰患者,增强治疗信心;耐心向患者讲解疾病、手术有关知识,使其正确认识,鼓励提出问题并给予适当的解释,消除不必要的担心。

6. 健康指导　一般手术患者出院 1 个月后到门诊复查,了解患者术后康复的情况,并给予术后性生活、自我保健等健康指导。

（六）护理评价

1. 患者营养是否改善,面色红润。

2. 患者能否叙述子宫肌瘤相关知识及健康保健知识。

3. 患者能否减轻焦虑,保持良好情绪。

第 4 节　子宫内膜癌患者的护理

案例4-3

　　某女,54 岁,孕 2 产 1。绝经 2 年多,血性白带 11 天,有异味。既往体健。妇科检查:外阴、阴道萎缩不明显,阴道、宫颈有血迹,宫颈光滑;宫体稍大,无明显压痛;附件区未触及异常。分段诊刮:子宫内膜外观为豆腐渣样。

问题: 1. 此患者临床特点是什么?

　　　　2. 此患者的主要护理问题和护理措施是什么?

一、概　述

子宫内膜癌也称子宫体癌,是发生在子宫内膜的恶性肿瘤。大多数起源于子宫内膜腺体,为女性生殖器官三大恶性肿瘤之一,多见于 50 岁以上的老年人,高发年龄为 58～61 岁,约占女性癌症总数 7%,占女性生殖道恶性肿瘤 20%～30%。近年国内外报道发病率有上升趋势,已趋于接近甚至超过宫颈癌。

(一)病因

确切病因不清楚,目前认为可能与以下因素有关。

1. 长期持续的雌激素刺激　尤其子宫内膜长期受雌激素刺激而缺乏孕激素拮抗的情况下,可发生子宫内膜增生症(单纯型或复杂型,伴或不伴不典型增生),也可癌变。如临床上常见于无排卵性疾病(无排卵性功血、多囊卵巢综合征)、分泌雌激素的卵巢肿瘤(颗粒细胞瘤、卵泡膜细胞瘤)、长期服用雌激素的绝经后妇女以及长期服用他莫西芬的乳腺癌患者等。

2. 体质因素　易发生在肥胖、高血压、糖尿病、不孕或不育及绝经延迟的女性。

3. 遗传因素　约 20% 的内膜癌患者有家族史。

(二)病理

1. 巨检　病变多见于子宫底部的双侧角。依病变形态及范围分为局限型和弥散型。

(1)局限型:癌灶局限于宫腔某部位,多见于宫底部或宫角部,呈息肉或小菜花状,表面有溃疡,易出血,易侵犯肌层,极早期病变很小,诊刮可能将其刮净。

(2)弥散型:癌灶侵犯子宫内膜大部或全部,病灶呈不规则菜花样物突出于宫腔。癌组织呈灰白或淡黄,表面有出血、坏死,有时形成溃疡。病变较少浸润肌层。晚期可侵犯肌壁全层并扩展至宫颈管,一旦癌灶阻塞宫颈管可导致宫腔积脓。

2. 镜检　可见四种类型。

(1)内膜样腺癌:最常见,占子宫内膜癌的 80%～90%,镜下见内膜腺体异常增生,癌细胞大而不规则,核大深染,分裂活跃;按组织学分化程度又可分为Ⅰ级高分化腺癌、Ⅱ级中分化腺癌、Ⅲ级低分化腺癌。分级越高,恶性程度越高。

(2)腺癌伴鳞状上皮分化:腺癌组织中含有鳞状上皮成分,良性者称腺角化癌;恶性者为鳞腺癌;介于两者之间称腺癌伴鳞状上皮不典型增生。

(3)透明细胞癌:癌细胞呈实性片状、腺管状或乳头状排列,癌细胞的胞浆丰富、透亮,核异型居中,或由透明鞋钉状细胞组成,恶性程度高,易转移。

(4)浆液性腺癌:占 1%～9%,复杂乳头样结构、裂隙样腺体、明显的细胞复层、牙状结构形成和核异型。恶性程度很高,常见于老年的晚期患者。

(三)转移途径

子宫内膜癌的特点为生长缓慢,局限于内膜及宫腔的时间较长,发生转移晚。主要通过直接蔓延和淋巴转移,晚期可有血行转移。

1. 直接蔓延　癌灶初期沿子宫内膜蔓延生长,向上可沿子宫角波及输卵管,向下可累及宫颈管及阴道。若癌瘤向肌壁浸润可穿透子宫肌层,并可广泛种植于盆腔腹膜、直肠子宫陷凹及大网膜。

2. 淋巴转移　子宫内膜癌的主要转移途径。淋巴转移途径与癌肿生长部位有关,按癌灶部位可分别转移至腹股沟的浅、深淋巴,髂淋巴结及腹股沟淋巴结,有的可达卵巢,也可通过淋巴反流至阴道及尿道周围淋巴结。

3. 血行转移　晚期患者经血行转移至全身器官,常见部位为肺、肝、骨等。

(四)临床分期

根据国际妇产科联盟(FIGO,1982)修订的临床分期见表 4-2。

表 4-2　子宫内膜癌临床分期(FIGO,1982)

分期	肿瘤范围	分期	肿瘤范围
0 期	腺瘤样增生或原位癌	Ⅲ期	癌扩散至子宫以外,但未超出真骨盆
Ⅰ期	癌局限于宫体	Ⅳ期	癌超出真骨盆或侵犯膀胱或直肠黏膜
Ⅰa 期	宫腔长度≤8cm	Ⅳa 期	癌侵犯附近器官,如直肠、膀胱
Ⅰb 期	宫腔长度>8cm	Ⅳb 期	癌有远处转移
Ⅱ期	癌已侵犯宫颈		

(五)临床表现

1. 症状　早期症状不明显,病情发展后主要表现如下。

(1)阴道流血:绝经后不规则阴道流血为最典型的症状,量一般不多,可为持续性或间歇性出血。未绝经患者可表现为经量增多、经期延长或经间期出血。

(2)阴道排液:表现为白带增多,早期呈浆液性或浆液血性白带,晚期合并感染时出现脓性或脓血性排液,并有恶臭味。

(3)晚期症状:癌瘤侵犯周围组织或压迫神经时出现下腹及腰骶部疼痛,并向下肢和足部放射;堵塞宫颈管引起宫腔积脓时,出现下腹胀痛及痉挛样疼痛;全身症状如贫血、消瘦、发热及恶病质等。

2. 体征　妇科检查早期无明显异常,随着病情发展,子宫增大、变软,晚期可见癌组织自宫口脱出,质脆,触之易出血;若癌组织向周围浸润时,子宫固定,并可扪及宫旁不规则结节状物。

二、护　　理

(一)护理评估

1. 健康史　重视各种高危因素,如老年、肥胖、绝经期推迟、少育、不育以及停经后接受雌激素补充治疗等病史。

2. 身体状况　多数患者在普查或其他原因做检查时偶然发现。绝经后阴道出血是最典型的症状,而最能引起患者警觉的是不规则的阴道出血,也是最为多见的症状。晚期癌症患者常伴全身症状,表现为贫血、消瘦及恶病质等。

3. 心理社会状况　患者主要为老年人,从觉察到自身的不适,精神开始紧张、担心,刮宫检查带来的不适加重不安心理,确诊后具有癌症患者共同的心理特点,加之老年人身患多种疾病或丧偶、子女独立生活、经济负担重、顾虑手术等原因,多出现极度恐惧、悲观、无助等情绪。有的怕连累家人或害怕手术会采取放弃治疗、逃避人生等做法。家人的态度对患者情绪影响极大。

宫腔镜检查

宫腔镜检查可在直视下观察子宫内膜情况,发现病灶后,可直接对可疑内膜组织取活检,提高早期诊断率,并可获取病变范围、宫颈有无受累等信息,协助手术前正确进行临床分期。近年来宫腔镜检查成为子宫内膜癌的诊断方法之一,可用于子宫异常出血、子宫肌瘤、子宫息肉、节育器移位、不孕症、习惯性流产、自然或人工流产后的追踪检查、人工受孕及试管婴儿的术前评估等。

4. 辅助检查

(1)分段诊刮:确诊子宫内膜癌最常用、最有价值的诊断方法。先刮宫颈管组织,再刮宫腔内膜组织,标本分瓶做好标记,送病理检查。若搔刮出豆腐渣样组织,应停止搔刮,警惕子宫穿孔。

(2)B超检查:了解病灶大小、侵犯肌层情况及是否合并子宫肌瘤等。

(3)宫腔镜检查:见本书第 10 章第 2 节。可直接观察子宫内膜病灶的生长情况,并可取活组织送病理检查。

(4)细胞学检查:采用特制的宫腔吸管或宫腔刷放入宫腔,取材做细胞学检查,协助诊断。

(5)其他:淋巴造影、CT、磁共振成像(MRI)及血清肿瘤标志物,如 CA125 检测。

（二）治疗要点

应依据患者年龄、临床分期、对生育的要求和全身情况等综合分析,决定处理措施。采取手术、放射治疗、药物治疗,可单用或联合应用。

(1)手术治疗:为首选的治疗方法,尤其是早期病例。可采用全子宫及双侧附件切除术、广泛性子宫及双侧附件切除术,同时行淋巴结清扫术等。

(2)放射治疗:是治疗子宫内膜癌的有效方法之一。可采取单纯放疗、术前放疗和术后放疗。

(3)药物治疗:①孕激素治疗:适用于晚期癌、复发癌、不能手术切除或年轻、早期、要求保留生育功能者。选用大剂量孕激素制剂,如甲羟孕酮、己酸孕酮等。孕激素以高效、大剂量、长期应用为宜,至少应用 12 周以上方可评定疗效。②抗雌激素制剂治疗:他莫西芬,又称三苯氧胺,适应证同孕激素治疗。③化疗:晚期不能手术或治疗后复发者综合治疗措施之一,可单用化疗或与孕激素联合应用。常用化疗药物有顺铂、紫杉醇、多柔比星及氟尿嘧啶等。

（三）护理问题

1. 焦虑　　与住院、需接受的诊治手段有关。

2. 知识缺乏　　缺乏子宫内膜癌术前常规、术后锻炼及活动方面的知识。

3. 睡眠型态紊乱　　与环境(住院)变化有关。

（四）护理目标

1. 患者住院期间焦虑减轻或消失,能主动参与诊治过程。

2. 患者手术前能了解子宫内膜癌的相关知识。

3. 患者能适应环境,睡眠良好。

（五）护理措施

1. 一般护理

(1)指导患者注意休息、合理饮食,增强体质,必要时静脉补充营养,支持疗法。

(2)加强巡视,及时发现患者的需要,协助完成生活自理。提供疾病知识,缓解焦虑。

(3)为患者提供安静、舒适的睡眠环境,减少夜间不必要的治疗程序。

2. 病情观察　观察生命体征、一般情况,注意阴道流血、排液、腹痛等表现。

3. 对症护理

(1)因老年人阴道自净作用弱,应加强会阴护理避免感染;其次应注意提高机体抵抗力,对体弱及合并多种疾病者加强并发症的治疗护理。

(2)手术前后及放、化疗护理:同本章第 2 节子宫颈癌。

4. 用药护理　指导患者正确服药,注意药物的不良反应,如孕激素长期使用后有水钠潴留、水肿、药物性肝炎等,停药后可恢复。三苯氧胺长期治疗后可引起潮热、畏寒、急躁等类似围绝经期综合征,轻度骨髓抑制,头晕、恶心、呕吐、不规则阴道少量流血、闭经等表现。

5. 心理护理

(1)除做好常规的心理护理外,应考虑到老年人特殊的心理特点,特别做好患者的思想工作,使其确信子宫内膜癌的病程发展缓慢,是女性恶性肿瘤中预后较好的一种,缓解其焦虑程度,增强治病信心。

(2)鼓励子女多与患者沟通,给予足够的支持;各种检查前应给予解释;尽量不要在患者面前过多讨论病情或治疗,以免引起患者过度恐慌。

6. 健康指导　加强子宫内膜癌防治知识的宣传教育,定期进行防癌普查,中、老年妇女每年进行一次妇科检查,注意高危因素和高危人群,严格掌握雌激素的用药指征,加强监护、随访;对患者提出利于康复的合理化建议,如饮食、休息、情绪、日常锻炼。强调出院后定期复查的重要性,术后 2 年内,每 3 至 6 个月复查 1 次,第 3 年至第 5 年,每半年至 1 年复查 1 次;详细讲解服药的方法及注意事项、可能出现的问题及应对方法。

(六)护理评价

1. 患者能否减轻焦虑,能否主动参与治疗过程,并表现出积极的行为。

2. 患者能否说出子宫内膜癌的发病原因及随访等相关知识。

3. 患者能否改善睡眠,恢复体能,生活自理。

第 5 节　卵巢肿瘤患者的护理

案例4-4

某女,25 岁,已婚。腹胀、腹部下坠感 2 个月。既往体健,无腹痛,月经正常,经期下腹无不适。

超声检查:子宫正常大小、前位,左侧附件区见一 5cm×4cm×4cm 包块,内不均质,与子宫贴近,界限清楚。

问题:1. 评估该患者身体状况。

2. 该患者拟行腹部手术,目前护士应做哪些术前护理?

3. 患者主要护理问题和护理措施是什么?

一、概　　述

卵巢是人体内较小的器官,却是肿瘤的好发部位。卵巢肿瘤可发生于任何年龄,不仅组织学类型多,而且有良性、交界性及恶性之分。卵巢癌是女性生殖器官三大恶性肿瘤之一,由于卵巢位于盆腔深部,不易扪及,且早期无特异性症状,加之缺乏完善的早期诊断方法,患者一旦就诊多属晚期,治疗效果不佳。因此,卵巢恶性肿瘤的病死率居妇科恶性肿瘤之首,已成为严重威胁妇女生命的肿瘤。

（一）卵巢肿瘤组织学分类

卵巢肿瘤组织学分类见表4-3。

表4-3 卵巢肿瘤组织学分类（WHO,1995）

一、卵巢上皮肿瘤	（五）绒毛膜癌
（一）浆液性肿瘤	（六）畸胎瘤
（二）黏液性肿瘤	1. 未成熟型
（三）子宫内膜样肿瘤	2. 成熟型
（四）透明细胞瘤（中肾样瘤）	（1）实性
（五）勃勒纳瘤	（2）囊性 ①皮样囊肿（成熟囊性畸胎瘤）；
（六）混合性上皮肿瘤	②皮样囊肿恶变
（七）未分化癌	3. 单胚性和高度特异性型
二、性索间质肿瘤	（1）卵巢甲状腺肿
（一）颗粒细胞—间质细胞肿瘤	（2）类癌
1. 颗粒细胞瘤	（七）混合型
2. 卵胞膜细胞瘤—纤维瘤	五、性腺母细胞瘤
（1）卵胞膜细胞瘤	六、非卵巢特异性软组织肿瘤（肉瘤、纤维肉瘤、淋巴肉瘤）
（2）纤维瘤	
（二）支持细胞—间质细胞肿瘤（睾丸母细胞瘤）	七、未分类肿瘤
（三）两性母细胞瘤	八、转移性肿瘤
三、脂质（类脂质）细胞瘤	九、瘤样病变
四、生殖细胞肿瘤	包括妊娠黄体瘤、间质增生、重度水肿、单发性滤泡囊肿和黄体囊肿、多发性滤泡囊肿（多囊卵巢）、妊娠黄体化滤泡囊肿、子宫内膜异位、异位妊娠及炎性病变等
（一）无性细胞瘤	
（二）内胚窦瘤	
（三）胚胎癌	
（四）多胚瘤	

（二）常见的卵巢肿瘤

1. 上皮性肿瘤　占原发性卵巢肿瘤的50%～70%,包括浆液性囊肿瘤、黏液性囊肿瘤,其恶性肿瘤占卵巢恶性肿瘤的85%～90%。

2. 生殖细胞肿瘤　占卵巢原发性肿瘤的20%～40%,发病率仅次于上皮性肿瘤。成熟畸胎瘤又称皮样囊肿,属良性肿瘤,好发于生育年龄,恶变率为2%～4%,易发生于绝经期后妇女;未成熟畸胎瘤为恶性肿瘤,好发于青少年;无性细胞瘤为恶性肿瘤,好发于青春期和生育期妇女,对放疗特别敏感。

3. 性索间质肿瘤　又称功能性卵巢肿瘤,约占卵巢肿瘤的5%,有颗粒细胞瘤、卵泡膜细胞瘤。

4. 转移性肿瘤　占卵巢恶性肿瘤的5%～10%,原发部位多为胃肠道、乳腺及其他生殖器官。库肯勃瘤是一种特殊的转移性腺癌,原发部位为胃肠道,预后极差。

（三）转移途径

卵巢恶性肿瘤最常见的转移途径是直接蔓延和腹腔种植,其次是淋巴转移,血行转移少见。

（四）卵巢恶性肿瘤的临床分期

采用国际妇产科联盟（FIGO）的手术-病理分期,见表4-4。

表 4-4　卵巢恶性肿瘤的手术-病理分期

Ⅰ期	肿瘤局限于卵巢
ⅠA	肿瘤局限于一侧卵巢,包膜完整,卵巢表面无肿瘤;腹水或腹腔冲洗液未找到恶性细胞
ⅠB	肿瘤局限于双侧卵巢,包膜完整,卵巢表面无肿瘤;腹水或腹腔冲洗液未找到恶性细胞
ⅠC	肿瘤局限于单侧或双侧卵巢并伴有如下任何一项:包膜破裂;卵巢表面有肿瘤;腹水或腹腔冲洗液有恶性细胞
Ⅱ期	肿瘤累及一侧或双侧卵巢,伴有盆腔扩散
ⅡA	扩散和(或)种植至子宫和(或)输卵管;腹水或腹腔冲洗液无恶性细胞
ⅡB	扩散至其他盆腔器官;腹水或腹腔冲洗液无恶性细胞
ⅡC	ⅡA或ⅡB,伴腹水或腹腔冲洗液找到恶性细胞
Ⅲ期	肿瘤侵犯一侧或双侧卵巢,并有显微镜证实的盆腔外腹膜转移和(或)局部淋巴结转移
ⅢA	显微镜证实的盆腔外腹膜转移
ⅢB	肉眼盆腔外腹膜转移灶最大径线≤2cm
ⅢC	肉眼盆腔外腹膜转移灶最大径线>2cm和(或)区域淋巴结转移
Ⅳ期	超出腹腔外的远处转移

（五）临床表现

卵巢肿瘤早期无明显症状和体征,易被忽视。随着病情发展出现相应的表现。

1. 卵巢良性肿瘤

（1）症状:早期肿瘤较小,多无症状。随着肿瘤的增大,患者有腹胀感,甚至出现压迫症状,如尿频、便秘、气急、心悸。若发生蒂扭转、破裂时,可出现急性剧烈腹痛。

（2）体征:腹部隆起,可触及包块;妇科检查在子宫一侧或双侧可触及球形肿块,多为囊性,表面光滑,活动,与子宫无粘连。

2. 交界性肿瘤　又称低度潜在恶性肿瘤,与卵巢恶性肿瘤表现相似。

3. 卵巢恶性肿瘤

（1）症状:一旦出现明显症状多属晚期,癌组织浸润周围组织或压迫神经出现腹痛、腹胀、腹水、血尿、水肿、贫血、恶病质等;若为功能性肿瘤,患者有相应的性激素过多的表现,如性早熟、月经紊乱等。

（2）体征:腹部包块、腹水、叩诊有移动性浊音;可在腹股沟、腋下或锁骨上触及肿大的淋巴结;三合诊检查:在阴道后穹隆触及盆腔内散在质硬结节,肿块多为双侧,实性或囊实性,表面高低不平,固定不动等。

良、恶性肿瘤的鉴别点见表 4-5。

表 4-5　卵巢良性肿瘤和恶性肿瘤的鉴别

项目	良性肿瘤	恶性肿瘤
病史	病程长,肿块逐渐增大	病程较短,肿块增长较快
全身情况	良好	较差,易出现腹胀、腹痛、消瘦、恶病质
查体	多为单侧,囊性,表面光滑,活动,一般无腹水,后穹隆检查多无异常	多为双侧,实性或囊实性,表面不平或呈结节状,活动度差或固定,常有腹水(多为血性),可查到癌细胞,后穹隆检查多可触及乳头状或结节状物
B超检查	肿块边界清晰,囊内为液性暗区,可有间隔光带	肿块边界不清,液性暗区内有杂乱光点、光团

考点:卵巢良、恶性肿瘤的区别

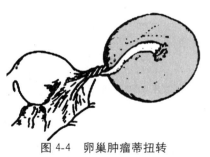

图 4-4　卵巢肿瘤蒂扭转

4.并发症

（1）蒂扭转：为卵巢肿瘤最常见的并发症，也是常见的妇科急腹症（图 4-4）。好发于中等大小、蒂长、活动度大、重心偏于一侧的肿瘤（如皮样囊肿）。患者体位突然改变，妊娠期或产褥期子宫位置改变均易发生蒂扭转。典型表现为突然发生下腹一侧剧烈疼痛，伴恶心、呕吐。有时扭转可自行复位，腹痛也随之缓解。

（2）破裂：包括自发性破裂和外伤性破裂两种。自发性破裂可为恶性肿瘤侵蚀囊壁或继发于蒂扭转之后；外伤性破裂常因挤压、分娩、性交、粗暴妇科检查、穿刺所致。表现为剧烈腹痛、恶心、呕吐和不同程度的腹膜刺激症状，有时可导致内出血、腹膜炎或休克。

护 考 链 接

　　某女，18 岁，2 小时前突然发生左下腹剧烈疼痛，恶心呕吐 2 次，体温 37.4℃。肛查：子宫左侧有拳头大、能稍活动、触痛明显的肿块。

　　本病例最可能的诊断是

　　A. 输卵管结核　　　　　　B. 卵巢子宫内膜异位囊肿破裂　　　　C. 子宫浆膜下肌瘤扭转

　　D. 卵巢肿瘤蒂扭转　　　　E. 胎儿受伤

　　答案：D

　　点评：卵巢肿瘤蒂扭转的典型症状是体位改变后突然发生一侧下腹剧痛，常伴恶心、呕吐甚至休克。

考点：卵巢肿瘤的并发症

（3）感染：多因蒂扭转或破裂引起，也可因邻近脏器的感染所致。表现为高热、腹痛、白细胞升高及腹膜炎等。

（4）恶变：多见于年龄大，尤其是绝经后妇女。早期无症状不易发现，当肿瘤生长迅速，应疑为恶变。

二、护　　理

（一）护理评估

1. **健康史**　具体病因不明，可能与下列高危因素有关。

（1）遗传和家族因素：20%～30%卵巢恶性肿瘤患者有家族史。

考点：卵巢肿瘤的高危因素

（2）其他：初潮年龄较早、绝经年龄较晚、少育、不孕、激素替代疗法、服用诱发排卵药物、高胆固醇饮食等。

2. **身体状况**　体积小的卵巢肿瘤不易早期诊断，被确定为卵巢肿块者，在定期追踪检查过程中应重视肿块生长速度、质地、伴随出现的压迫症状，以及营养消耗、食欲下降等恶性肿瘤的临床特征。当出现并发症时，将伴随相应的临床症状和体征。

3. **心理社会状况**　患者担心肿瘤的性质及预后，处于焦急、恐惧、烦躁状态，一旦了解到肿瘤可能为恶性，会表现出悲观、绝望等，从而产生极大压力，需要护理人员协助应对这些压力。

4. **辅助检查**

（1）B 型超声检查：是诊断卵巢肿瘤的主要手段，能了解盆腔肿块部位、大小、形态、性质，对肿块来源作出定位，并能鉴别腹水和结核性包裹性积液。

（2）肿瘤标志物：包括甲胎蛋白（AFP）、肿瘤标志物 CA125、绒毛膜促性腺激素（HCG）与雄激素与雌激素等，可提示某类卵巢肿瘤。如 80％卵巢上皮性癌患者 CA125 水平高于正常，90％以上患者 CA125 水平高低与病情缓解或恶化相一致；AFP 和 HCG 分别对卵巢内胚窦瘤和原发性卵巢绒毛膜癌有特异性诊断价值；颗粒细胞瘤、卵泡膜细胞瘤产生较高水平雌激素；睾丸母细胞瘤可产生雄激素等。

（3）腹腔镜检查：可直视肿块情况，并能观察盆、腹腔情况，在可疑部位多点活检，抽吸腹水行细胞学检查，协助诊断及治疗。

（4）细胞学检查：腹水或腹腔冲洗液找癌细胞，以确定临床分期及选择治疗方案，并可用以随访观察疗效。

（5）其他：根据病情可选择腹部 CT、X 线、MRI 等协助诊断。

（二）治疗要点

1. 良性肿瘤　根据患者年龄、生育要求及对侧卵巢的情况决定手术方式，可行肿瘤剥除术或卵巢肿瘤切除术。

2. 交界性肿瘤　手术治疗为主，参照卵巢癌手术方法进行全面的手术分期或肿瘤细胞减灭术。化疗只用于有残留病灶和复发患者。年轻患者根据情况可考虑保留对侧卵巢。

3. 恶性肿瘤　采取综合治疗。以手术治疗为主，辅以化疗和放疗。手术范围根据肿瘤性质、临床分期、患者年龄、全身情况等决定。可行全子宫及双侧附件切除术，必要时同时行大网膜切除术、肿瘤细胞减灭术，现多主张同时行后腹膜淋巴结清扫术。年轻患者根据情况可考虑保留对侧卵巢。

4. 并发症处理　蒂扭转及破裂一经确诊应立即手术。发生感染者先控制感染及对症处理，再择期手术，若短期内感染不能控制，宜即刻手术。恶变者应尽早手术。

链接

腹腔镜手术

腹腔镜手术是用冷光源提供照明，通过在腹部的不同部位作数个直径 5～12mm 的小切口，经小切口将腹腔镜镜头插入腹腔内，运用数字摄像技术使腹腔镜摄像头拍摄到的图像通过光导纤维传导至后级信号处理系统，并且实时显示在监视器上。医生通过监视器屏幕上所显示器官图像，对患者的病情进行分析判断，并且运用腹腔镜器械进行手术。随着手术水平的提高及器械的改善，妇科腹腔镜已从 20 世纪 60 至 70 年代诊断性腹腔镜及腹腔镜下电凝绝育术，逐步应用于子宫内膜异位症、卵巢良性肿瘤、宫外孕、多囊卵巢综合征、输卵管梗阻性不孕、子宫肌瘤等治疗。与传统手术相比，腹腔镜手术具有切口小、痛苦小、恢复快、切口瘢痕小、美观等优点，受到患者的欢迎。

（三）护理问题

1. 营养失调（低于机体需要量）　与恶性肿瘤慢性消耗、化疗、手术创伤有关。

2. 焦虑、恐惧　与担心病情、预后、手术有关。

3. 有感染的危险　与机体抵抗力低、手术、化疗有关。

4. 知识缺乏　缺乏卵巢肿瘤的相关知识。

（四）护理目标

1. 患者营养状态改善。

2. 患者情绪稳定，能正确面对疾病，配合治疗。

3. 患者未发生感染。

4. 患者明白卵巢肿瘤的相关知识。

（五）护理措施

1. 一般护理　指导患者合理饮食、休息,保证营养,增强机体抵抗力,提高对治疗的耐受性,也有利于康复;肿瘤过大或腹部过度膨隆不能平卧的患者,应指导取半卧位。

2. 病情观察　观察生命体征、一般情况、腹痛、腹胀、尿频等,注意发现并发症。

3. 对症护理

（1）放腹水患者护理:备好腹腔穿刺用物,协助医师操作。在放腹水过程中,严密观察、记录患者的生命体征变化、腹水性质及出现的不良反应;一次放腹水 3000ml 左右,不宜过多,以免腹压骤降发生虚脱,放腹水速度宜缓慢,放完后用腹带包扎腹部。巨大肿瘤患者,术前需准备好砂袋,以防腹压骤然下降出现休克,余按常规护理。

（2）并发症护理:当患者出现急性腹痛、大出血、昏迷等,协助医生寻找原因,做好各种急救。

（3）预防感染:注意发现早期感染的表现,并采取必要的预防措施。

（4）手术和放、化疗患者按相应护理:同本章第 2 节子宫颈癌。

4. 心理护理　某些卵巢肿瘤术前不能确定性质,患者很紧张,既心存侥幸又经常陷入恐慌状态,应加强与患者的沟通,做好心理疏导工作,稳定患者的情绪。

5. 健康指导

（1）饮食:加强预防保健意识,提倡多摄入高蛋白、富含维生素的食物,减少高胆固醇饮食。

（2）妇科检查:凡 30 岁以上妇女、与高危因素有关的人群,均为卵巢癌的筛查对象,每年进行 1 次妇科检查;高危人群无论年龄大小宜每半年接受 1 次检查,以排除卵巢肿瘤。

考点:卵巢肿瘤的护理措施

（3）用药:高危妇女口服避孕药有利于预防卵巢癌的发生。

（4）定期访查:对患有其他癌症患者,应定期随访检查,以减少转移性卵巢肿瘤的发生。

（5）随时观察:卵巢瘤样病变者应观察或口服避孕药,若 2 个月后不能自行消失或增大,应考虑为卵巢肿瘤,及时处理。

（6）随访:术后应定期随访,恶性肿瘤患者术后 1 年内,每月复查 1 次;术后第 2 年,每 3 月复查 1 次;术后第 3 年,每 6 月复查 1 次;术后第 4 年起,每年复查 1 次;良性肿瘤术后 1 个月常规复查。

（六）护理评价

1. 患者能否改善营养状况,正常康复。

2. 患者能否稳定情绪,配合医护治疗。

3. 患者是否出现感染。

4. 患者能否掌握有关疾病及康复知识。

小结

　　女性生殖器官肿瘤是妇科常见疾病。女性生殖器官任何部位均可发生肿瘤,但以子宫和卵巢肿瘤最常见,外阴、阴道与输卵管则少见。按肿瘤的性质分为良性与恶性两类。在良性肿瘤中,子宫肌瘤、卵巢肿瘤发病率最高。在恶性肿瘤中,以子宫颈癌最多见。近年来,随着各种诊疗手段的完善使早期肿瘤的发现率大大提高,由于妇科腹部手术术式的改进,以及与手术有关条件的完善,使手术治疗更趋安全,致使腹部手术成为妇科肿瘤常用的一种治疗手段。故对女性生殖器官肿瘤患者的护理也提出了更高要求。

自测题

A_1 型题

1. 妇女最常见的恶性肿瘤是(　　)
   A. 宫颈癌　　　　　B. 卵巢癌
   C. 子宫内膜癌　　　D. 外阴癌

2. 目前普查宫颈癌的主要方法是(　　)
   A. 活组织检查　　　B. 阴道脱落细胞检查
   C. 子宫内膜检查　　D. 子宫颈刮片检查
   E. 阴道镜检查

3. 浆膜下肌瘤最常见的临床表现是(　　)
   A. 下腹包块　　　　　B. 痛经
   C. 月经过多或经期延长　D. 白带过多
   E. 不孕及继发贫血

4. 关于子宫内膜癌,下列哪项正确?(　　)
   A. 40～50 岁妇女居多
   B. 较突出的症状是不规则阴道流血
   C. 宫颈冲洗液查癌细胞是最有效的诊断方法
   D. 晚期用大剂量雌激素治疗有效
   E. 绝经后出现阴道流血须警惕此病

5. 诊断子宫内膜癌最可靠的方法是(　　)
   A. 阴道后穹隆吸物涂片细胞学检查
   B. 宫腔镜检查
   C. 宫腔碘油造影
   D. 分段刮宫
   E. B 超

6. 与子宫内膜增生过度关系密切的是(　　)
   A. 口服短效避孕药　　B. 卵巢卵泡膜细胞瘤
   C. 卵巢无性细胞瘤　　D. 卵巢内胚窦瘤
   E. 妊娠

7. 哪项不是卵巢肿瘤并发症?(　　)
   A. 破裂　B. 瘤蒂扭转　C. 感染
   D. 恶变　E. 红色变性

8. 属于卵巢上皮肿瘤的是(　　)
   A. 浆液性囊腺瘤　　B. 无性细胞瘤
   C. 内胚窦瘤　　　　D. 颗粒细胞瘤
   E. 畸胎瘤

9. 最常见于儿童及少女的卵巢肿瘤是(　　)
   A. 黏液性囊腺瘤　　B. 内胚窦瘤
   C. 颗粒细胞瘤　　　D. 纤维瘤
   E. 滤泡囊肿

10. 能产生甲胎蛋白的卵巢肿瘤是(　　)
    A. 卵泡膜细胞瘤　　B. 颗粒细胞瘤

    C. 皮样囊肿　　　　D. 内胚窦瘤
    E. 浆液性囊腺瘤

11. 女性生殖器恶性肿瘤中死亡率最高的是(　　)
    A. 子宫颈癌　B. 子宫内膜癌　C. 卵巢癌
    D. 输卵管癌　E. 绒毛膜癌

12. 下列对妇女威胁最大的女性生殖器恶性肿瘤是(　　)
    A. 外阴癌　　B. 阴道癌　　　C. 卵巢癌
    D. 子宫内膜癌　E. 输卵管癌

A_2 型题

13. 某妇女出现绝经后阴道出血,首先考虑的疾病是(　　)
    A. 子宫颈癌　B. 子宫肌瘤　　C. 宫内膜癌
    D. 卵巢肿瘤　E. 妊娠

14. 某妇女患有子宫内膜癌,其发病可能的相关因素下列哪项除外?(　　)
    A. 早婚早育、性生活紊乱
    B. 高血压、糖尿病、肥胖
    C. 雌激素持续刺激
    D. 未婚不孕
    E. 绝经

15. 某女,35 岁,出现接触性出血半年。早期发现该患者宫颈癌的有效方法是(　　)
    A. 阴道分泌物悬滴检查
    B. 阴道侧壁涂片检查
    C. 宫颈刮片
    D. 诊断性刮宫　E. B 超检查

16. 40 岁妇女,自诉患宫颈糜烂多年,近 2 个月有性交后白带中带血。为确诊,最佳的辅助检查方法是(　　)
    A. 宫颈刮片细胞学检查
    B. 肿瘤固有荧光诊断法
    C. 宫颈阴道镜检查及碘试验
    D. 宫颈及宫颈管活组织检查
    E. 宫颈锥形切除检查

17. 某女,43 岁,2 年前开始出现月经量增多,近 6 个月经期延长、周期缩短为 6～7/16～17 天,量多伴血块,常感头晕、乏力、心悸。采用避孕套避孕。检查:贫血貌。子宫前位,约孕 5 个月大小,宫体表面呈结节感、质硬、宫体活动度好,无明显压痛。血红蛋白 82g/L。首先考虑

何种疾病?(　　)

    A. 妊娠伴贫血　　　　B. 流产

    C. 宫外孕　　　　　　D. 子宫肌瘤伴贫血

    E. 宫内膜癌伴贫血

18. 某孕妇有较大的子宫肌壁间肌瘤,出现发热伴腹痛,检查肌瘤迅速增大,应想到是肌瘤发生(　　)

    A. 玻璃样变　B. 囊性变　　C. 红色变

    D. 肉瘤变　　E. 肌瘤破裂

19. 某女,45岁,因患子宫肌瘤拟行全子宫切除手术,术前3天应做的护理准备是(　　)

    A. 皮肤准备　B. 阴道准备　C. 进少量软食

    D. 清洁灌肠　E. 留置导尿管

20. 有一左卵巢囊肿的患者住院等待手术期间,晚上大便后,突然感左下腹持续疼痛,随后肿块逐渐增大,这一征象表明(　　)

    A. 囊肿破裂　B. 瘤蒂扭转　C. 囊内出血

    D. 囊内感染　E. 恶变

21. 某女,14岁,学生,发现下腹包块及腹痛1个月就诊,检查后诊断为卵巢肿瘤。最常见于该类少女的卵巢肿瘤是(　　)

    A. 黏液性囊腺瘤　　　B. 内胚窦瘤

    C. 颗粒细胞瘤　　　　D. 纤维瘤

    E. 无性细胞瘤

22. 某女,21岁,未婚,发现下腹包块半年,判断良性卵巢肿瘤最为简单可靠的检查方法是(　　)

    A. B超　　　　　　　B. 下腹部平片

    C. 腹腔镜　　　　　　D. 盆腔检查

    E. 测血HCG

23. 某恶性卵巢肿瘤患者的主要治疗手段是(　　)

    A. 激素治疗　B. 放射治疗　C. 化学治疗

    D. 手术治疗　E. 抗病毒感染治疗

24. 某妇女体检时发现盆腔包块,需排除恶性肿瘤,下列哪项辅助检查除外?(　　)

    A. 癌胚抗原血清检查　B. B超

    C. 血HCG检查　　　　D. 血甲胎蛋白检查

    E. 子宫输卵管碘油造影

25. 某卵巢囊肿患者,何种情况时应考虑手术?(　　)

    A. 囊肿直径大于2cm或有扭转、破裂时

    B. 囊肿直径大于5cm或有扭转、破裂时

    C. 滤泡囊肿

    D. 黄体囊肿

    E. 黄素化囊肿

A₃型题

(26~29题共用题干)

    患者61岁,绝经13年,出现阴道不规则流血、阴道排液10天就诊。

26. 当为该患者做妇科检查时,责任护士的护理配合需特别注意下列哪项?(　　)

    A. 语言亲切　　　　　B. 臀垫每人一块

    C. 消毒外阴戴无菌手套　D. 常规导尿

    E. 观察出血量

27. 妇检发现该患者有宫颈糜烂、充血及接触性出血,阴道子宫均萎缩。该患者患下列哪种疾病可能性最大?(　　)

    A. 宫颈癌　　　　　　B. 老年性宫颈阴道炎

    C. 宫内膜癌　　　　　D. 子宫黏膜下肌瘤

    E. 无排卵性功血

28. 对患者最有意义的检查是(　　)

    A. 超声检查　　　　　B. 宫腔镜检查

    C. 腹腔镜检查　　　　D. 白带检查

    E. 宫颈脱落细胞涂片检查

29. 为该患者用物准备需特别注意(　　)

    A. 无菌手套　　　　　B. 小号阴道窥器

    C. 新的长镊　　　　　D. 多备几块玻片

    E. 短的棉拭子

(30~32题共用题干)

    某女,35岁,患子宫肌瘤入院,准备在硬膜外阻滞麻醉下作全子宫切除术。

30. 在术前1天的准备中,不正确的是(　　)

    A. 皮肤准备

    B. 阴道冲洗并在子宫颈、穹隆部涂1‰甲紫溶液

    C. 晚饭减量,进软食,午夜后禁食

    D. 晚上可口服镇静安眠药

    E. 睡前予以肥皂水灌肠

31. 在术后护理中,不正确的是(　　)

    A. 去枕平卧4h

    B. 按常规监测生命体征直至正常

    C. 术后第2天,取半卧位

    D. 当天禁食,术后1~2天进流食

    E. 留置导尿管1~2天

32. 子宫肌瘤最常见的变性是(　　)

    A. 玻璃样变　　　　　B. 囊性变

    C. 脂肪变　　　　　　D. 红色变

    E. 纤维变

A₄ 型题

(33～35 题共用题干)

某女,2 小时前突然发生左下腹部剧烈疼痛,恶心呕吐 2 次,体温 37.4℃。肛查:子宫左侧有拳头大、能稍活动、触痛明显的肿块。

33.本病例最可能的诊断是(　　)

　　A. 输卵管结核

　　B. 卵巢子宫内膜异位囊肿破裂

　　C. 子宫浆膜下肌瘤扭转

　　D. 卵巢肿瘤蒂扭转

　　E. 胎儿受伤

34.本病例应采取下列哪种急症处理?(　　)

　　A. 应用广谱抗生素、止痛剂,观察病情进展

　　B. 进行腹腔穿刺以明确诊断

　　C. 腹腔镜检查明确诊断

　　D. 行剖腹探查

　　E. 刮宫术

35.护士在术前为其导尿时,发现手套有破洞。正确的处理是(　　)

　　A. 用胶布贴好破洞处再使用

　　B. 用无菌治疗巾包裹手指操作

　　C. 立即更换无菌手套

　　D. 用乙醇棉球擦拭破洞处

　　E. 可以继续使用

(36～38 题共用题干)

55 岁妇女,绝经 5 年,近 3 个月阴道水样白带,近半月出现阴道间断少量流血。查体:宫颈光滑,宫体稍大且软,附件未扪及。诊刮出较多量较脆内膜。

36.应诊断下列哪项的可能性最大?(　　)

　　A. 子宫内膜增生过长　B. 子宫内膜息肉

　　C. 子宫内膜癌　　　　D. 输卵管癌

　　E. 子宫肌瘤

37.确诊的主要依据是(　　)

　　A. 进行宫腔镜检查

　　B. 进行碘试验和阴道镜检查

　　C. 进行 B 超检查

　　D. 诊刮物活组织检查

　　E. 子宫输卵管碘油造影

38.术前需插导尿管,病人有顾虑不配合,护士应(　　)

　　A. 尊重病人意见不插导尿管

　　B. 请家属协助说服

　　C. 与医生联系暂缓插管

　　D. 置屏风遮挡,解释插管目的

　　E. 请同室病人离开再插管

(陈燕彬)

第5章

滋养细胞疾病患者的护理

　　滋养细胞疾病又称滋养细胞肿瘤,包括良性的葡萄胎和恶性的侵蚀性葡萄胎及绒毛膜癌。同学们都吃过葡萄吧?"葡萄胎"这个名字听起来似乎与葡萄有关,其实它属于滋养细胞疾病,可发生在自然流产、宫外孕或足月产后。这类疾病是怎样发生、发展的,对人体健康的危害程度有多大,如何治疗及护理呢?通过这章的学习,你就会明白了,且对妇科肿瘤又增加了新的认识。

　　滋养细胞疾病是一组来源于胎盘绒毛滋养细胞的疾病。滋养细胞是来自胚胎外的滋养层,滋养层细胞生长迅速,在胚囊表面形成许多毛状突起,称"绒毛"。绒毛滋养细胞具有穿破血管、侵蚀组织的生物学特点。滋养细胞异常增生,侵入子宫肌层或远处转移造成不同程度的破坏,形成滋养细胞疾病。绝大多数继发于妊娠,称妊娠滋养细胞疾病;极少数来源于卵巢或睾丸生殖细胞,称为非妊娠滋养细胞疾病。

　　按滋养细胞的增生程度、有无绒毛、侵蚀程度及其他生物学特性,将这类疾病分为葡萄胎、侵蚀性葡萄胎和绒毛膜癌。

第1节　葡萄胎患者的护理

案例5-1

　　某女,32岁,孕1产1,因不规则阴道出血7天伴恶心、呕吐3天而入院。患者停经3个月,停经6周左右出现恶心、呕吐现象,妊娠检查阳性,7天前不明原因出现不规则的阴道出血,量少,色暗红,近3天出现恶心、呕吐。查体:宫底高度平脐,未闻及胎心。考虑患者患了葡萄胎。

问题:1. 进一步做什么检查?

　　　　2. 你能说出可能存在的哪些护理问题?

　　　　3. 具体的护理措施是什么?

一、概　　述

　　葡萄胎是由于胎盘绒毛滋养细胞发生不同程度的增生、变性、水肿,形成大小不等的半透明水泡,相互间有细蒂相连成串,形态极像葡萄而得名,又称水泡状胎块,是一种良性滋养细胞疾病,故又称良性葡萄胎。有完全性葡萄胎和部分性葡萄胎之分。

　　(一)病因

　　尚不清楚,研究发现葡萄胎的发生与种族、病毒感染、细胞遗传异常、年龄、营养及社会经济状况有关。处于生育期的妇女都可发生,年龄大于40岁和年龄小于20岁,是发生完全性葡萄胎的高危因素,部分性葡萄胎与年龄无关。葡萄胎的发生有明显的地域差异,东南亚等地发病率比欧美国家高。

（二）病理

葡萄胎主要的病理变化是：①滋养细胞不同程度的增生。②绒毛间质水肿。③间质内血管消失。

葡萄胎病变仅局限于宫腔内，不侵犯肌层，也不向远端转移。滋养细胞形成大小不等、壁薄透亮的葡萄样水泡，填充于子宫腔内，水泡间充满血液及凝血块。完全性葡萄胎胎盘绒毛全部变性，胎儿及附属物消失。部分性葡萄胎仅部分胎盘绒毛发生变性，可见到胚胎组织。

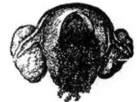

图 5-1　葡萄胎及卵巢
黄素囊肿

由于滋养细胞不同程度的增生，造成绒毛膜促性腺激素（HCG）在体内大量聚集，刺激卵巢的卵泡内膜细胞和颗粒细胞黄素化，在卵巢中形成多个大小不一的囊肿，称卵巢黄素囊肿。完全性葡萄胎常双侧发生且大小不等，发生概率为 30％～50％。部分性葡萄胎一般不伴有黄素囊肿(图 5-1)。

（三）临床表现

1. 症状

(1) 停经后阴道流血：多出现在停经 2～4 个月时，为不规则阴道流血，时断时续，是最主要的表现。

(2) 妊娠高血压疾病症状：早期出现妊娠呕吐，且较剧烈，中期可有蛋白尿、水肿、高血压等表现。

(3) 腹痛：为阵发性下腹隐痛。

(4) 胎动：自觉无胎动。

2. 体征

(1) 子宫异常增大、变软：由于滋养细胞水泡状变化或宫腔积血所致。

(2) 卵巢黄素囊肿：患者常有双侧卵巢囊性增大、囊壁薄，表面光滑，术后可自然消失。

(3) 贫血及感染由反复出血可引起。

二、护　　理

（一）护理评估

1. 健康史　询问患者的年龄、营养状况、社会经济地位等相关因素，既往疾病史、月经史及生育史等，此次妊娠的反应、停经时间、有无剧吐、阴道流血及有无水泡样物质排出等。

2. 身体状况

(1) 询问患者：有无停经后不规则阴道流血及出现的时间和量的多少，有无水泡样物排出，是否伴有腹痛。葡萄胎患者子宫可迅速增大导致腹部不适或阵发性隐痛，如黄素囊肿急性扭转时则有急剧腹痛。出血时间长者可引发贫血和感染。

(2) 了解早孕反应情况及持续时间：葡萄胎患者早孕反应较重、持续时间长，常为妊娠剧吐；往往在妊娠 24 周前出现水肿、高血压及蛋白尿等妊娠高血压疾病征象。

(3) 检查子宫及卵巢：因葡萄胎增长迅速及宫腔积血，近半数以上患者子宫大于停经月份，质地变软。少数因绒毛退行性变，停止发育。子宫大小如孕 5 个月时，仍无自觉胎动、触不到胎体、听不到胎心。卵巢常呈囊性增大且双侧多见。

3. 心理社会状况　葡萄胎发生不规则流血时，有的患者会误认为流产而进行保胎，当治疗无效或一旦确诊为葡萄胎，则引起患者及家属的极大不安，担心对今后生育的影响，并对清宫手术表示恐惧。

4. 辅助检查

（1）绒毛膜促性腺激素（HCG）的测定：测血或尿 β-HCG，葡萄胎时因滋养细胞高度增生，产生大量 HCG，血清中 β-HCG 浓度通常大大高于正常妊娠相应月份值，在 100kU/L 以上，通常超过 1000kU/L 且持续不降，利用这种差别可作辅助诊断。

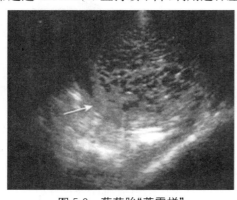

考点：葡萄胎的B超影像特征

图 5-2　葡萄胎"落雪样"

（2）超声检查

1）B超检查：子宫异常增大，宫腔内无胎儿、胎盘、羊水影像，无妊娠囊及胎心搏动，仅见"落雪样"光团回声图片（图 5-2），是葡萄胎的特异性影像特征。如有出血则可见不规则液性暗区。

2）超声多普勒检查：超声多普勒探不到胎心，只能听到子宫血管杂音。

（二）治疗要点

1. 清除宫腔内容物　清宫术是葡萄胎的首选治疗措施，或者子宫切除（＞40 岁或子宫增大迅速者）。

2. 预防性化疗　指征：①年龄大于 40 岁。②清宫前血 β-HCG 异常增高。③清宫后血β-HCG 不呈进行性下降，持续不降或升高。④子宫明显大于停经月份。⑤黄素化囊肿直径≥6cm。⑥滋养细胞不典型增生，或第二次清宫组织仍高度增生。⑦可疑转移者。⑧无条件随访者。

3. 术后加强随访及避孕

（三）护理问题

1. 恐惧　与疾病及将要接受清宫手术和化疗有关。

2. 有感染危险　与阴道反复出血、清宫手术等有关。

3. 知识缺乏　缺乏疾病相关知识及化疗随访知识。

4. 潜在的并发症　阴道大出血。

（四）护理目标

1. 患者减轻恐惧，能积极配合清宫手术等治疗。

2. 患者无感染发生。

3. 患者了解疾病的相关知识及随访的重要性和具体方法。

4. 防止并发症的发生。

（五）护理措施

1. 一般护理　保持病房环境安静、温度适宜、空气清新。患者需卧床休息，进食高热量、高蛋白、高维生素、易消化食物，如不能进食或进食不足者，遵医嘱给予静脉补充营养。注意观察二便情况。

2. 病情观察

（1）阴道流血情况：有无水泡样组织物排出，观察会阴垫，估计出血量。

（2）生命体征的监测：大出血时，应立即报告医生，并严密观察其面色、血压、脉搏、呼吸等。

3. 对症护理

（1）阴道出血护理：观察腹痛、阴道出血情况及有无转移灶症状，发现异常，立即通知医生并配合处理。大量失血者，密切观察血压、脉搏、呼吸等建立静脉通路，做好输液、输血的准备。

(2) 预防感染:做好会阴护理及卫生指导,遵医嘱用抗生素。

(3) 清宫术护理:①术前建立静脉通道,配血备用,备好缩宫素和抢救药品及用品。②备大号吸管吸取子宫内容物。③控制负压≤53.4kPa。④一周后再次清宫。⑤选取近宫壁的葡萄状组织送病理检查。

考点:说出葡萄胎的首选治疗措施

(4) 子宫切除术的护理:按腹部手术患者常规护理,见本书第 8 章第 2 节。

4. 心理护理

(1) 建立良好的护患关系,鼓励表达,讲解相关知识,取得相互配合。

(2) 与患者多沟通,耐心听其诉说,消除其顾虑。

(3) 引导患者说出心理感受,分析其对疾病承受能力的大小,做好接受清宫术的心理准备,解决当前存在的主要心理问题。

5. 健康指导

(1) 一般指导:葡萄胎清宫术往往一次不易刮吸干净,须于 1 周后进行第二次清宫,术后要禁止盆浴、性交 1 个月,保持外阴清洁,以防感染。一般留取清晨第一次尿作为尿 HCG 检查标本。教会患者观察阴道流血量、性质及颜色。术后要加强营养、适当活动、注意休息。

(2) 定期随访

1) 目的:葡萄胎排出后,防止和早期发现恶变,应定期随访。

2) 内容:①血、尿 HCG。②异常阴道流血、咳嗽、咯血等病史。③妇科检查。④盆腔 B 超、X 线胸片。

链接

葡萄胎清除术后为何两年内须严格避孕

1. 两年内是易复发期。

2. 多次清宫后内膜损失较严重,受孕后对母儿都不利。

3. 一旦受孕后,HCG 上升可能误会是复发,为避免这些不良因素两年内严格避孕为宜。

3) 时间:清宫后每周 1 次至正常;正常后最初 3 个月,每月查 1 次;第二个 3 个月每 2 周查 1 次;以后每月 1 次持续半年;第二年改为每半年复查 1 次,共随访 2 年。

(3) 注意事项:除定期随访外,还要注意以下几点。

1) 转移症状:阴道流血、咳嗽、咯血、阴道结节。

2) 避孕:随访期间严格避孕,首选避孕套指导避孕。

考点:葡萄胎清宫术后的注意事项

护考链接

某女,28 岁,停经 3 个月,因阴道流血 2 天就诊。检查发现子宫大小如妊娠 4 个月,血 β-HCG 为 1600kU/L,B 超显示子宫腔未见胚囊,充满弥散光点和小囊样无回声区,似"落雪花"样。医师诊断其为葡萄胎并建议尽快处理。

1. 应立即对该患者实施
A. 止血　　　B. 抗感染　C. 切除子宫　D. 刮宫术　　E. 清除宫腔内容物

2. 患者治疗后要进行随访,需要多长时间?
A. 3 个月　　　B. 半年　　　C. 1 年　　　D. 2 年　　　E. 3 年

3. 葡萄胎随访期间要严格避孕,宜选用的避孕方式是
A. 放置宫内节育器　B. 避孕药　C. 安全期　D. 阴茎套　E. 体外排精

答案:1.E　2.D　3.D

点评:该患者的表现是典型的葡萄胎,一旦确诊应尽快清除宫腔内容物,一次清除不净,1 周后可进行 2 次清宫。术后要随访两年,两年之内要严格避孕,且以避孕套避孕为宜。

（六）护理评价

1. 患者能否在清宫术后减轻焦虑,能否按护理人员指导作出积极配合。

2. 患者是否有感染的发生。

3. 患者能否与家属及医护人员讨论疾病知识,能否讲述随访的重要性和具体方法。

4. 患者有无并发症的发生。

第2节　侵蚀性葡萄胎患者的护理

案例5-2

　　某女,28岁,孕2产1,因阴道不规则出血5天,伴有水泡状物及血块排出而入院。3个半月前行葡萄胎清宫术,术后一般情况良好,定期做 HCG 检查,转为阴性已有2个月余,在此期间一直避孕。近5天阴道不规则出血,量较多且伴有水泡状物及血块,无腹痛及咳嗽、咳痰史。查体:血 β-HCG 为1200kU/L。B超可见:子宫壁有强回声光团且呈蜂窝状。妇科检查:阴道壁光滑,子宫增大、质软,双侧附件区可触及囊性肿物,大小约为 5cm×5cm×4cm,考虑患了侵蚀性葡萄胎或绒毛膜癌,待进一步确诊。

问题:1. 进一步做哪些检查可帮助确诊?

　　　2. 治疗期间可能出现的护理问题是什么?

　　　3. 采取的护理措施有哪些?

一、概　　述

　　侵蚀性葡萄胎是指葡萄胎组织侵入子宫肌层,或转移至子宫以外。肌层内的葡萄组织继续发展可以穿破子宫壁,引起腹腔内大出血,也可侵入阔韧带内形成宫旁肿物而导致组织破坏。

（一）病因

　　侵蚀性葡萄胎具有恶性肿瘤特点,来自良性葡萄胎,有5%～20%的葡萄胎可发展成侵蚀性葡萄胎,多数发生在葡萄胎清除后6个月内,预后较好。常转移至肺、阴道,少数至肝、脑部。

（二）病理

　　1. 大体检查(巨检)　可见葡萄胎组织(水泡状物或血块)侵蚀子宫肌层或其他部位,子宫表面有单个或多个紫色结节,严重者整个肌层全都为葡萄胎组织所破坏,卵巢也可形成黄素囊肿(图5-3)。

　　2. 显微镜检查(镜检)　可见子宫肌层及转移病灶出现增生的滋养细胞,细胞大小、形态均不一致,可破坏正常组织侵入血管。增生的滋养细胞有明显的出血及坏死,可见变性的或完好的绒毛结构。

（三）临床表现

　　1. 症状　①葡萄胎清除后出现不规则阴道流血。②常见且较早出现的转移部位为

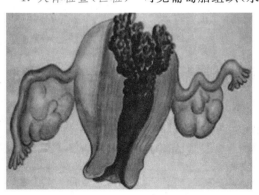

图 5-3　侵蚀性葡萄胎及卵巢黄素囊肿

肺,表现为咳嗽、咯血、胸痛等。③如浸润的滋养细胞穿破子宫则有腹腔内出血征象及腹痛。

2. 体征　①病灶内葡萄组织已退行性变。子宫不能按时复原,黄素囊肿持续存在。②葡萄胎排空后 8 周血或尿 HCG 持续阳性或一度转阴后又转为阳性。

二、护　　理

(一)护理评估

1. 健康史　了解患者的既往史,重点询问葡萄胎清宫术的时间、次数、水泡大小、量等,术后阴道流血的量、时间及子宫恢复情况。收集血、尿 HCG 随访的记录,询问原发病灶及转移灶症状表现。

2. 身体状况　患者在葡萄胎清宫术后有无不规则阴道流血、腹腔内出血征象及腹痛。有无肺、脑转移征象,如患者出现咳嗽、反复咯血、胸痛等及一过性跌倒、失语、昏迷等症状。阴道宫颈转移发生溃破时可有大量出血。妇科检查可了解阴道有无转移结节、子宫及卵巢黄素囊肿的大小。

3. 心理社会状况　患者不能接受现实,担心疾病的预后,害怕化疗,因多次化疗而发生经济困难,且不良反应大,难以承受导致焦虑不安。如需要手术,生育过的患者因要切除子宫而产生心理负担,未生育过的患者则因生育无望而产生绝望,迫切希望得到丈夫、家人及同事们的理解和帮助。

4. 辅助检查

(1)绒毛膜促性腺激素(HCG)测定:葡萄胎清宫术后 8 周,血、尿 HCG 测定持续阳性或一度阴性后又转阳性。

(2)X 线胸片检查:有结节状或片状阴影是肺部转移体征。

(3)B 超检查:子宫增大,宫壁有强回声光团,与暗区相间呈蜂窝状病灶。

(4)妇科检查:子宫增大,质软,发生阴道、宫颈转移时局部可见紫蓝色结节。

(5)组织病理学检查:是最为可靠的辅助检查,根据滋养细胞增生情况及有无绒毛结构来区分。侵蚀性葡萄胎有绒毛结构,绒毛膜癌无绒毛结构。

(6)其他:出现神经系统症状时,可做脑部 CT 或 MRI 查找转移灶。

(二)治疗要点

侵蚀性葡萄胎以化疗为主。病灶在子宫,化疗又无效时可作子宫切除。年轻患者在作子宫切除时可考虑保留卵巢。

考点:侵蚀性葡萄胎最可靠的辅助检查及首选治疗方式

(三)护理问题

1. 活动无耐力　与腹痛、存在转移病灶症状及化疗副作用有关。

2. 恐惧　与接受化疗及担心疾病危及生命有关。

3. 有感染的危险　与反复阴道流血、化疗及手术而导致机体抵抗力下降有关。

(四)护理目标

1. 患者能参与所要求的适当身体活动。

2. 患者恐惧感减轻或消失,能正确面对疾病。

3. 患者住院期间体温正常,未发生感染。

(五)护理措施

1. 一般护理　病室保持空气清新,温度适宜,定期消毒。嘱患者注意休息,适当活动,保持外阴清洁。

2. 病情观察　严密观察腹痛及阴道流血情况,记录出血量,流血多时除密切观察患者的血压、脉搏、呼吸外,还应及时做好手术准备。认真观察转移灶症状,发现异常应立即通知医生并配合处理。

3. 对症护理

(1) 营养方面:制订合理的营养方案,鼓励患者进食高热量、高蛋白、高维生素、易消化的饮食。有呕吐或食欲减退时应按医嘱用药,少量多餐进食,必要时静脉补充能量及所需营养物质。严格记录出入量,及时补充液体及电解质。

(2) 预防、控制感染:注意环境卫生。床单应整洁,勤洗澡,勤换内衣,保持外阴清洁。做好口腔卫生护理,使用软毛牙刷,口腔溃疡者应避免食刺激性食物,给予流质或软食饮食。减少探视,少去人口密集的地方。监测体温及血常规,尤其是血细胞变化,必要时遵医嘱输血或应用抗生素。

(3) 有转移病灶患者护理

1) 阴道转移患者的护理:①限制走动,密切观察阴道局部有无紫蓝色结节及破溃出血,禁用窥阴器和作不必要的检查。②配血备用,准备好各种抢救器械和物品(输血、输液用物、止血药物、长纱条、照明灯及氧气等)。③如发生破溃大出血时,应立即通知医生并配合抢救。用无菌长纱条填塞阴道压迫止血,必须于24～48小时内取出填塞的纱条,如出血未止需再用无菌纱条重新填塞,必要时给予输血、输液及抗生素治疗。取出纱条未见继续出血者仍应严密观察阴道出血情况及生命体征,同时观察有无感染及休克。

考点: 侵蚀性葡萄胎最常见的转移部位

2) 肺转移患者的护理:肺为最早转移的部位。①卧床休息,减轻患者消耗,有呼吸困难者给予半卧位并吸氧。②按医嘱给予镇静剂及化疗药物,保证患者安静休息,减轻症状。③大量咯血的患者有窒息、休克甚至死亡的危险,如发现应立即通知医生,同时给予头低侧卧位并保持呼吸道的通畅,轻击背部,排出积血。

3) 脑转移患者的护理:脑转移时则出现神经系统症状。①严密观察病情:观察生命体征、出入液量及有无电解质紊乱的症状,做好记录。②治疗配合:按医嘱给予静脉补液、吸氧、化疗等。③预防并发症:采取必要的护理措施预防跌倒、咬伤、吸入性肺炎、压疮等发生。④检查配合:做好HCG的监测、腰椎穿刺术(简称"腰穿")、CT等项目的检查。⑤昏迷、偏瘫者按相应的护理常规实施护理。

4. 用药护理　根据医嘱要严格执行"三查、七对、一注意",正确溶解和稀释药物,并做到现配现用,一般常温不超过1小时,避光药物如顺铂、放线菌素D等要注意避光。测量患者体重,计算给药量,并按医嘱准确输入所需剂量,给药速度要严格控制。输液时要注意保护静脉,避免药物外渗,一旦发生应立即停止滴入,以减轻疼痛,防止局部坏死。

5. 心理护理　了解患者及家属对疾病的心理反应,对患者做好住院环境、病友及医护人员的介绍,减轻患者的陌生感。倾听患者诉说,并耐心开导使其接受现实。给患者讲解有关化疗及其护理方面的知识,以减少恐惧及无助感。尽可能满足患者的合理要求,为患者提供交流和活动机会,参加适当的娱乐活动,增强其战胜疾病的信心,认识自身价值。鼓励家属和同事关心、体贴、爱护患者。

6. 健康指导　鼓励患者进食,以增强机体的抵抗力。注意劳逸结合,阴道转移者应卧床休息,以免引起溃破大出血,严禁性生活。注意保持外阴清洁,以防感染。出院后严密随访,开始每月随访 1 次,1 年后每 3 个月 1 次,持续 3 年,再每年 1 次至 5 年,此后每两年 1 次,随访内容同葡萄胎,随访期间应严格避孕。

（六）护理评价

1. 患者能否按护理指导参加适当的体力活动。

2. 患者恐惧症状是否减轻或消失,能否正确面对疾病、安心住院及接受治疗。

3. 患者在住院期间是否发生感染。

> **护考链接**
>
> 在手术切除的标本病理检查中,发现子宫肌层及输卵管中有滋养细胞并显著增生成团块状,细胞大小,形态均不一致;有出血及坏死;但绒毛结构完整。最可能的诊断为
>
> A. 葡萄胎　　B. 侵蚀性葡萄胎
>
> C. 绒毛膜癌　　D. 子宫体癌
>
> E. 卵巢肿瘤
>
> 答案:B
>
> 点评:侵蚀性葡萄胎具有滋养细胞疾病的特点,即滋养细胞不同程度的增生。其具有绒毛结构且较完整,而绒毛膜癌则没有绒毛结构。

考点: 侵蚀性葡萄胎随访时间及注意事项

第3节　绒毛膜癌患者的护理

案例5-3

> 某女,32 岁,孕 1 产 1,不规则阴道出血半个月,加重 1 周,前来就诊。10 个月前足月顺产一胎儿,产后无异常。产后 4 个月出现不规则阴道出血,开始量不多,1 周后量增加如月经量,误认为是产后月经恢复来潮。查体:尿 HCG 阳性,血 β-HCG 1200kU/L。妇科检查:阴道有积血,未见紫蓝色结节。宫颈光滑,子宫稍大、软,无压痛。双侧附件均可触及表面光滑的囊性包块。行清宫术后送病理检查示:滋养细胞异常增生,且无绒毛结构。
>
> **问题**:1. 该患者最有可能发生了什么?
>
> 　　　2. 给出该患者的护理评估及治疗要点。
>
> 　　　3. 根据可能出现的护理问题采取那些护理措施(列出护理计划)?

一、概　　述

绒毛膜癌是滋养细胞疾病中恶性程度最高的一种,可继发于葡萄胎,也可发生于足月产、流产及异位妊娠后,早期就可通过血行转移至全身,破坏组织或器官。

（一）病因

患者多为育龄妇女,其中 50% 继发于葡萄胎,且多数发生在葡萄胎清宫术后 1 年以上,少数发生于足月产、流产及异位妊娠后。滋养细胞具有长时间隐匿的特性,绒毛膜癌也可发生于绝经后的妇女。

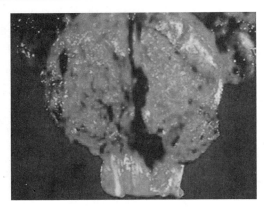

图 5-4　绒毛膜癌

（二）病理

绒毛膜癌多发生在子宫,也有仅有转移灶表现而子宫内原发病灶已消失的。

1. 大体检查　可见子宫不规则增大,质软,表面可见一个或几个紫色结节,切开后癌组织呈暗红色,常伴出血、坏死及感染。癌肿在宫壁形成单个或多个肿瘤,呈深红、紫或棕褐色,可突入宫腔或穿破宫壁而至阔韧带或腹腔。因没有间质,癌肿质脆,极易出血,宫旁静脉中往往发现癌栓。卵巢也可形成黄素囊肿(图 5-4)。

2. 显微镜检查　镜下表现为滋养细胞极度不规则增生,分化不良并侵入肌层及血管,周围大片出血、坏死,绒毛结构消失。

（三）临床表现

1. 阴道流血　为最主要症状,表现为产后、流产后,尤其在葡萄胎清宫手术后有不规则阴道流血,量多少不定;也可由子宫病灶侵蚀血管或阴道转移结节破溃引起。

2. 盆腔包块及内出血　因子宫增大、阔韧带内血肿形成及增大的黄素囊肿,患者往往有下腹包块,肿瘤穿破子宫壁时可引起大出血。

3. 腹痛　由癌组织侵蚀子宫壁或子宫腔积血所致,也可因转移所致。

4. 转移灶表现　以肺部最多见,阴道次之。脑转移常继发于肺转移之后,是导致死亡的主要原因。

二、护　　理

（一）护理评估

1. 健康史　详细询问月经史、妊娠史、阴道不规则流血史,葡萄胎的清宫病史,血、尿HCG测定的结果资料,生殖道、肺、脑等转移部位的相应症状,是否化疗、化疗的时间、药物、剂量、疗效及化疗后的机体反应。

2. 身体状况

（1）大多数患者有阴道不规则流血,是绒毛膜癌的主要症状,量多少因人而异。患者因子宫增大可有腹部疼痛,但程度不一,有些患者可因黄素囊肿急性扭转而引发急腹症。

（2）了解患者有无肺、阴道、脑等部位转移病灶的发生,有无咳嗽、咯血、恶心、呕吐、头晕、头痛、失明、一侧偏瘫等症状发生。

（3）通过妇科检查了解阴道有无紫蓝色结节、子宫大小及黄素囊肿等。

3. 心理社会状况　同本章第2节侵蚀性葡萄胎患者的护理。

4. 辅助检查

（1）绒毛膜促性腺激素(HCG)测定:患者往往于葡萄胎排空后8周,血、尿HCG测定持续阳性或一度阴性后又转阳性。或在足月产、异位妊娠、流产后在规定时间内未能降至正常水平而持续增高。

（2）X线胸片检查:有结节状或片状、云雾状阴影是肺部转移体征。

（3）B超检查:子宫增大,宫壁有强回声光团,还有暗区相间的蜂窝样病灶。

（4）妇科检查：子宫大于正常，质软，宫旁有肿物，发生阴道转移时局部可见紫蓝色结节。

（5）CT 和 MRI 的检查：用于肺部较小病灶及脑、肝等转移病灶的检查。

（6）组织病理学检查：是最为可靠的辅助检查，根据滋养细胞增生情况、侵犯程度及有无绒毛结构来区分。绒毛膜癌仅见大量的滋养细胞和坏死出血，无绒毛结构葡萄胎、侵蚀性葡萄胎及绒毛膜癌的鉴别见表 5-1。

考点： 绒毛膜癌的 B 超及组织病理学特点

表 5-1　葡萄胎、侵蚀性葡萄胎及绒毛膜癌的鉴别

	葡萄胎	侵蚀性葡萄胎	绒毛膜癌
发生时间	无	多在葡萄胎清宫术后 6 个月内	多在葡萄胎清宫术后 1 年以上
来源	无（妊娠）	将近 100% 由葡萄胎发展而来	多数继发于葡萄胎、流产或足月产后少数来源于异位妊娠
良恶性	良	恶	恶
滋养细胞增生	＋	＋＋	＋＋＋
绒毛结构	有	有	无
组织坏死	无	有	有
局部浸润	无	有	有
黄素囊肿	可有	可有	可有
转移	无	有	有
脑、肝转移	无	少见	常见
预后（治愈率）	100%	100%	80%

（二）治疗要点

以化疗为主，手术、放疗为辅。年轻未育者尽可能保留子宫，如不得已切除子宫者仍需保留卵巢。需手术治疗者一般主张先化疗，待病情基本控制后再手术，以减少因手术而引起病灶扩散，尤其是盆腔转移者。对肝、脑有转移的重症患者，除以上治疗外，可加用放射治疗。

考点： 绒毛膜癌的首选治疗方式

（三）护理问题

1. 潜在并发症　肺转移、阴道转移、脑转移。

2. 有感染的危险　与阴道反复出血及化疗后白细胞下降有关。

3. 恐惧　与接受化疗及担心疾病危及生命有关。

4. 营养失调　与化疗不良反应导致饮食欠佳及恶性肿瘤的消耗有关。

（四）护理目标

1. 患者避免了不该有的并发症。

2. 患者住院期间没有发生感染。

3. 患者的恐惧感减轻或消失，能主动配合治疗、护理。

4. 患者化疗不良反应减轻，食欲增加，能维持机体营养基本需要量，保持体重不下降。

（五）护理措施

同本章第 2 节侵蚀性葡萄胎患者的护理。

（六）护理评价

1. 患者是否因护理不当引起并发症。

2. 患者在住院期间是否发生感染。

3. 患者恐惧感是否减轻或消失，能否正确面对疾病、安心住院及接受治疗。

4. 患者营养是否保持平衡，体重是否下降。

护考链接

某女,38岁,10年前曾患葡萄胎,无诱因出现阴道出血,持续2个月,量时多时少,诊刮病理报告结果为:见滋养细胞增生活跃,未见绒毛结构。

1. 最可能的诊断是

A. 子宫内膜癌   B. 侵蚀性葡萄胎   C. 绒毛膜癌

D. 功能失调性子宫出血   E. 子宫肌瘤

2. 该患者的治疗方法为

A. 诊刮   B. 化疗   C. 放疗

D. 抗炎   E. 子宫切除

答案:1. C   2. B

点评:绒毛膜癌也具有滋养细胞疾病的特点,即滋养细胞不同程度的增生。而其没有绒毛结构,这一点与侵蚀性葡萄胎不同。治疗方法二者均首选化疗。

第4节 化疗患者的护理

一、概 述

化疗即是化学药物治疗的简称,是利用化学药物杀死肿瘤细胞、抑制肿瘤细胞的生长繁殖和促进肿瘤细胞的分化的一种治疗方式,使恶性肿瘤患者的症状得到缓解。它是一种全身性治疗手段,对原发灶、转移灶和亚临床转移灶均有治疗作用。

恶性肿瘤是严重威胁人体健康的疾病,除早期发现可手术治疗外,还可以通过化疗进行治疗。化疗后许多患者的症状得到缓解,有的甚至达到了根治效果。尤其是对化疗敏感的肿瘤,效果非常显著。滋养细胞肿瘤对化疗较为敏感,临床上已广泛采用。侵蚀性葡萄胎治愈率接近100%,绒毛膜癌的治愈率为80%左右。

(一)化疗药物的种类

目前临床较为广泛应用的化疗药物有40多种,分类方法尚未统一,按药物来源、化学结构和作用原理进行分类。

1. **化疗药物的传统分类** 烷化剂、抗代谢药物、抗肿瘤抗生素、植物抗肿瘤药物、激素类及其他抗肿瘤药物六大类(表5-2)。

表5-2 化疗药物种类

分类	药物名称
烷化剂	环磷酰胺(CTX)、异环磷酰胺(IFO)塞替派(TSPA)等
抗代谢药物	甲氨蝶呤(MTX)、氟尿嘧啶(5-Fu)、阿糖胞苷等
抗肿瘤抗生素	放线菌素-D(Act-D)、丝裂霉素(MMC)、多柔比星(ADM)等
植物抗肿瘤药物	长春新碱(VCR)、长春碱(VLB)、依托泊苷(VP-16)等
激素类药物	甲羟孕酮、甲地孕酮、丙酸睾酮、肾上腺皮质激素等
其他抗肿瘤药物	顺铂(DDP)、卡铂(CBP)、干扰素等

2. **化疗药物的细胞增生动力学分类**

(1)细胞周期非特异性药物:包括传统分类中的多数烷化剂及抗肿瘤抗生素。

（2）细胞周期特异性药物：包括传统分类中的大部分抗代谢和植物抗肿瘤药。

滋养细胞肿瘤的化疗药物也很多，目前国内常用的一线化疗药物有放线菌素-D(Act-D)、甲氨蝶呤(MTX)、氟尿嘧啶(5-Fu)、环磷酰胺(CTX)、长春新碱(VCR)及顺铂(DDP)等。

（二）用药方法

分为单一用药和联合用药两种。临床上常常联合用药，其目的可提高疗效，减少不良反应及耐药性的产生。

> **链接**
>
> **化疗持续多长时间**
>
> 　化疗常按疗程进行，疗程要有间歇期，以便能使正常细胞得到恢复。间歇期为1周或数周，取决于药物的类型或药物的应用。疗程数量取决于治疗类型和治疗目的(治愈或控制癌症)。

（三）给药途径

1. 全身用药　①静脉注射：为最常用的给药途径，包括静脉滴注和静脉推注两种。有些药物静脉推注会增加其毒性，必须静脉滴注，如氟尿嘧啶。有些药物需稀释后快速推注血管内，但要防止药物外漏，引起疼痛或组织坏死。②口服：片剂药物的服用方式，因吸收少，反应重，较少应用。③肌内注射：多数化疗药物有局部刺激作用，少数如甲氨蝶呤、噻替哌等可用此方法。

2. 局部用药　为了减轻化疗药物的毒性反应，提高局部组织的浓度，可采用局部给药。①鞘内注射：用于脑、脊髓转移者。②腔内注射：用于胸、腹腔内的癌灶。③瘤体注射：用于表浅的瘤体且不宜切除者。④皮下注射：提高局部药物浓度。

（四）常用药物不良反应

化疗药物的选择性差，虽然能抑制肿瘤细胞的生长，但也会使正常细胞代谢受到影响，在取得治疗效果的同时，常出现不同程度的毒副作用，如身体衰弱、精神委靡、出虚汗、白细胞和血小板下降，甚者有红细胞、血红蛋白均下降等症状，剂量越大，毒、副作用越强。

1. 骨髓抑制　为最常见的不良反应，主要表现为全血细胞的减少，白细胞及血小板计数减少明显，对红细胞的影响较小。易引发患者出现感染、出血及贫血，一般停药后两周大多可自然恢复，且有一定的规律性。

2. 消化道反应　是较常见的不良反应，主要表现为恶心、呕吐、食欲缺乏，一般在用药2～3天后开始出现，5～6天达高峰，停药后逐渐好转，继续治疗不会受到影响。患者如症状严重可导致水、电解质紊乱，还可引起消化性溃疡，以口腔溃疡多见，停药后能自然消失。

3. 肝功能损害　主要表现为血清谷-丙转氨酶升高，有时可见黄疸。患者可出现肝区的疼痛不适，食欲下降等症状，停药后一段时间内可恢复。

4. 肾功能损害　某些药物对肾脏有毒害作用，用药前、后要查肾功能，肾功能正常者才能应用。

5. 脱发和皮疹　较常见，脱发使患者对化疗产生恐惧感，应用放线菌素D时常引起脱发，且一个疗程就可全脱，停药后可慢慢生长。甲氨蝶呤常常引起皮疹，严重者可引起剥脱性皮炎。

考点： 化疗药物最常见的不良反应

二、护　　理

（一）护理评估

1. 健康史　了解患者的肿瘤病史、既往化疗用药史及目前的身体状况。是否出现过化疗药物的毒副作用及应对情况。询问造血系统、消化系统、肝、肾疾病史以及疾病的诊治过程。

2. 身体状况　了解化疗患者意识状态、发育、营养、睡眠及二便等情况,准确测量体重,监测生命体征,进行血、尿、肝、肾功能的检查判断,了解化疗药物的毒性反应,指导化疗过程。

3. 心理社会状况　了解患者对化疗的反应、接受程度、有无恐惧、自卑感等。询问家庭经济条件及家庭成员对患者的态度。

链接

化疗是否会产生疼痛

一般来说化疗是无痛性的,一些药物静脉注射时可感觉到灼痛感,如果发生这种情况,立即告诉护士或医生,看看是否发生了药物外渗,因为药物外渗时可以损伤静脉周围的组织而引起疼痛。

4. 辅助检查　查看并记录血、尿常规及肝、肾功能、血小板计数等检查结果,来判断是否实施化疗。

(二)护理问题

1. 营养失调　机体摄入量不足,与化疗所致的消化道反应有关。

2. 体液不足　与化疗所致的腹泻、恶心、呕吐有关。

3. 有感染的危险　与化疗引起的白细胞减少有关。

(三)护理目标

1. 患者能满足机体的营养需要,体重下降不明显。

2. 患者补充足够的水分,未出现严重的水、电解质紊乱。

3. 患者未发生感染。

(四)护理措施

1. 一般护理

(1)保持病室安静、清洁、空气清新,定期消毒。注意个人卫生,尤其是口腔卫生,衣着舒适、宽松,床单柔软平整,避免擦伤皮肤。

(2)指导患者少量多餐,均衡营养,适当活动,注意休息,保证睡眠充足。

链接

化疗患者的饮食

1. 化疗前　低脂肪、高糖类、高维生素和矿物质的饮食。选择食物如米饭、面食、鱼肉、鸡肉、鸡蛋、瘦肉、豆腐、蔬菜、水果等。

2. 化疗中　为低脂肪、高糖类、少量优质蛋白质。化疗开始的24小时内尽量不要吃自己平时喜欢吃的食物,因为这样会影响以后患者对这种食物的感觉。

3. 化疗后　身体较虚弱,少吃多餐。宜选择营养丰富且易于消化的食物,如软饭、稀饭、包子、鱼肉、鸡蛋、鸡肉、煲汤、土豆、香蕉、果酱等。体重下降明显的可选用素食。

2. 病情观察　严格观察化疗期间的毒副作用,发现异常及时报告医生,并配合处理。

(1)监测体温、血细胞,尤其是白细胞、血小板计数,了解有无感染发生及出血倾向,如牙龈出血、鼻出血或阴道出血等。

(2)注意观察有无下腹区不适、黄疸、恶心、呕吐、饮食下降、尿频、尿急等消化道及肝、肾功能损害的表现,定期查肝功、肾功。

(3)观察有无脱发及皮疹出现。

考点: 化疗后主要严密监测那项内容

3. 对症处理　同本章第2节侵蚀性葡萄胎患者的护理。

4. 用药护理　同本章第2节侵蚀性葡萄胎患者的护理。

5. 药物不良反应的护理

(1)骨髓抑制的护理:遵医嘱定期监测白细胞和血小板计数,如有异常及时报告医生,白

细胞低于 $3.0×10^9/L$ 应建议停药。白细胞低于正常者应注意防止感染,要保持病室清洁,定期消毒。加强营养,保证睡眠,减少探视,注意保暖,以提高机体的抵抗力。白细胞低于 $1.0×10^9/L$ 时,应予以隔离,可预防性的应用抗生素防止感染,必要时应用白细胞升高药,也可输新鲜血液。血小板下降的患者,要防止出血,衣着要宽松、舒适,勿食坚硬或刺激的食物,使用软毛刷牙刷清理口腔,当血小板低于 $50×10^9/L$ 时,应立即停药。

(2)消化道反应的护理:制订适合患者口味和病情特点的饮食计划,少量多餐且清淡易消化。按医嘱化疗前给予镇静止吐药,对呕吐严重不能进食者,可静脉补充营养,及时纠正水、电解质紊乱。

(3)肝、肾功能的损害:定期抽血检查肝、肾功能,严密观察肝、肾功能受损时出现的症状和体征,及时报告医生,采取相应护理措施。

(4)脱发及皮疹的护理:向患者解释脱发的原因,消除顾虑,积极配合治疗,强调治疗结束后头发可再生。患者梳理头发时不要过度用力,可借助帽子、假发进行装扮修饰。出现皮疹时应避免阳光下长时间曝晒,外出时穿长袖,对症处理。

链接

化疗后停药指征

(1)白细胞低于 $3.0×10^9/L$ 或血小板低于 $50×10^9 L$ 者。

(2)肝、肾功能或心肌损伤较严重者。

(3)感染发热,体温在 $38℃$ 以上者。

(4)出现并发症,如胃肠道穿孔或出血、肺大咯血者。

(5)用药两周期,肿瘤病变恶化,停用此方案,改用其他方案。

考点: 化疗后停药指征

---

6. 心理护理　关心患者以取得信任,消除其思想顾虑及恐惧心理。主动介绍住院环境、医护人员、病友等,耐心解答患者的提问,建立良好的护患关系。向患者介绍所用药物及可能出现的毒、副作用,鼓励患者努力克服,增强战胜疾病的信心。

7. 健康指导　鼓励患者多进食,加强营养,指导患者保持清洁,注意休息,适当活动,尽快恢复体力。定期复查血常规及肝、肾功能等项目,指导患者进行自我监护,有异常情况及时报告医生,采取相应的措施。

(五)护理评价

1. 患者的营养是否得到满足,体重是否保持在化疗前水平。

2. 患者在化疗期间是否出现水、电解质紊乱。

3. 患者在化疗期间是否发生感染。

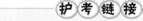

护考链接

化疗对女性生殖系统肿瘤哪种效果最好?

A. 子宫内膜癌　　　B. 子宫颈癌

C. 卵巢癌　　　　　D. 绒毛膜癌

E. 输卵管癌

答案: D

分析: 绒毛膜癌首选治疗方法为化疗,其次是放疗和手术。

小结

　　滋养细胞疾病是一组来源于胎盘绒毛滋养细胞的疾病,是滋养细胞异常增生,侵入子宫肌层或经血液循环至机体的其他部位种植,形成远处转移并造成不同程度的破坏,包括良性的葡萄胎及恶性的侵蚀性葡萄胎和绒毛膜癌。

　　滋养细胞疾病的产生可在流产、异位妊娠或足月产后。葡萄胎继发于妊娠后,主要表现为停经后的阴道出血、腹痛及子宫异常增大。葡萄胎具有比正常绒毛更明显的侵蚀力,对子宫肌层局部浸润可能发展成侵蚀性葡萄胎或绒毛膜癌。侵蚀性葡萄胎和绒毛膜癌常常继发于葡萄胎清宫术后,增生的滋养细胞有明显的出血及坏死,二者的区别在于有无绒毛结构,最常出现的转移部位均为肺。滋养细胞疾病中恶性程度最高的是绒毛膜癌。因此,要重视葡萄胎术后的随访,以便早发现、早诊断、早治疗。大部分侵蚀性葡萄胎和绒毛膜癌患者经化学药物治疗(化疗)可完全缓解。

自测题

A_1 型题

1. 滋养细胞疾病共同病理变化特点是(　　)

　　A. 以血行转移为主

　　B. 病变局限在宫腔内

　　C. 滋养细胞呈不同程度增生

　　D. 保持完整的绒毛结构

　　E. 侵蚀子宫肌层

2. 在实验室检查中,以下哪项值高于正常可提示为滋养细胞疾病?(　　)

　　A. 白细胞计数　　　B. 红细胞计数

　　C. 绒毛膜促性腺激素　D. 黄体生成素

　　E. 雌激素

3. 葡萄胎术后随访的主要目的是(　　)

　　A. 及早发现妊娠　　B. 及早发现恶变

　　C. 了解盆腔恢复情况　D. 指导避孕

　　E. 检查清宫是否彻底

4. 葡萄胎患者随访中,下列哪项最重要?(　　)

　　A. 患者主诉　B. 妇科检查　C. 尿妊娠试验

　　D. 基础体温　E. 摄 X 线胸片

5. 葡萄胎处理原则哪项不正确?(　　)

　　A. 清宫手术前做好输血、输液准备

　　B. 术后给予抗生素

　　C. 两次清宫术应间隔 7 日

　　D. 每次清宫物送病理检查

　　E. 预防性化疗作为治疗常规

6. 在葡萄胎患者的护理评估中,重点询问的内容为(　　)

　　A. 生育史　　　　　B. 妊娠反应程度

　　C. 有无下腹痛　　　D. 有无头晕、心悸

　　E. 停经后阴道流血情况

7. 葡萄胎患者主要临床表现是(　　)

　　A. 子宫增大小于孕龄月

B. 停经后不规则阴道出血

C. 卵巢黄素囊肿可见

D. 妊娠高血压综合征,简称"妊高征"出现得早

E. 早孕反应出现的早且重

8. 不属于葡萄胎病理改变的是(　　)

　　A. 绒毛间质水肿　　B. 绒毛退行性变

　　C. 间质血管消失　　D. 宫腔积血

　　E. 绒毛上皮细胞过度增生

9. 葡萄胎清宫术后,尿妊娠试验由阴性转为阳性时一般考虑为(　　)

　　A. 病情好转　　　　B. 残留

　　C. 妊娠　　　　　　D. 侵蚀性葡萄胎

　　E. 绒毛膜癌

10. 侵蚀性葡萄胎及绒毛膜癌最常见的转移部位是(　　)

　　A. 肺转移　　B. 脑转移　　C. 阴道转移

　　D. 盆腔转移　E. 肝转移

11. 侵蚀性葡萄胎与绒毛膜癌的区别主要是(　　)

　　A. 病理切片中有无绒毛结构

　　B. 有无黄素囊肿

　　C. 症状轻重

　　D. 继发于良性葡萄胎后的时间

　　E. 体内 HCG 浓度高低

12. 清宫术后送检的组织镜下检查只看到滋养细胞增生,应考虑为(　　)

　　A. 流产　　　　　　B. 异位妊娠

　　C. 葡萄胎　　　　　D. 侵蚀性葡萄胎

　　E. 绒毛膜癌

13. 绒毛膜癌最常见的死亡原因是(　　)

　　A. 肺转移　　　　　B. 阴道转移

　　C. 胸腔转移　　　　D. 胃肠道转移

　　E. 脑转移

14. 绒毛膜癌治愈,随访观察年限为( )
    A. 1 年　　　　B. 2 年　　　　C. 3 年
    D. 4 年　　　　E. 5 年

15. 对化疗患者的护理措施中正确的是( )
    A. 化疗患者住院后常规探视
    B. 化疗病室定期消毒,室温在 24℃左右
    C. 常温下药物配置到使用,不超过 1 小时
    D. 静脉注射,如药物外渗立即热敷
    E. 化疗前测体重,随后每日测一次,以便调整用药剂量

16. 在化疗护理过程中,静脉给药错误的是( )
    A. 注意保护静脉　　B. 防止外漏
    C. 药物外漏应立即冷敷　D. 药物应现用现配
    E. 放线菌素 D 可在阳光下滴注

17. 化疗患者停药的指征是( )
    A. 频繁呕吐　　B. 腹泻
    C. 严重脱发　　D. 白细胞计数＜3.0×10⁹/L
    E. 血小板计数＜10×10⁹/L

A₂ 型题

18. 某女,25 岁,停经 3 个月,不规则阴道流血 1 个月,查体:阴道排出血液中查见水泡状组织,子宫增大如孕 5 个月大小,首先考虑的诊断是( )
    A. 不全流产　B. 葡萄胎　C. 双胎妊娠流产
    D. 子宫肌瘤　E. 子宫内膜癌

19. 某女,25 岁,停经 10 周,不规则阴道少量流血,检查:子宫底耻上三横指,子宫壁张力较大,B 超示宫腔内为落雪状回声,最可能的诊断为( )
    A. 先兆流产　B. 葡萄胎　C. 侵蚀性葡萄胎
    D. 绒毛膜癌　E. 难免流产

20. 某女,28 岁,停经 3 个月,阴道流血 1 周,伴有轻微腹胀,查体:外观轻度贫血,宫底位于脐下 2 指,未闻及胎心音,下述哪项检查首选( )
    A. 血 HCG　B. 尿 HCG　C. X 线平片
    D. B 超　　E. A 超

A₃ 型题

　　某女,30 岁,葡萄胎清宫术后 5 个月,阴道流血不净,时多时少,伴咳嗽咯血,血 HCG 水平明显高于正常水平。

(21～23 题共用题干)

21. 该患者首先考虑为何病( )
    A. 肺结核　　　　B. 宫外孕
    C. 侵蚀性葡萄胎　D. 再次葡萄胎
    E. 绒毛膜癌

22. 该患者首选治疗方案为( )
    A. 清宫术　　　　B. 子宫切除
    C. 化疗　　　　　D. 子宫切除＋化疗
    E. 放疗

23. 该患者最早转移的部位是( )
    A. 脑　　　　B. 肺　　　　C. 阴道
    D. 盆腔　　　E. 肝

A₄ 型题

　　某女,30 岁,产后 3 个月,阴道持续少量流血,近日伴咳嗽、咳痰,痰中带血丝,检查:子宫正常大小,软,附件正常,血 HCG 值明显增高。

(24～27 题共用题干)

24. 该患者最有可能发生的是( )
    A. 葡萄胎　B. 侵蚀性葡萄胎　C. 绒毛膜癌
    D. 肺结核　E. 晚期产后出血

25. 该患者第一步的诊疗措施是( )
    A. 诊刮　　　　B. 放疗　　　　C. 化疗
    D. 抗结核治疗　E. 子宫切除

26. 该患者经化疗治疗后,出现主要的毒副作用是( )
    A. 骨髓抑制　　　B. 消化道反应
    C. 呼吸道反应　　D. 肝功损害
    E. 肾功损害

27. 该患者经化疗治疗后,症状明显好转,基本痊愈,需随访几年( )
    A. 1 年　　　　B. 2 年　　　　C. 3 年
    D. 4 年　　　　E. 5 年

(孙耀华)

第6章

月经失调患者的护理

同学你知道吗？你身边不少的青春期朋友正在为月经不规律而苦恼；有些人因月经来潮时痉挛性下腹痛而备受折磨；一些进入更年期的患者因阵发性潮热、出汗，抑郁多疑、失眠等而整日神思恍惚；还有些人因多毛、痤疮、闭经甚至不孕而痛苦不堪。到底为什么会出现上述现象呢，如何帮她们走出困境？本章内容为你揭晓谜底。

月经失调在临床上主要表现为月经周期、经期或经量异常，或伴发其他异常症状。病因为器质性病变或下丘脑—垂体—卵巢轴调节机制失常所致。它包括功能失调性子宫出血、闭经、多囊卵巢综合征、痛经、围绝经期综合征等疾病。

第1节　功能失调性子宫出血患者的护理

案例6-1

某女，49岁。近年来月经周期紊乱，经量时多时少，此次阴道不规则出血20余天，伴头晕、心悸、潮热、心烦。查体：轻度贫血外观，子宫、附件正常。

问题：1. 该患者首先考虑的诊断是什么？
　　　2. 该患者应进行哪些检查？
　　　3. 该患者存在哪些护理问题？

一、概　　述

功能失调性子宫出血简称功血，为妇科常见病，是由于下丘脑—垂体—卵巢轴功能失调而并非器质性病变引起的异常子宫出血。按发病机制可分为无排卵性和排卵性功血两大类。前者占70%~80%，多见于青春期及绝经过渡期妇女。后者占20%~30%，多见于育龄期妇女。

（一）病因和发病机制

1. 无排卵性功血

（1）青春期下丘脑—垂体—卵巢轴尚未发育成熟，未能建立稳定的周期性调控机制，尤其对雌激素的正反馈作用存在缺陷，促卵泡素（FSH）呈持续低水平，月经中期无黄体生成素（LH）高峰形成，虽有大量卵泡发育，但不能成熟并且排卵。

（2）绝经过渡期卵巢功能逐渐衰退，卵泡逐渐耗尽，剩余卵泡又对垂体促性腺激素的反应性降低，雌激素分泌不足，卵泡在发育过程中不断退行性变而不能排卵。

（3）生育期既可因某种内外环境刺激，如劳累、应激、流产、手术和疾病等引起短暂的无排卵，也可因肥胖、多囊卵巢综合征、高泌乳素血症等引起持续无排卵。

各种原因引起的无排卵均可导致子宫内膜受单纯雌激素影响而无孕激素拮抗,从而发生雌激素突破性出血。

2. 排卵性功血　多见于生育期妇女,虽有正常排卵,但排卵后黄体功能异常,包括两种类型。

（1）黄体功能不足:月经周期中有排卵,但由于神经内分泌调节紊乱使黄体发育不全或过早衰退,因而孕激素分泌不足,导致子宫内膜分泌反应不良,表现为周期缩短,月经频发。

（2）子宫内膜不规则脱落:月经周期中有排卵,黄体发育也正常,但萎缩过程延长,退化不及时的黄体持续分泌少量孕激素,使子宫内膜持续受孕激素的影响,不能如期完整脱落,而导致子宫内膜不规则脱落。表现为周期正常,但经期延长。

（二）病理

功血的主要病理变化在子宫内膜。

1. 无排卵性功血的子宫内膜无分泌期改变,无论在增生期还是黄体期,内膜都表现为增生状态,但增生的程度因雌激素水平、作用时间长短等不同而表现各异。

2. 排卵性功血黄体功能不足时,在黄体期取子宫内膜,可见分泌反应不良;子宫内膜不规则脱落时,在月经期第 5～6 天仍能见到呈分泌反应的内膜。

考点: 功血时子宫内膜的主要病理变化

（三）临床表现

主要表现为月经紊乱,妇科检查无器质性病变

二、护　　理

（一）护理评估

1. 健康史

（1）青春期和绝经期的患者:应询问年龄、初潮时间、周期经期改变情况、出血持续时间、出血量及病程长短,了解发病前有无精神创伤,过度劳累及环境改变等引起月经紊乱的诱发因素。

（2）生育期患者:详细了解月经史、婚育史以及避孕措施。出血前有无停经史及诊治经历,所用激素名称、剂量及效果,诊刮病理结果。了解全身性疾病史,如肝病、血液病及代谢疾病等。

2. 身体状况

（1）无排卵性功血:最常见的症状是子宫不规则出血,月经周期紊乱,经期长短不一,经量不定。出血时间较长的可导致贫血。

（2）排卵性功血:黄体功能不足时可表现为周期缩短,月经频发,不孕及孕早期流产。子宫内膜不规则脱落时表现为周期正常,经期延长,可达 9～10 天,出血量多。

考点: 各类型功血的临床表现

3. 心理社会状况　青春期患者可因害羞或对疾病的认识不够而不愿就医,最终并发贫血造成焦虑和恐慌,影响到日常生活;生育期妇女常因不孕或流产而带来心理负担;围绝经期妇女常担心出血与肿瘤有关而焦虑不安。

4. 辅助检查

（1）诊断性刮宫:已婚妇女的首选方法。既可明确子宫内膜的病理诊断,又可止血。刮宫时必须刮到整个宫腔,特别注意两侧宫角部,注意宫腔大小、形态,宫壁是否平滑,刮出物的性质和量。若需了解排卵或黄体功能,应在经前或月经来潮 6 小时内刮宫;若需了解子宫内膜脱落情况,应于月经第 5～6 天进行刮宫;不规则出血者随时可以刮宫。凡是刮出的组织都应送病理学检查,以便确诊。

（2）病理学检查:如黄体期的子宫内膜呈增生反应或增生过长,无分泌期反应,提示无排

卵性功血;如黄体期的子宫内膜分泌反应不良,提示黄体功能不足;如在月经第5～6天刮宫,子宫内膜仍可见到分泌期反应,提示子宫内膜不规则脱落。

(3)超声检查:了解子宫大小、形状,宫腔内有无赘生物,子宫内膜厚度等。

(4)基础体温测定:是测定排卵简便易行的方法。正常有排卵的妇女基础体温受孕激素的作用,是双相型;无排卵者体温呈单相型(图6-1);黄体功能不足者呈双相型,但排卵后体温上升缓慢,升高时间较短,9～11天下降(图6-2);子宫内膜不规则脱落时,基础体温呈双相,但下降缓慢,历时较长,超过14天(图6-3)。

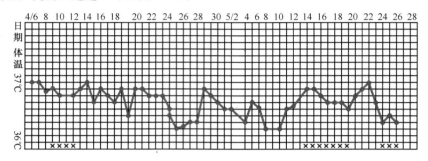

图 6-1　基础体温单相型(无排卵型功血)

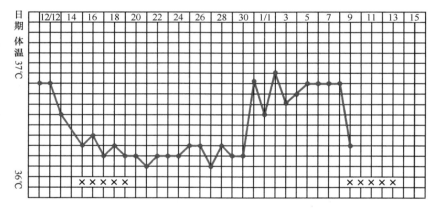

图 6-2　基础体温双相型(黄体功能不全)

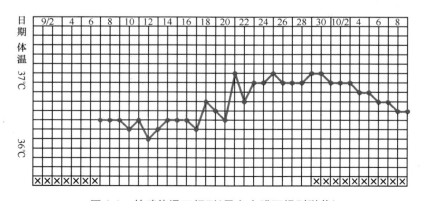

图 6-3　基础体温双相型(子宫内膜不规则脱落)

(5) 宫腔镜检查:可直接观察子宫内膜情况,并选择病变区进行活检以诊断宫腔内病变。

(6) 宫颈黏液结晶检查:经前出现羊齿植物叶状结晶提示无排卵。

(7) 激素测定:经前测血孕酮或尿孕二醇值,若为增生期期水平说明无排卵。

(8) 阴道脱落细胞涂片检查:无排卵型功血表现为中、高度雌激素影响,排卵型功血表现为周期性变化。

(9) 妊娠试验:有性生活史者应行妊娠试验,以排除妊娠及妊娠相关疾病。

(10) 血红细胞计数及血细胞比容:了解患者贫血情况。

护考链接

某女,婚后 4 年不孕,为其作检查,连续 3 个月每日清晨测得基础体温成一规则水平线,说明其

A. 有排卵　　　　B. 无排卵

C. 黄体功能不全　D. 子宫发育不良

E. 子宫内膜脱落不全

答案:B

点评:正常情况下排卵后基础体温升高 $0.3 \sim 0.5 ℃$,呈双相型体温曲线,该患体温无升高,提示无排卵。

考点:单相型体温曲线说明什么

(二)治疗要点

1. 无排卵性功血

(1) 药物治疗:青春期和生育期无排卵性功血以止血、调经、促排卵为治疗原则。而围绝经期的治疗原则是止血、调经、引导闭经,防止子宫内膜恶变。通常选择用性激素治疗。

(2) 手术治疗

1) 刮宫术:适用于急性大出血或存在子宫内膜癌高危因素功血患者,既能明确诊断,又可迅速止血。

2) 子宫内膜切除术:适用于经量多的围绝经期妇女和激素治疗无效且无生育要求的生育期妇女。

链接

什么是子宫内膜切除术

利用宫腔镜下金属套环、激光、滚动球电凝或热疗等方法,使子宫内膜组织凝固或坏死。适用于经量多的围绝经期妇女和激素治疗无效且无生育要求的生育期妇女,或对施行子宫切除术有禁忌证者。术前一个月可口服达那唑 600mg,每日一次,以减少所切除的组织量,增加手术安全性。治疗优点是创伤小,可减少月经量,部分患者可达到闭经效果;缺点是组织受热效应破坏影响病理诊断。

3) 子宫切除术:适用于经上述治疗后效果不佳或病理诊断为子宫内膜复杂型增生(腺瘤型增生过长)或不典型增生的妇女。

2. 排卵性功血

(1) 黄体功能不足:氯米芬可促进卵泡的发育,诱发排卵,促使正常的黄体形成;人绒毛膜促性腺激素可促进黄体的发育;黄体酮可补充黄体分泌孕酮的不足,减少出血。

(2) 子宫内膜不规则脱落:孕激素可通过对下丘脑—垂体—卵巢轴的负反馈调节使黄体及时萎缩,子宫内膜及时完整脱落。绒毛膜促性腺激素可促进黄体的发育从而使其及时萎缩。

考点:已婚妇女大出血首选止血措施

(三)护理问题

1. 焦虑、恐惧　与病情迁延不愈、知识缺乏及担心疾病性质有关。

2. 舒适改变　与月经紊乱、性激素治疗的不良反应有关。

3. 有感染的危险　与失血致贫血、体质差引起机体抵抗力下降有关。

4. 潜在并发症　贫血。

（四）护理目标

1. 患者了解更多有关疾病的知识,减轻焦虑情绪。

2. 患者舒适感增加。

3. 患者出血量减少,增加营养,提高机体免疫力防止发生感染。

4. 患者贫血症状得到改善。

（五）护理措施

1. 一般护理

（1）嘱患者出血期间避免过度劳累和剧烈运动,保证充分的休息。保持会阴局部清洁,禁止盆浴及性生活。出血时间长者遵医嘱给抗生素预防感染。

（2）贫血者应补充铁剂、维生素 C 和蛋白质,加强营养,改善全身状况。严重贫血需输血。

2. 病情观察

（1）观察并及时记录出血量:嘱患者保留出血期间使用过的会阴垫及内裤,以便准确估计出血量。

（2）监测血红细胞计数及血细胞比容:了解患者的贫血情况。

（3）严密观察与感染有关的征象:如体温、脉搏及阴道出血的颜色、气味,有无腹痛及下腹压痛等,监测白细胞计数和分类。

3. 对症护理

（1）止血:对于急性大出血或存在子宫内膜癌高危因素已婚患者,首选诊刮,可迅速止血。使用性激素止血时要求在 8 小时内出血量减少,24～48 小时内出血基本停止。如 96 小时仍不能止血应考虑为非功血原因引起的出血。

1）雌激素:主要用于青春期功血。大剂量雌激素可促使子宫内膜迅速增长,短期内修复创面而止血。如己烯雌酚 1～2mg,每 6～8 小时一次,血止后每 3 天递减 1/3 量,维持量 1mg/d,从血止之日起维持 20 天。在停药前 5 天,每天肌注黄体酮 10～20mg,停药后 3～7 天发生撤药性出血。

2）孕激素:适用于体内已有一定雌激素水平的患者,补充孕激素可使处于增生期或增生过长的子宫内膜转化为分泌期,停药后内膜彻底脱落形成"药物性刮宫"。可每天肌内注射黄体酮 10～20mg,连用 3～5 天,停药后 3～7 天发生撤药性出血。围绝经期妇女可选用对内膜作用效价高的炔诺酮(妇康片)5～7.5mg 口服,每 6 小时一次,一般用药 4 次后出血量明显减少或停止,改为 8 小时一次,2～3 天止血后每隔 3 天递减 1/3 量,直至维持量 2.5～5mg,持续用到止血后 20 天停药,停药后 3～7 天发生撤药性出血。

3）雄激素:适用于围绝经期患者,通过增强子宫平滑肌张力及减轻盆腔充血而减少出血量,多与其他药物联合应用。可每日肌内注射丙酸睾酮 25～50mg,连用 3 天,总量不超过 300mg。

4）联合用药:性激素联合用药的止血效果优于单一药物。青春期功血患者孕激素可配伍雌激素,围绝经期患者孕激素可配伍雌、雄激素。

（2）调整月经周期:使用性激素止血后必须调整月经周期。青春期和生育期无排卵性功血,需恢复正常的内分泌功能,以建立正常月经周期;对围绝经期无排卵性功血要起到控制出血、预防子宫内膜增生症的发生。一般一个疗程连续用药 3 个周期。若子宫内膜病理为复杂型增生,应连续治疗 6 个周期以上。

1) 雌、孕激素序贯法:适用于青春期和生育期功血内源性雌激素较低者。通过模拟自然月经周期中卵巢的内分泌变化,将雌、孕激素序贯应用,使子宫内膜发生相应变化,引起周期性脱落。已烯雌酚 0.25mg 于出血第 5 天起,每晚 1 次,连服 20 天,至服药第 11 天,每天加用黄体酮 10mg 肌内注射,两药同时用完,停药后 3～7 天出血。于出血第 5 天重复用药。用药 2～3 个周期后部分患者能自发排卵。

2) 雌、孕激素联合法:此法开始即用孕激素以限制雌激素促内膜生长的作用,使撤药性出血逐步减少。适用于生育期患者内源性雌激素水平较高者或围绝经期患者。也可口服避孕药。

3) 孕激素后半周期疗法:适用于生育期或围绝经期患者。于月经周期后半期(撤药性出血的第 16～25 天)服用甲羟孕酮 8～10mg/d 或肌内注射黄体酮 20mg/d,连用 5 天为一周期。

(3) 促排卵:青春期功血患者经上述调整周期药物治疗几个疗程后,通过雌、孕激素对中枢的反馈调节作用,部分患者可恢复自发排卵。青春期一般不提倡使用促排卵药物,有生育要求的无排卵不孕患者,可针对病因促排卵,如氯米芬、绒毛膜促性腺激素等。

4. 用药护理

(1) 严格遵医嘱正确用药,不得随意停服或漏服,以免因性激素使用不当引起子宫出血。如有不规则阴道出血,及时就诊。

(2) 为减轻雌激素口服引起的恶心、呕吐等胃肠道反应,指导患者饭后或睡前服用,反应较重者可服用甲氧氯普胺及维生素 B_6 以缓解症状;对存在血液高凝倾向或有血栓性疾病史者禁忌使用。

(3) 正确服用雄激素,以免因量过大出现男性化等不良反应。

5. 心理护理　针对不同年龄段的患者给予不同的心理护理。青春期,通过讲解有关月经的知识,让其了解功血的病因,消除其害羞不愿接受治疗的心理,主动配合治疗。生育期,应减少其影响生育的担忧,增强其治愈疾病、实现生育愿望的信心。围绝经期最重要是明确诊断,排除恶性肿瘤的可能性,接受治疗。每一个患者都有必要知道功血的发生与精神心理因素有很大关系,因此必须保持良好的情绪,通过一些娱乐方式转移自己的注意力,以平和的心态对待疾病,充满信心地配合治疗。

6. 健康指导

(1) 青春期及围绝经期女性分别处于生殖功能发育及衰退的过渡期,应保持身心健康、情绪稳定及规律生活。保证充足睡眠,注意饮食营养,适当锻炼,以便尽快度过这一过渡期。

(2) 青春期及生育期妇女应学会监测基础体温,如持续为单相型体温曲线提示无排卵,应及时就医。

(3) 围绝经期不规则流血要警惕子宫内膜癌,须常规作诊刮明确诊断。

(六)护理评价

1. 患者是否了解功血的相关知识,减轻焦虑情绪。

2. 患者舒适感是否增加,状态良好。

3. 患者在住院期间能否主动配合治疗,加强营养,无感染发生。

4. 患者能否正确使用性激素,止血并补充铁剂,贫血症状是否得到改善。

某女流产后出现月经不调,表现为月经周期正常,经期延长,伴下腹坠胀、乏力,初步诊断为子宫内膜不规则脱落。

1. 为确诊需做诊刮,其时间预约在

A. 经前 3 天   B. 月经的第 1 天   C. 月经期的第 5 天

D. 经后 10 天   E. 月经周期的任意时间

2. 子宫内膜活检报告,支持子宫内膜不规则脱落的是

A. 增殖期内膜   B. 大量分泌期内膜   C. 内膜呈囊性增生

D. 增生期、分泌期内膜共存   E. 炎性子宫内膜

考点: 排卵性功血的分类及表现。如何确诊?

答案:1. C   2. D

点评:该妇女流产后出现月经周期正常,经期延长,符合子宫内膜不规则脱落的表现,进一步检查需在月经周期的第 5 天刮取子宫内膜送病理,存在分泌期内膜即可确诊。

第 2 节   闭经患者的护理

案例6-2

某女,21 岁,大学 2 年级学生,月经不规则 3 年,闭经 7 个月,初潮 13 岁,既往月经正常,5/30 天,高中 3 年级时出现月经紊乱,经量正常,以后月经周期变为 2~3 个月,经量减少,至大学 1 年级时需用药方能行经,并逐渐加重,现停用药物 7 个月未行经,食欲减退,睡眠欠佳,学习压力较大,情绪不稳定,妇科及 B 超检查子宫、附件无异常。

问题: 1. 该患者闭经的原因是什么?

2. 应采取哪些护理措施?

一、概   述

闭经是妇科疾病中的常见症状,并非一种独立疾病。通常将闭经分为原发性闭经和继发性闭经。原发性闭经是指年满 16 岁、女性第二性征出现但月经从未来潮者,或年满 14 岁仍无女性第二性征发育者,约占 5%。继发性闭经是指正常月经发生后出现月经停止 6 个月以上,或根据自身月经周期计算停经 3 个周期以上者,占 95%。

正常月经的建立和维持,有赖于下丘脑—垂体—卵巢轴的神经内分泌调节,以及靶器官子宫内膜对性激素的周期性反应和下生殖道通畅性,其中任何一个环节发生障碍均可导致闭经(图 6-4)。

(一)下丘脑性闭经

下丘脑性闭经是最常见的一类闭经。常见病因如下。

1. **精神因素**   最常见。精神创伤、过度劳累和环境改变使机体处于紧张、忧虑、恐惧等应激状态,使下丘脑、垂体内分泌功能受到抑制,影响卵泡的发育及成熟而导致闭经。多可自行恢复。

2. **体重下降和神经性厌食**   体重与月经关系紧密,当体重下降至正常体重的 85% 以下时即可发生闭经。神经性厌食症是一种精神、神经内分泌紊乱性疾病,可导致下丘脑功能失调,进而引起垂体卵巢激素水平低下,表现为厌食、严重消瘦和闭经。

3. **运动性闭经**   竞争性的体育运动以及其他形式的训练,如芭蕾和现代舞蹈,可引起闭

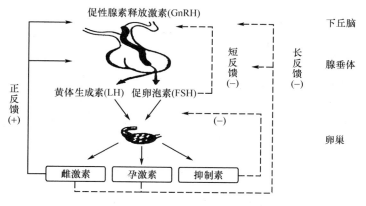

图 6-4　下丘脑—垂体—卵巢之间的相互调节

经,称运动性闭经。系因体内脂肪减少及应激本身引起下丘脑促性腺激素释放激素分泌受抑制所致。

4. 药物性闭经　长期应用某些药物,如抗精神病药、抗结核药及避孕药等,抑制下丘脑分泌,而使垂体促性腺激素分泌抑制,但泌乳素分泌增加,导致闭经及泌乳。一般在停药后3～6个月自然恢复。

5. 肿瘤　颅咽管瘤是最常见的下丘脑肿瘤,该肿瘤压迫垂体可导致低促性腺激素性闭经伴垂体催乳激素分泌增加。

（二）垂体性闭经

垂体性闭经指垂体病变使促性腺激素分泌降低继而影响卵巢功能而引起的闭经。常见的有垂体肿瘤、垂体梗死或损伤、原发性垂体促性腺功能低下等。

（三）卵巢性闭经

由于卵巢发育异常或卵巢功能异常而导致卵巢分泌性激素水平低落,不能使子宫内膜发生周期性变化而导致闭经。常见疾病如卵巢功能早衰、卵巢功能性肿瘤、多囊卵巢综合征及先天性卵巢发育不全等。

（四）子宫性闭经

月经调节功能正常,但子宫内膜受损或对卵巢激素不能产生反应引起的闭经。常见的疾病如子宫内膜炎、子宫内膜结核、子宫切除后或宫腔内放射治疗后等。

（五）其他

先天性下生殖道发育异常,如无孔处女膜、先天性无阴道,由于经血排出障碍而发生闭经。

> **链接**
>
> **希恩综合征**
>
> 由于产后出血和休克导致腺垂体急性梗死和坏死,使腺垂体丧失正常功能引起一系列腺垂体功能低下的症状,包括产后无乳、脱发、阴毛腋毛脱落、低促性腺激素性闭经以及肾上腺皮质、甲状腺功能减退症状,如低血压、畏寒、嗜睡、食欲缺乏、贫血、消瘦等称为希恩综合征(Sheehan syndrome)。

二、护　理

（一）护理评估

1. 健康史　详细询问月经史、婚育史、服药史、子宫手术史、家族史及可能的发病诱因如环境变化、精神心理创伤、运动性职业、营养状况等。原发性闭经者应了解青春期生长和第二性征发育情况。

2. 身体状况

（1）注意观察发育状况、精神状态、营养、智力，检查身高、体重，第二性征，皮肤色泽及毛发分布，甲状腺有无肿大，乳房有无溢乳。

（2）检查内外生殖器官发育情况及有无畸形。

3. 心理社会状况 患者常担心闭经影响到自己的身体健康、性生活质量和生育能力，以及来自家庭的压力，使其出现情绪低落、焦虑、紧张，这些精神因素反过来又会加重闭经，形成恶性循环，使病情迁延不愈。

4. 辅助检查

（1）子宫功能检查

1）诊刮：适用于已婚妇女。首先了解宫腔大小、宫颈管及宫腔有无粘连，然后刮取内膜送病理，以了解子宫内膜对卵巢激素的反应及有无内膜结核。

2）子宫输卵管碘油造影：了解生殖系统发育不良、畸形、结核及宫腔粘连等病变。

3）宫腔镜检查：直视下观察子宫内膜并常规取材送病检。

4）药物撤退试验。

A. 孕激素试验：用以评估内源性雌激素水平。黄体酮 20mg 肌内注射，每日 1 次，连用 5 日，停药 3～7 日后出现撤药性出血（阳性反应），提示子宫内膜已受一定水平的雌激素影响，但无排卵，可排除子宫性闭经；如无撤药性出血（阴性反应），说明子宫内膜对孕激素无反应，应进一步做雌、孕激素序贯试验。

考点：药物撤退试验的意义

B. 雌、孕激素序贯试验：每晚睡前服用己烯雌酚 1mg，连用 20 日，最后 10 日加甲羟孕酮，每日 10mg。停药 3～7 日后出现撤药性出血为阳性，提示子宫内膜功能正常，可排除子宫性闭经；闭经的原因是体内雌激素水平低落，应进一步查找原因。如无撤药性出血为阴性，重复试验一次，若仍不出血，提示子宫内膜有缺陷或被破坏，可诊断为子宫性闭经。

（2）卵巢功能检查

1）基础体温测定：双相型提示卵巢功能正常。

2）阴道脱落细胞检查：涂片见有正常周期性变化，提示闭经原因在子宫及其以下部位。涂片见中、底层细胞多，而表层细胞极少或无，提示病变在卵巢。涂片表现不同程度雌激素低落影响，提示垂体或以上或其他全身性疾病引起的闭经。

3）宫颈黏液结晶检查：羊齿状结晶提示雌激素作用结果，成排椭圆体说明在雌激素作用基础上已受孕激素影响。

4）其他：血甾体激素测定、B 超监测卵泡发育、卵巢兴奋试验等。

（3）垂体功能检查：雌、孕激素序贯试验阳性，提示患者体内雌激素水平低落，为确定病因是在卵巢、垂体还是下丘脑，需做以下检查。

1）血胎盘生乳素（PRL）、促卵泡素（FSH）、黄体生成素（LH）放免测定：PRL 升高应进一步做头颅 X 线或 CT 检查，以排除垂体肿瘤；FSH、LH 均 <5IU/L，提示下丘脑—垂体功能减退，病变可能在垂体或下丘脑；FSH>40IU/L，提示卵巢功能衰竭；LH>25IU/L 高度怀疑多囊卵巢综合征。

2）垂体兴奋试验：又称促性腺素释放激素（GnRH）刺激试验，用以鉴别闭经原因在垂体还是下丘脑。静脉注射黄体生成素释放激素（LHRH）100μg，15～60 分钟后 LH 较注射前高 2～4 倍以上，说明垂体功能正常，病变在下丘脑；若经多次重复试验，LH 值仍无显著升高，提示病变在垂体。

（二）治疗要点

1. 全身治疗　疏导心理,消除精神因素;神经性厌食症者应调整饮食,加强营养,以期恢复标准体重;运动性闭经者应适当减少运动量及训练强度;因全身性疾病引起闭经者应积极治疗。

2. 病因治疗　器质性病变引起的闭经应针对病因进行治疗,如垂体或卵巢肿瘤,可采取手术、放疗及其他措施;结核性子宫内膜炎应抗结核治疗等。

3. 性激素替代疗法　明确病因且确定无激素用药的禁忌证时,可给予相应激素来补充体内不足或拮抗其过多。

（1）雌孕激素人工周期替代疗法:用于低雌激素性腺功能低落患者。

（2）单用孕激素:用于体内有一定内源性雌激素水平的闭经患者。

（3）雌激素:可促进或维持生殖器官和第二性征的发育,并对下丘脑和垂体起调节作用。

4. 诱发排卵　根据临床情况对下丘脑和垂体性闭经而卵巢功能正常且要求生育者,可促排卵治疗,常用氯米芬、人绒毛膜促性腺激素等。

（三）护理问题

1. 焦虑、恐惧　与疾病迁延不愈、影响生活质量有关。

2. 自尊受挫　与长期闭经、疗效不佳,影响女性形象有关。

3. 营养失调　与不合理节食有关。

（四）护理目标

1. 患者能积极配合治疗,病情缓解,消除焦虑情绪。

2. 患者心胸开阔,开朗面对生活。

3. 患者能科学合理饮食,不再盲目节食。

（五）护理措施

1. 一般护理　科学合理饮食,保证睡眠,消除紧张情绪,加强锻炼,增强体质。

2. 病情观察　观察患者情绪变化及体重改变,是否与闭经有关。对有过流产史及清宫史者,了解其月经变化及阴道流血情况。另外,要监测患者有无内分泌疾病,如糖尿病、甲状腺疾病等。

3. 对症护理

（1）协助患者全面体检,查找病因。

（2）针对病因进行积极治疗。对需要手术治疗者,做好术前术后护理。

4. 用药护理　指导患者正确合理用药,详细说明激素的作用、不良反应、剂量、具体用药方法等。告知患者应用性激素后会出现撤药性出血。

5. 心理护理

（1）融洽的护患关系可使患者敞开心扉述说其心中的忧虑,排遣焦躁的情绪。向患者讲解闭经的相关知识,强调闭经的发生与精神因素密切相关,给予心理疏导,减轻精神压力。

（2）鼓励患者参与各种社会活动,转移自己对疾病的注意力,保持心情舒畅。

6. 健康指导

（1）加强锻炼,增强体质,开阔心胸,提高心理素质,乐观开朗面对生活。

（2）科学合理安排饮食,尽量维持正常体重。

（3）尽量避免长期剧烈运动。

（4）避免过度刮宫及产后、流产后宫腔感染。

（六）护理评价

1. 患者焦虑情绪能否消失，并积极配合治疗。

2. 患者能否全方位调整自己，尽可能维持健康的自我状态。

3. 患者能否合理饮食，适量运动，体重控制在正常范围。

护考链接

关于继发性闭经，正确的是

A. 18 岁未初潮

B. 月经周期建立后，连续停经 1 个月

C. 月经周期建立后，连续停经 1.5 个月

D. 月经周期建立后，连续停经 2 个月

E. 月经周期建立后，连续停经 3 个月或 3 个月以上

答案：E

考点：原发性及继发性闭经的概念

点评：继发性闭经是指以往曾建立正常月经，但以后因某种病理原因而月经停止 6 个月以上者，或按自身月经周期计算，停经时间超过 3 个月经周期以上者。

第 3 节 多囊卵巢综合征患者的护理

案例 6-3

某女，32 岁，婚后 6 年未孕。初潮 14 岁，平时月经不规律，周期 30～60 天，经期 3～5 天，经量中等，无痛经，白带无异常。妇科检查：子宫前位，大小正常，双侧卵巢增大，皮质下可见多个中小卵泡排列。B 超检查：子宫未见异常，双侧卵巢呈多囊改变，性激素检查：LH/FSH>3。

诊断：1. 原发性不孕

　　　2. 多囊卵巢综合征

问题：1. 该患者存在哪些护理问题？

　　　2. 应采取哪些护理措施？

链接

卵巢的多囊样改变

一些青春期或生育期有排卵功能的妇女卵巢也可以表现出类似多囊卵巢综合征患者卵巢的多囊样改变，临床超声显像下多见，不一定是一种病理情况。此种卵巢体积不一定增大、小卵泡数目也不如多囊卵巢综合征的卵巢，可见成熟卵泡，临床上缺乏多囊卵巢综合征的表现，各项检查指标没有多囊卵巢综合征的改变。

一、概　　述

（一）发病机制

多囊卵巢综合征是以持续性无排卵、高雄激素或胰岛素抵抗为特征的内分泌紊乱征候群，是生育期妇女月经紊乱最常见的原因。主要内分泌特征有：①雄激素过多。②雌酮过多。③LH/FSH 比值增大。④胰岛素过多。FSH 的相对不足使卵泡发育到一定程度即停滞，导致多囊卵巢的形成。

（二）病理

多为双侧卵巢囊性增大及子宫内膜增殖。

（三）临床表现

多囊卵巢综合征主要由于各种内分泌、代谢障碍所致。临床上以卵巢功能障碍为显著标志。常始于青春期。生育期以无排卵、不育、肥胖、多毛等典型临床表现为主，到中老年则出现因长期代谢障碍导致的糖尿病、心血管疾病等。

二、护　　理

（一）护理评估

1. 健康史　详细了解患者的月经史,包括初潮年龄、周期、经期、经量,有无月经稀少或闭经现象,是否在初潮后即出现月经失调,生育期妇女有无不孕及流产史。出血、肥胖的时间及是否与饮食、运动有关。

2. 身体状况

（1）月经失调:主要表现为月经稀发、经量少或闭经。

（2）不孕:由于持续无排卵而导致不孕。

（3）多毛、痤疮:在高雄激素的影响下呈不同程度的多毛,以性毛(阴毛和腋毛)浓密为主,痤疮多见于面部及胸背部。

（4）肥胖:多囊卵巢综合征患者中 $40\%\sim60\%$ 肥胖,体重指数〔体重(kg)/身高(m)的平方〕$\geqslant25$。

（5）黑棘皮症:多囊卵巢综合征患者可出现局部皮肤或大或小的天鹅绒样、片状、角化过度,呈灰棕色的病变,常分布在颈后、腋下、外阴、腹股沟等皮肤皱褶处,称黑棘皮症,与高雄激素和胰岛素抵抗及高胰岛素血症有关。

3. 心理社会状况　患者常会产生自卑、无能甚至悲观、绝望的心理,与其多毛、痤疮及肥胖有损形象以及闭经、不孕有关。

4. 辅助检查

（1）内分泌检查

1）FSH、LH 测定:血清 LH 水平升高,但无周期性排卵前峰值出现,LH/FSH $\geqslant 2$,如 $\geqslant 3$ 以上,更有助于诊断。

2）血清睾酮、双氢睾酮、雄烯二酮水平升高,性激素结合蛋白水平下降。

3）雌二醇正常或稍升高,无周期性改变,无排卵前后升高现象,E1/E2 比值>1。

4）高胰岛素血症:胰岛素水平升高,特别是肥胖患者,行葡萄糖耐量试验时,血胰岛素反应高亢。

5）$10\%\sim30\%$ 患者 PRL 轻度升高。

（2）超声检查:超声显像可见双卵巢增大,包膜回声增强,间质丰富。卵巢皮质内有各级未成熟卵泡形成的小的无回声区,多位于边缘,使卵巢声像呈"轮辐状",无成熟卵泡可见(图 6-5)。

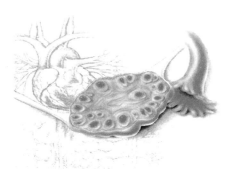

卵巢有很多小而不成熟的卵泡

图 6-5　多囊卵巢综合征

（3）基础体温测定:表现为持续的单相型体温曲线。

（4）诊刮:于经前数日或月经来潮 6 小时内刮出的子宫内膜呈增生或增殖改变,无分泌期变化。

（5）腹腔镜检查:镜下见卵巢呈灰白色,单侧或双侧卵巢增大,$28\%\sim40\%$ 卵巢呈正常大小。包膜下显露多个卵泡,但无排卵缩痕,无成熟卵泡、血体或黄体。

（二）治疗要点

1. 降低 LH 水平。

2. 改善胰岛素抵抗状态。

3. 降低雄激素水平及其受体活性。

4. 促排卵。

5. 手术治疗。

（三）护理问题

1. 自尊心受挫　与多毛、痤疮及肥胖有关。

2. 焦虑　与闭经及不孕有关。

（四）护理目标

1. 患者能积极配合治疗,树立自信心。

2. 患者能科学合理饮食,加强锻炼,体重减轻。尽可能恢复排卵及生育功能,减轻焦虑。

（五）护理措施

1. 一般护理　劳逸结合,保证睡眠及休息,避免精神刺激和过度劳累。肥胖者应合理饮食,加强锻炼,服用降低代谢药物以减轻体重,以利于降低胰岛素、睾酮水平,并有可能恢复排卵及生育功能。

2. 对症护理

（1）降低 LH 水平

1）避孕药:周期性服用短效避孕药,通过反馈作用降低 LH 异常分泌,使卵巢源性雄激素减少。同时可抑制毛发生长和治疗痤疮。

2）促性腺激素释放激素类似物:可使垂体 LH 分泌明显减少,从而抑制卵巢源性雄激素分泌。常用于有生育要求而难以控制的高 LH 水平的患者。可用诺雷德 3.6mg、达必佳 3.75mg、达菲林 3.75mg,于月经的第二日皮下注射,每 28 日一次,最多可连续使用 3 个周期,以避免长期的低雌激素效应。

（2）改善胰岛素抵抗状态:双胍类、二氮嗪、格列酮类等均可降低胰岛素,最终改善胰岛素抵抗。

（3）降低雄激素水平及其受体活性:地塞米松、酮康唑、螺内酯均可降低雄激素水平。

（4）促排卵:有生育要求者,氯米芬 50～150mg/d,连用 5～7 日,用基础体温及超声监测排卵,适时给予人绒毛膜促性腺激素 10000IU 肌内注射促排卵。

3. 心理护理　主动与患者交谈,鼓励其宣泄内心的痛苦。耐心讲解疾病有关知识、治疗方法与疗效,对患者提出的问题给予及时、满意的答复,列举治疗成功的病例,帮助患者树立战胜疾病的信心。

（六）护理评价

1. 患者能否积极配合治疗,树立良好的自我形象。

2. 患者能否合理饮食,锻炼有效,体重减轻。能否恢复排卵功能,使焦虑情绪消失。

链接

多囊卵巢综合征诊断标准

1. 稀发排卵或无排卵。

2. 高雄激素的临床表现和（或）高雄激素血症。

3. 卵巢多囊改变。

3 项中符合 2 项并排除其他高雄激素病变。

第 4 节　痛经患者的护理

案例6-4

某女,18 岁,高三学生,月经来潮 3 年,有痛经史,近日月经第 1 天,下腹部疼痛、坠胀伴腰痛就诊,医生诊断为原发性痛经。

问题:1. 存在哪些护理问题?

　　　2. 应采取哪些护理措施?

一、概　　述

痛经是指伴随月经的疼痛,即在月经前后或月经期出现腹痛、腰酸、下腹坠胀或其他不适,影响到生活和工作者,分为原发性和继发性两种。原发性痛经是无盆腔器质性病变的痛经,多发生于初潮后的几年内;继发性痛经通常是器质性盆腔疾病的后果。本节仅介绍原发性痛经。

（一）病因及发病机制

原发性痛经的发生主要与患者分泌期子宫内膜内前列腺素 PGF2α 含量过高有关。PGF2α 是在排卵后孕激素作用下的分泌期子宫内膜内合成的,其受体在子宫肌壁,月经期子宫内膜破碎,PGF2α 即被释放出来,刺激子宫肌肉强烈收缩,使子宫局部血流量减少,缺血、缺氧,从而引起疼痛。故痛经经常发生在有排卵的月经周期。PGF2α 进入血循环中可引起胃肠道、泌尿道和血管等处的平滑肌收缩,从而引发相应的全身症状。还有研究表明原发性痛经的发生还和精神神经因素、个体痛阈及遗传因素有关。另外,白介素和神经垂体加压素也被认为与原发性痛经有关。

（二）临床表现

主要表现为月经来潮前数小时即开始的下腹部疼痛。妇科检查生殖器无异常。

二、护　　理

（一）护理评估

1. 健康史　详细了解患者的年龄、月经史,尤其有关初潮后的情况,是否为初潮后一段时间月经规律后开始出现经期下腹坠痛。有无痛经的诱因,疼痛发生的时间、部位、性质及程度,有无伴随症状等。

2. 身体状况　常表现为痉挛性疼痛,多发生于初潮 1～2 年后的有排卵月经的青年妇女。最早从经前 12 小时开始出现下腹疼痛,可放射至腰骶部和大腿内侧,月经第一天最剧,持续2～3 日后缓解。有时伴恶心、呕吐、腹泻、头晕、乏力,严重病例可发生晕厥而急诊就医。一般妇科检查无异常发现。

3. 心理社会状况　由于痛经影响了工作、学习和生活,患者往往会表现为情绪低落、担心、焦虑甚至恐惧等心理反应。

4. 辅助检查　常用 B 超,必要时用腹腔镜、宫腔镜等检查方法排除子宫器质性病变。

（二）治疗要点

避免痛经的诱发因素,以对症治疗为主。

（三）护理问题

1. 疼痛　与子宫痉挛性收缩有关。

2. 焦虑　与长期痛经造成的精神紧张有关。

3. 睡眠型态紊乱　与痛经有关。

（四）护理目标

1. 患者能配合治疗,疼痛减轻。

2. 患者了解痛经相关知识,减轻焦虑。

3. 患者睡眠得到改善。

（五）护理措施

1. 对症护理

（1）避免剧烈运动、过度劳累和防止受寒。腹部局部热敷和进食热饮。

（2）遵医嘱用药。

1）前列腺素合成酶抑制剂：芬必得能抑制前列腺素合成，使子宫张力和收缩性下降，达到治疗痛经的目的。服用方法：一般于月经来潮痛经开始前连续服药 2～3 天，每日 1 片，严重者可每 12 小时 2 片。

2）抑制排卵：无生育要求者，避孕药（复方炔诺酮片或复方甲地孕酮片）为治疗原发性痛经的首选药物。用药后可抑制排卵，减少前列腺素合成，从而达到避孕及止痛的双重疗效。口服避孕药物，90%以上症状可获得缓解。

3）必要时用止痛剂行对症处理。

2. 心理护理　原发性痛经患者应特别重视心理护理，讲解有关痛经的知识，关心并理解患者的不适和恐惧心理，告知其保持乐观情绪有助于缓解疼痛。

护考链接

与原发性痛经直接相关的激素是

A. 孕激素　　　　B. 雌激素

C. 胎盘催乳素　　D. 前列腺素

E. 促黄体生成素

答案：D

点评：原发性痛经的发生主要与患者分泌期子宫内膜内前列腺素 PGF2α 含量过高有关。

3. 健康指导

（1）注意经期卫生，经前期及经期少吃生冷和辛辣等刺激性强的食物。

（2）平时要加强体育锻炼，尤其是体质虚弱者。还应注意改善营养状态，并要积极治疗慢性疾病。

（3）消除对月经的紧张、恐惧心理，解除思想顾虑，心情要愉快。可以适当参加劳动和运动，但要注意休息。

（六）护理评价

1. 患者是否治疗有效，减轻疼痛。

2. 患者焦虑情绪是否减弱或消失。

3. 患者是否睡眠良好。

第 5 节　围绝经期综合征患者的护理

案例6-5

某女，51 岁，自述近年月经周期不规则，行经 2～3 天干净，量较以前减少，自感阵发性潮热、出汗、情绪容易激动、注意力不集中，偶有心悸、眩晕、心烦、失眠。妇科检查子宫稍小，其余正常。

问题：1. 应采取的护理措施有哪些？

　　　　2. 如何对患者进行心理疏导？

一、概　　述

围绝经期是指围绕绝经前后的一段时期，即妇女从性成熟期逐渐进入老年期的过渡时期。围绝经期综合征是指在此时期由于卵巢功能逐渐衰退，雌激素水平逐渐下降导致的以自主神经系统功能紊乱为主，并伴有精神心理症状的一组综合征，多发生在 45～55 岁。绝经是指月经完全停止 1 年以上，我国城市妇女平均绝经年龄为 49.5 岁，农村妇女为 47.5 岁。

（一）病因及发病机制

卵巢功能衰退是形成围绝经期综合征的主要原因。由于卵巢功能衰退,雌激素分泌减少,对垂体的负反馈作用降低,出现了下丘脑和垂体功能亢进,导致内分泌功能失调、代谢障碍以及自主神经功能紊乱等一系列综合症状。

（二）临床表现

症状的轻重与持续时间和长短因人而异,多表现为月经紊乱、稀少直至闭经。可伴有潮热、出汗、情绪不稳定、失眠等症状。生殖器官及乳房逐渐萎缩。

二、护　　理

（一）护理评估

1. 健康史　详细询问患者的年龄、月经史、生育史,既往史,是否切除子宫或卵巢,有无心血管疾病史及其他内分泌疾病史等。

2. 身体状况

（1）月经改变:月经周期、经期和经量均出现异常改变,由于卵巢无排卵,子宫内膜持续受雌激素刺激,易发生子宫内膜癌。对于异常出血者,应行诊刮排除恶变。

（2）血管舒缩症状:特征性表现为潮热、出汗。潮热起自前胸,涌向头颈部,然后波及全身,潮热区同时出现灼热、皮肤发红,紧接着暴发性出汗。持续数秒至数分钟不等,发作频率数次至数十次,夜间或应激状态易促发。

（3）精神神经症状:主要包括情绪、记忆及认知功能方面的症状,包括激动易怒、焦虑多疑、情绪低落、自信心降低、不能自我控制等,记忆力减退及注意力不集中也较常见。

（4）泌尿生殖道症状:主要表现为萎缩症状,外阴瘙痒灼热、阴道干燥疼痛、性交困难,反复发作的尿路感染、压力性尿失禁等。

（5）骨质疏松:妇女从围绝经期开始,骨质吸收速度大于生成,促使骨钙丢失而致骨质疏松,易发生骨折。

3. 心理社会状况　由于围绝经期的生理变化,引发了患者一系列心理改变,使其出现焦虑、恐惧、抑郁等症状,甚至被误诊为精神病患者。

4. 辅助检查

（1）激素测定:雌激素量减少,周期性变化消失;促性腺激素在绝经后均增高,FSH 比 LH 上升早且高。高促性腺激素与低雌激素提示卵巢功能衰竭。

（2）B超:排除子宫、卵巢肿瘤,了解子宫内膜厚度。

（3）分段诊刮及子宫内膜病理检查:除外子宫内膜肿瘤。

（4）影像学检查:测定骨密度等,确诊有无骨质疏松。

（二）治疗要点

激素替代疗法可以补充由于卵巢功能下降而导致的性激素不足,从而纠正与性激素不足有关的健康问题。

（三）护理问题

1. 焦虑　与病程长、疗效不佳及其个性特点有关。

2. 有感染的危险　与不规则出血及局部抵抗力降低有关。

（四）护理目标

1. 患者能减轻焦虑情绪。

2. 尽量避免患者发生并发症感染等。

（五）护理措施

1. 一般护理　加强生理卫生知识宣传,解除顾虑,劳逸结合,稳定情绪,积极参加社会活动及体育锻炼,摄入足量蛋白质和含钙食物,定期妇科检查。

2. 对症护理　性激素替代疗法可改善围绝经期症状。

（1）长效雌激素:尼尔雌醇1～2mg/2周或5mg/月。

（2）雌、孕、雄激素复方药物:利维爱2.5mg/d,22～30天,口服后体内分解产物具有孕激素、雄激素和弱的雌激素活性,既不刺激子宫内膜增生,又可缓解症状。

（3）结合雌激素:倍美力,以雌酮成分为主,服用3个月后,能迅速减少围绝经期症状,增加保护心脏的作用,预防骨质丢失。序贯疗法:倍美力0.625mg,甲羟孕酮4mg。阴道给药:倍美力软膏0.5～2g,每日1次。

（4）孕激素:有雌激素禁忌证的患者可单独用孕激素,以对抗雌激素、促进子宫内膜生长的作用。如甲羟孕酮150mg肌内注射,可减轻潮热、盗汗,能维持2～3个月。

3. 用药护理　激素替代治疗时,要严格掌握适应证和禁忌证。

考点:激素应用的适应证和禁忌证

（1）适应证:① 绝经相关症状。②泌尿生殖道萎缩的问题。③低骨量及绝经后骨质疏松。

（2）禁忌证:①已知或怀疑妊娠。②原因不明的阴道出血或子宫内膜增生。③已知或怀疑患有乳腺癌。④已知或怀疑患有与性激素相关的恶性肿瘤。⑤6个月内患有活动性静脉或动脉血栓栓塞性疾病。⑥严重肝肾功能障碍。

4. 心理护理　帮助患者了解围绝经期是一个自然的生理过程,使其掌握必要的保健知识,主动参加各种社会活动,化解不良情绪,以乐观积极的心态适应这一变化,并顺利度过这一特殊时期。

5. 健康指导

（1）加强自我保健,积极参加体育活动,坚持锻炼,增加日晒时间,摄入足量蛋白质和含钙食物预防骨质疏松。

（2）注意清洁卫生,有潮热现象者,应勤换内衣内裤,保持外阴清洁,避免皮肤及泌尿生殖系统感染的发生。

（3）定期普查,及早发现围绝经期妇女的常见病、多发病,及早治疗。

（六）护理评价

1. 患者是否了解了围绝经期的有关生理知识,并积极配合治疗,焦虑情绪是否消失。

2. 患者是否有感染等并发症发生。

护考链接

围绝经期妇女性激素治疗的护理措施中,不正确的是

A. 严格遵照医嘱,按时、按量服药　　　　　B. 对围绝经期妇女,提倡大剂量使用雌激素
C. 在治疗期间如出现不规则阴道流血,应及时就诊　D. 口服大剂量雌激素,宜饭后服药
E. 药物剂量必须按规定在止血后才能开始减量

答案:B

考点:激素使用的注意事项

点评:围绝经期妇女使用性激素治疗应严格掌握适应证和禁忌证,大剂量使用雌激素有可能致子宫内膜癌。

小结

月经失调主要表现为月经周期、经期或经量异常,或伴发某些异常症状。可因器质性病变或下丘脑—垂体—卵巢轴调节机制失常所致。它包括功能失调性子宫出血、闭经、多囊卵巢综合征、痛经、围绝经期综合征等疾病。护理评估中注意询问病史,查找病因,重点询问月经的改变,结合年龄分析疾病的特点,对于老年女性患者阴道异常出血排除器质性病变,给予正确的护理措施。指导患者正确使用性激素及其注意事项,进行心理护理,健康指导,增强治疗的信心,养成良好的卫生习惯,定期妇科检查。

自测题

A₁ 型题

1. 功能失调性子宫出血是指（　　）
   - A. 生育期妇女的异常子宫出血
   - B. 青春期的异常子宫出血
   - C. 更年期妇女的异常子宫出血
   - D. 伴有轻度子宫内膜非特异性炎症的子宫出血
   - E. 由于神经内分泌功能失调引起的异常子宫出血

2. 下列哪项不是无排卵型功能失调性子宫出血的临床表现?（　　）
   - A. 多发生于青春期或更年期
   - B. 月经周期无一定规律性
   - C. 月经周期正常
   - D. 经期长短不一
   - E. 经量时多时少

3. 有关黄体发育不全,下述哪项是正确的?（　　）
   - A. 多见于青春期妇女　B. 基础体温单相
   - C. 月经周期缩短　　　D. 经期延长
   - E. 体温下降缓慢

4. 未婚女青年闭经,检查其卵巢功能简便易行的方法是（　　）
   - A. 阴道脱落细胞检查　B. 基础体温测定
   - C. 子宫颈黏液检查　　D. 子宫内活体组织检查
   - E. 尿中雌孕激素测定

5. 最为常见的闭经是（　　）
   - A. 丘脑下部性闭经　　B. 垂体性闭经
   - C. 卵巢性闭经　　　　D. 子宫性闭经
   - E. 以上都不是

6. 有关原发性痛经的陈述,正确的是（　　）
   - A. 患者雌激素水平异常升高可导致痛经
   - B. 子宫自主神经敏感性增加易发痛经
   - C. 经期子宫内膜前列腺素过度合成可致痛经
   - D. 子宫内膜组织缺氧引起痛经
   - E. 子宫内膜异位引起的痛经

7. 子宫内膜脱落不全患者刮取内膜活检的时间为（　　）
   - A. 月经干净后3日　　B. 月经第4日
   - C. 月经第5日　　　　D. 月经来潮6小时内
   - E. 两次月经之间

8. 下列为闭经患者提供的护理措施中不恰当的是（　　）
   - A. 向患者解释有关检查的意义,取得合作
   - B. 指导合理用药
   - C. 向患者讲述闭经的原因,澄清错误观念
   - D. 注意卧床休息,尽量避免到公共场所
   - E. 建立良好的护患关系,鼓励患者表达自己的情绪

9. 下列各项中,哪项为子宫性闭经?（　　）
   - A. 给予孕酮——有子宫出血
   - B. 给予孕酮——无子宫出血
   - C. 雌孕激素序贯用药——有子宫出血
   - D. 雌孕激素序贯用药——无子宫出血
   - E. 给予促性腺激素——有子宫出血

A₂ 型题

10. 某女,50岁,6个月前开始月经紊乱,并且出现潮热潮红症状,情绪易于激动,那么,她可能处在生命中的（　　）
    - A. 青春期　　B. 生育期　　C. 性成熟期
    - D. 围绝经期　E. 老年期

11. 某女,30岁,人工流产后,月经周期28~30天,经期8~12天,经量不定,根据临床表现,首先考虑（　　）
    - A. 正常月经　　　　　B. 无排卵型功血
    - C. 子宫内膜不规则脱落　D. 黄体发育不全
    - E. 子宫内膜慢性炎症

12. 某已婚妇女,25岁。婚后2年不孕,月经尚规律,停经45天后,阴道出血1个月,量少,无腹痛,妇科检查:宫颈充血,较软,子宫稍大,亦较

软,附件(一),宫颈黏液涂片为羊齿状结晶,尿妊娠试验(一)。上述病例下步的诊疗措施应为( )

A. 诊刮

B. 黄体酮 20mg/d,连续 5 日肌内注射

C. 避孕药口服

D. 大量雌激素止血

E. 子宫切除

13. 李女士,23 岁,未婚,主诉月经期腹痛剧烈,需服镇痛药并卧床休息。平时月经周期规律,基础体温呈双相。肛门检查:子宫前倾前屈位,大小、硬度正常,无压痛,两侧附件(一),分泌物白色。本病例最可能的诊断是( )

A. 子宫内膜炎 B. 痛经 C. 子宫肌瘤

D. 子宫腺肌病 E. 输卵管炎

14. 某女,50 岁,近 2~3 个月出现月经频发,周期短于 21 天,晨起时自感从胸部向颈部及面部扩散阵阵潮热。情绪容易激动,注意力不易集中,偶发心悸、胸闷等症状,遂到医院就诊。该患者可能的诊断是( )

A. 神经衰弱 B. 围绝经期综合征

C. 排卵性功血 D. 子宫内膜不规则脱落

E. 黄体发育不全

15. 某女,31 岁,既往体健,3 年前生育 1 胎。近 1 年经常转换地方,工作十分繁忙,现在"闭经"。其闭经最可能的原因为( )

A. 子宫性 B. 卵巢性 C. 垂体性

D. 下丘脑性 E. 其他因素

16. 某女,48 岁,月经紊乱近一年,经量时多时少,周期无规律,此次 2 个月未来潮,后出血近半个月。查体:子宫正常大小,质软,诊断为无排卵功能失调性出血,首选的止血方法是( )

A. 刮宫 B. 孕激素 C. 止血剂

D. 雌激素 E. 雄激素

17. 某女,15 岁,月经周期 7~10/15~20 天,量多,此次月经持续 10 余天未净,量多,基础体温单相,采用下列哪种止血较合适?( )

A. 诊断性刮宫

B. 孕激素 20mg/d,连续 5 日肌内注射

C. 克罗米酚

D. 大量雌激素止血后逐渐减量,2 周后加用孕激素

E. 氨甲苯酸

18. 某女,35 岁,曾生育 2 个女孩,近半年来月经不调,8~12/26 天,基础体温双相,月经第 6 天刮出子宫内膜病理为:仍可见分泌期内膜。应考虑什么诊断( )

A. 更年期月经紊乱 B. 不全流产

C. 黄体发育不全 D. 子宫内膜不规则脱落

E. 无排卵型功血

A_3 型题

某女,18 岁,有痛经史,否认性生活史,停经 37 天,阴道出血 3 天,伴腹痛两天半并恶心、呕吐 1 天。

(19~21 题共用题干)

19. 首要的诊断是( )

A. 宫外孕 B. 流产

C. 痛经 D. 功能失调性子宫出血

E. 经前期综合征

20. 首选的辅助检查是( )

A. 血常规 B. 尿 HCG C. 胎盘催乳素

D. B 超检查 E. 腹腔镜检查

21. 首选的治疗措施是( )

A. 止血 B. 止吐 C. 镇痛

D. 手术治疗 E. 雌孕激素序贯疗法

A_4 型题

患者,47 岁。近 2 年月经周期紊乱,血量多,此次又阴道流血 20 余天,伴头晕、心悸,查体:轻度贫血外观,子宫、附件正常。

(22~24 题共用题干)

22. 该患首先考虑的诊断是( )

A. 子宫肌瘤

B. 宫颈息肉

C. 无排卵功能失调性子宫出血

D. 有排卵功能失调性子宫出血

E. 子宫腺肌症

23. 该患者应如何处置?( )

A. 氨甲苯酸 B. 大剂量雌激素

C. 大剂量雄激素 D. 诊刮

E. 大剂量孕激素

24. 如果激素测定提示高促性腺激素与低雌激素结果,则该结果提示( )

A. 排卵性功血 B. 子宫内膜不规则脱落

C. 卵巢功能 D. 黄体功能不良

E. 闭经

(范凤卿)

第7章

妇科其他疾病患者的护理

生活中,不少女性承受着许多痛苦,如痛经、已婚夫妇想要宝宝的心愿无法实现、子宫脱垂带给老年妇女诸多的烦恼,等等。也许这其中有你或者你的亲人、朋友,作为医学生应如何及早为她们排除焦虑,尽快减轻痛苦呢?学完本章之后相信你一定有能力做到!

第1节 子宫内膜异位症患者的护理

案例7-1

某女,35岁,已婚,痛经半年,伴腰骶部酸胀疼痛。半年前原因不明开始出现痛经,有逐渐加重表现,未引起重视。本次月经来潮感到下腹胀痛,腰骶部酸胀疼痛,不能坚持上班及日常家务劳动,需服止痛药。既往月经规则,经量正常,无痛经。8个月前因节育环放置时间到期于月经期取出,后因出现痛经未再放置。25岁足月顺产一胎。

问题: 1. 如何对其进行护理?

2. 在护理之前还需要对患者作哪些方面的护理评估?

一、概　　述

子宫内膜异位症是指具有生长功能(活性)的子宫内膜组织(腺体和间质)出现在子宫内膜以外的部位,简称"内异症"(图7-1)。

(一)病因

病因不是很明确。近年有明显的增高趋势,是目前常见的妇科疾病之一。多发于生育年龄妇女,以25～45岁妇女多见,其发病率占生育年龄的10%左右。异位内膜可出现

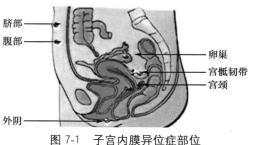

图7-1　子宫内膜异位症部位

在身体不同的部位,但大多数位于盆腔脏器及腹膜,临床上常称之为盆腔子宫内膜异位症。最多见的病变部位是卵巢(约占80%),可形成卵巢巧克力囊肿,其次为子宫骶骨韧带、子宫直肠陷凹和直肠阴道隔。异位子宫内膜还可出现在身体的其他部位如脐、膀胱、肾、输尿管、肺、胸膜、乳腺、淋巴结,甚至在手、臂、大腿等处。

考点: 子宫内膜异位症最常见的病变部位

(二)病理

其发病机制尚未完全阐明,目前主要以3种学说为主导理论:①种植学说(又称经血反流学说)。②体腔上皮化生学说。③诱导学说。流行病学调查提示与遗传有关,可能为多基因遗传,目前倾向于由多种机制、多种因素共同参与的结果。绝经后或切除双侧卵巢后异位内膜组织可逐渐萎缩吸收,妊娠或使用性激素抑制卵巢功能可暂时阻止此病的发展,故子宫内

103

膜异位症的发病与卵巢的周期性变化有关,是激素依赖性疾病。

链接

子宫内膜异位症是怎样形成的

子宫内膜异位症的形成可以概括为"三部曲",即黏附——侵袭——血管形成。异位的子宫内膜随卵巢激素的变化而发生周期性出血,周围纤维组织增生并形成粘连,在病变区出现紫褐色斑点或小疱,最后发展为大小不等的紫蓝色实质结节或包块。

(三)临床表现

1. 症状

(1)痛经:继发性、进行性加剧的痛经是其典型症状。

(2)月经失调:主要表现为月经量增多、经期延长或经前点滴出血等,个别为周期延长。

(3)不孕:可能与盆腔器官及组织广泛粘连、输卵管蠕动减弱、卵巢功能紊乱和自身免疫反应有关。

2. 体征

(1)子宫多后倾固定。

(2)直肠子宫陷凹、宫骶韧带或子宫后壁下段等部位扪及触痛性结节。

(3)子宫的一侧或双侧附件处扪到与子宫相连的囊性偏实、不活动包块,有压痛。有时在阴道后穹隆可见紫褐色小结节或包块。

二、护 理

(一)护理评估

1. 健康史 询问患者的年龄,婚育情况,了解痛经、剖宫产、流产、多次妊娠分娩史,询问计划生育史,有无长期应用口服避孕药的情况。评估有无宫颈狭窄或阴道闭锁等引起经血潴留的因素存在,并注意发病时间与这些因素的关系。不孕症患者要特别注意询问有无多次输卵管通液、碘油造影等宫腔操作史。

2. 身体状况 了解患者疼痛发生的时间、部位,有无其他症状等。

(1)痛经:是子宫内膜异位症的典型症状。具有继发性、进行性加剧的特点,疼痛多位于下腹部或腰骶部,可放射至阴道、会阴、肛门或大腿,常在月经来潮前1～2日开始,经期第1日最剧,以后逐渐减轻,月经干净时消失。

1)内膜异位至直肠、子宫直肠陷凹或子宫骶骨韧带时,可伴有肛门坠胀或性交痛,以月经来潮前更为明显。

2)腹壁瘢痕内膜异位者,经期出现瘢痕疼痛,瘢痕深部可扪及压痛的包块,月经干净后疼痛减轻。

3)卵巢巧克力囊肿破裂时,可出现突发性剧烈腹痛,伴有恶心、呕吐和肛门坠胀。

(2)月经失调:15%～30%患者表现为月经量增多、经期延长或经前点滴出血等,个别患者表现为周期延长。

(3)不孕:不孕率可高达40%。不孕的发生与盆腔器官及组织广泛粘连、输卵管蠕动减弱、卵巢功能紊乱和自身免疫反应有关。

(4)妇科检查:子宫多后倾固定。

1)异位于盆腔:直肠子宫陷凹、宫骶韧带或子宫后壁下段等部位扪及触痛性结节。

2)异位于卵巢:子宫的一侧或双侧附件处扪到与子宫相连的囊性偏实、不活动包块,有压痛。阴道后穹隆可见紫褐色小结节或包块(图7-2)。

3. 心理社会状况 患者常表现为焦虑、烦躁,缺乏治愈信心。

考点: 子宫内膜异位症典型症状

（1）未生育者担心影响生育。

（2）药物治疗的患者担心药物不良反应、月经恢复、是否出现男性化、停药后复发等。

（3）手术治疗患者担心手术效果、能否怀孕、症状是否减轻、是否影响生理功能等。

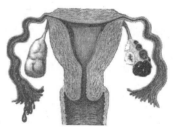

图 7-2　卵巢巧克力囊肿

考点：辅助检查中最佳办法及最有效的方法

4. 辅助检查　腹腔镜检查（见本书第 4 章第 5 节）是目前最佳的诊断方法，可直接窥视盆腔病灶的外观，并对可疑病变进行活体组织检查。B 超是辅助检查的有效方法。

（二）治疗要点

据患者的年龄、症状、病变部位和范围以及对生育的要求等全面考虑，可采用手术、药物治疗及药物与手术联合治疗。

1. 手术治疗　适用于年轻有生育要求或重症患者，特别是药物治疗无效者。目前腹腔镜是手术治疗子宫内膜异位症的主要手段。

2. 药物治疗　适用于症状轻、希望生育的年轻患者。药物治疗常用性激素导致患者较长时间闭经，可采用大量孕激素假孕疗法、达那唑假绝经疗法等。

（三）护理问题

1. 疼痛　与异位内膜引起局部病变有关。

2. 焦虑与恐惧　与不孕、疗程长、药物不良反应、手术效果及不能正常性生活有关。

（四）护理目标

1. 患者能采取应对疼痛的方法，使疼痛减轻或基本消失。

2. 患者能够面对疾病，情绪平稳，主动配合医疗。能了解所用药物的不良反应。

（五）护理措施

1. 一般护理　向患者解释痛经的原因，告知患者在月经期应注意休息、保暖、保持心情愉快。疼痛时可采用热水袋敷下腹部。

2. 病情观察

（1）接诊后患者：观察疼痛时有无肛门坠胀，有无进行性加重。

（2）药物治疗患者：观察药物疗效，疼痛有无减轻，月经紊乱情况；有无药物不良反应出现。有异常情况立即报告医生。

（3）手术患者：观察术后伤口是否愈合，症状是否减轻，是否怀孕。

3. 对症护理　依据药物治疗、手术治疗或联合治疗采取不同的护理措施。

（1）轻症患者的护理：病变轻微、无症状或症状轻微患者，可数月随访 1 次。

（2）非手术疗法的护理：对症状轻、要求生育的年轻患者，遵医嘱合理用药。告知患者及家属用药的目的、方法及注意事项等。

1）经期出现轻微疼痛者，按医嘱给予前列腺素合成酶抑制剂，如吲哚美辛、萘普生、布洛芬或双氯芬酸钠等对症治疗。

2）性激素治疗：性激素可抑制雌激素合成，使异位的子宫内膜萎缩或切断下丘脑—垂体—卵巢轴的刺激和出血周期，并对缓解疼痛有一定效果。如口服避孕药、孕激素受体调节剂（米非司酮）、孕三烯酮及达那唑等。

（3）手术治疗的护理：对无生育要求拟采用保留卵巢功能手术或根治性手术者做好术前和术后护理。

（4）不孕治疗的护理：配合医生完成不孕的各项检查。一旦妊娠，病变组织多坏死、萎缩，分娩后症状可缓解，甚至完全消失。

4. 用药护理

（1）孕激素：为首选药物。治疗中可能出现的低热、恶心、乏力、潮热、食欲减退、闭经等现象。治疗前向患者解释清楚，消除其顾虑，坚持服药，以免出现子宫出血或造成月经紊乱。服药期间若出现少许出血，可按医嘱加大剂量。出现闭经是正常现象，不能停药。

（2）达那唑：200mg 口服，每日 2～3 次，从月经第 1 日开始，持续用药 6 个月，如痛经不缓解或不出现闭经，遵医嘱可加大剂量至 200mg，每日 4 次。用药后可有恶心、体重增加、乳房缩小、痤疮、皮脂增加、多毛、头痛、潮热、性欲减退、阴道萎缩、肌痛性痉挛、情绪不稳定等表现。严重肝功能损害、高血压、心力衰竭、肾功能不全、妊娠等患者不宜应用。用药期间严格避孕，如怀孕应终止妊娠。

5. 心理护理　鼓励患者树立起战胜疾病的信心，坚持规范治疗，并注意减轻生活中的压力，保持身心愉快。

6. 健康指导

（1）加强宣传，防止经血反流：对有先天性生殖道畸形（如阴道横隔、残角子宫、无孔处女膜、宫颈闭锁或后天性炎性阴道狭窄、宫颈管粘连等）均应指导其尽早住院行手术治疗。经期一般不做盆腔检查，若有必要，应避免重力挤压子宫；月经期避免性生活；月经前及经期禁止做输卵管通畅检查。

（2）适龄婚育和药物避孕：妊娠可延缓子宫内膜异位症的发生发展，所以有痛经症状的患者适龄结婚及孕育；也可长期服用避孕药抑制排卵，促进子宫内膜萎缩和经量减少，使子宫内膜异位症发生机会相应减少。

（3）定期检查，做到"三早"：有家族遗传史的女性，应定期行妇科检查。子宫内膜异位症患者，则应按照医嘱，定期复诊或检查。

（4）加强营养，劳逸结合：指导患者坚持锻炼身体，加强营养，注意劳逸结合，保持心情舒畅，增强治疗信心，促进疾病好转。

护考链接

某女，32 岁，已婚未育，继发性痛经进行性加重，累及腰骶部半年。诊断为子宫内膜异位症，护士给予护理措施的内容是

 A. 建议尽快妊娠 B. 长期服用避孕药 C. 期待疗法，每月复查一次

 D. 可先进行药物治疗，妊娠后该病可改善 E. 确诊后尽快手术治疗

答案：D

点评：子宫内膜异位症患者常伴有不孕，如不进行药物治疗，病情将进一步加重，难以受孕。妊娠可延缓子宫内膜异位症的发生发展。对症状轻、要求生育的年轻患者，应遵医嘱合理用药。助孕技术常用于药物治疗无效患者；手术治疗是无生育要求患者首选的治疗方法。

（六）护理评价

1. 患者能否积极配合治疗，以缓解疼痛。

2. 患者是否减轻月经来潮的恐惧感，能否正确面对。能否减轻药物的不良反应。

第 2 节　子宫腺肌病患者的护理

一、概　　述

当子宫内膜腺体及间质侵入子宫肌层时,称为子宫腺肌病,以往称为内在性子宫内膜异位症,而将非子宫肌层的子宫内膜异位症称为外在性子宫内膜异位症以示区别。此病多发生于 40 岁以上的经产妇,约半数患者同时合并子宫肌瘤,约 15%的患者合并子宫内膜异位症(图 7-3)。

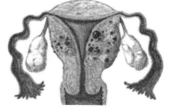

图 7-3　子宫腺肌病

（一）病因病理

目前认为多次妊娠和分娩时子宫壁创伤和慢性子宫内膜炎可能是导致此病的主要原因。此外,由于子宫基底膜下缺乏黏膜下层,且子宫腺肌病常合并有子宫肌瘤和子宫内膜增生过长,故有学者认为基底层子宫内膜侵入肌层可能与高雌激素刺激有关。

（二）临床表现

主要表现为痛经,经量增多,经期延长,可伴有贫血;妇科检查子宫增大,质硬压痛。可与其他类型子宫内膜异位症并见。

二、护　　理

（一）护理评估

1. 健康史　询问患者年龄、妊娠与分娩次数、宫腔操作如诊刮、人工流产、引产等相关病史。

2. 身体状况

（1）评估患者有无经量增多、经期延长以及逐渐加剧的继发性痛经,痛经常在月经来潮的前 1 周就开始至月经结束。

（2）妇科检查见子宫呈均匀性增大或有局限性结节隆起,质硬而有压痛,经期压痛尤为显著。约 30%患者无任何临床症状,故有时与子宫肌瘤不易鉴别。失血过多会造成不同程度的贫血。

3. 心理社会状况　患者对疼痛产生恐惧,对月经的改变出现焦虑,因性生活的不适影响夫妻感情而更加重患者心理负担,担心手术效果及术后的影响。

4. 辅助检查　通过 B 超、MRI、宫腔镜、腹腔镜、活体组织检查等,可协助了解病灶的位置、大小、形状及性质。

（二）治疗要点

据患者症状、年龄和生育要求而定,治疗的主要方法为手术治疗。对有生育要求的患者可行病灶切除术,药物治疗无效并有长期剧烈疼痛者,应行子宫切除术。卵巢是否保留取决于患者年龄和卵巢有无病变。目前尚无有效根治的药物,若给予非甾体消炎药对症治疗后症状可缓解或已近绝经期的患者,可采用保守治疗,用药可参照本章第 1 节子宫内膜异位症患者的护理。

（三）护理问题

1. 疼痛　与异位病灶有关。

2. 焦虑　与疼痛、月经改变有关。

3. 自我形象紊乱　与手术切除子宫有关。

4. 潜在并发症　失血性贫血。

（四）护理目标

1. 患者疼痛缓解或消失。

2. 焦虑减轻或消除。

3. 患者能正确认识自我,情绪稳定。

4. 患者失血性贫血得到控制或改善。

（五）护理措施

1. 一般护理　同本章第1节子宫内膜异位症患者的护理。

2. 病情观察　同本章第1节子宫内膜异位症患者的护理,还应注意观察月经量及痛经程度,患者的面色、血压,及时发现贫血状况。

3. 对症护理

（1）药物治疗患者的护理:按医嘱给予非甾体消炎药、口服避孕药、孕激素、达那唑和促性腺激素释放激素激动剂（GnRH-α）并向患者讲明用药的目的、方法、副作用,以取得患者的合作。

（2）子宫切除术患者的护理:根据所采取的手术方式配合医生做好术前准备及术后护理。特别要向患者说明手术的方式及术后的效果。手术方式有3种。

1）保留生育功能的手术:切净或破坏异位内膜病灶,保留子宫、双侧或一侧卵巢,至少保留部分卵巢组织。适用于年轻有生育要求的患者,特别是采用药物治疗无效者。

2）保留卵巢功能的手术:将子宫及盆腔内病灶（若合并有盆腔子宫内膜异位症）予以切除,至少保留一侧卵巢或部分卵巢以维持患者的卵巢功能。适用于年龄在45岁以下且无生育要求的重症患者。

3）根治性手术:行全子宫、双附件及盆腔内病灶切除。适用于45岁以上近绝经期或病情严重的年轻妇女。

4. 用药护理　同本章第1节子宫内膜异位症患者的护理。

5. 心理护理　同本章第1节子宫内膜异位症患者的护理。

6. 健康指导　加强锻炼,增加营养;积极治疗生殖器官炎症,特别是慢性子宫内膜炎;积极进行计划生育的宣传指导,避免多次妊娠、多次流产及刮宫、多次分娩及损伤;激素类药物必须在医生的指导下使用。

（六）护理评价

1. 患者疼痛是否缓解或消失。

2. 患者是否减轻焦虑。

3. 患者情绪是否稳定,能否配合治疗。

4. 患者贫血能否得到改善或纠正。

第3节　不孕症患者的护理

案例7-2

　　某女,30岁,婚后6年未孕,夫妻同居未避孕,性生活正常。平素健康,月经史:初潮16岁,经期3～5天,周期不规则,量少,无痛经。丈夫精液常规检查正常,女方全身检查正常。妇科检查:外阴阴道发育正常,宫颈光滑,子宫前位,大小正常,活动,双侧附件未触及异常。婚后3年未孕开始进行治疗,女方曾经接受人工周期加促排卵治疗,月经改善,但未受孕,停药后月经又不规则。现受孕心情较迫切。

问题: 1. 此夫妇治疗后未妊娠可能存在的原因是什么?

　　　　2. 针对该夫妇还应做哪些护理评估及健康指导?

一、概　　述

（一）概念

凡婚后有正常性生活、未避孕、同居 1 年未受孕者称为不孕症。如婚后未避孕而 1 年内从未妊娠者称原发性不孕；如曾有过妊娠而后未避孕连续 1 年不孕者称继发性不孕。夫妇一方有先天或后天解剖生理缺陷，医学上无法纠正导致不能受孕者称绝对不孕；夫妇一方因某种原因阻碍受孕导致暂时不孕，一旦得到纠正仍能受孕者称相对不孕(图 7-4)。

考点：不孕症的概念及女方最常见原因

（二）病因

不孕的原因有女方、男方或男女双方因素。

1. 女方原因　约占 60％，以输卵管因素和排卵障碍居多。

（1）输卵管因素：是不孕症最常见的原因。任何影响输卵管功能的因素都可导致不孕。

（2）卵巢因素：排卵障碍约占 25％，其原因有下丘脑—垂体—卵巢轴功能紊乱；卵巢病变；其他内分泌腺体如肾上腺及甲状腺功能异常也会影响卵巢功能，导致不排卵。

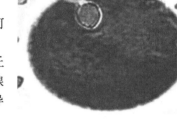

图 7-4　卵子受精

（3）子宫因素：主要为影响受精卵着床，导致不孕。

（4）宫颈因素：宫颈黏液功能异常、宫颈炎症等。

（5）阴道因素：外阴阴道发育异常、外阴阴道瘢痕或外阴阴道炎症导致性生活受影响，也可造成不孕。

2. 男方原因　约占 30％，主要是生精障碍与输精障碍。此外免疫因素和内分泌功能紊乱也可导致不孕。

3. 男女双方原因　有免疫因素、精神过度紧张等。

二、护　　理

（一）护理评估

详细询问病史，全面进行男女双方的身体评估及诊断性检查等，并注意排除全身性疾病。

1. 健康史

（1）询问病史：详细询问夫妇双方结婚年龄、有无两地分居、性生活情况，是否避孕、采取避孕措施的方法等。

（2）女方健康状况：重点询问月经史，了解既往有无甲状腺疾病等内分泌系统疾病、生殖器官炎症、生殖器官结核及全身慢性疾病史。对继发不孕者，还应了解以往流产或分娩经过，有无感染、死胎、产后大出血等病史。

（3）男方健康状况：了解有无结核病史、腮腺炎病史、烟酒嗜好，有无糖尿病等内分泌疾病。

2. 身体状况　不孕症患者常无明显身体不适。原发不孕患者应注意第二性征发育情况，了解有无多毛、肥胖、闭经、泌乳等情况。继发不孕患者常有下腹部隐痛、腰骶部酸痛、白带异常。对有继发性进行性痛经者，盆腔检查发现子宫后位、活动差、附件增厚、压痛、后穹隆处有触痛性结节等，考虑为子宫内膜异位症。

男方应到泌尿科或男科进行相关检查，了解有无内外生殖器官疾病。

3. 心理社会状况　不孕患者常有自卑、焦虑、无助感。患者可因多年不孕,四处求医,但效果不理想,对治疗失去信心;同时受到家庭、社会、经济状况等方面的压力,影响夫妻感情。

4. 辅助检查　男女双方应同时接受全身各系统的检查,并注意排除全身性疾病。

（1）女方检查:通过卵巢功能检查、输卵管通畅试验、宫腔镜检查、腹腔镜检查,查找不孕的原因。

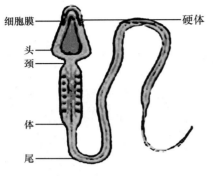

图 7-5　男性精子

（2）男方检查:常规检查精液,正常量 2~6ml,平均为 3ml;pH 为 7.0~7.8;常温放置 5~30 分钟后液化;精子密度为($20×10^9$~$200×10^9$)L;精子活动率>50%;正常形态的精子占 66%~88%(图 7-5)。

（3）夫妇双方经上述检查未发现异常时可进行以下试验

1）性交后试验:选择在预测的排卵期进行,试验前 3 日禁止性生活、阴道用药或冲洗。受试者在检查当天早晨性交,性交后 2~8 小时内接受检查,如显示精子穿过黏液能力差或精子不活动,应疑有免疫问题。阴道炎、宫颈管炎、黏液黏稠并有白细胞时,不宜做此试验。

2）宫颈黏液、精液相合试验:试验选在预测的排卵期进行,观察精子的穿透能力。若精子能穿过黏液并继续向前运行,提示精子活动力和宫颈黏液性状均正常,表明宫颈黏液中无抗精子抗体。

链接

护士如何接诊不孕症患者

妊娠是男女双方共同合作完成的一项工作,是男女双方爱情的结晶,因此,护士接诊不孕患者首先建议双方分别到男科和妇产科同时检查,尤其是男性先做检查。其次女方患者初诊应了解月经史,末次月经来潮时间,告知输卵管通畅试验、宫腔镜及腹腔镜检查均应在月经干净后 3~7 天,B 超测卵泡发育情况宜在排卵期前 5 天直到卵子排出,了解患者当前需要做哪些检查。最后根据患者实际情况,为其推荐一位本院不孕症治疗专家就诊。

（二）治疗要点

针对不孕症的病因进行处理,必要时根据具体情况选择辅助生殖技术。

（三）护理问题

1. 焦虑　与不孕、来自家人和社会的压力、求子心切等有关。

2. 社交孤立　与自卑、缺乏家人的支持、不愿与人沟通有关。

3. 知识缺乏　缺乏生殖系统解剖知识、性生殖常识。

（四）护理目标

1. 患者对不孕的认知有所改变,使焦虑缓解或消失。

2. 患者对不孕有正确认识,能积极配合进行检查治疗,主动与人沟通。

3. 患者具有一定的性医学知识,增强治疗的信心。

（五）护理措施

1. 一般护理　注意饮食均衡,坚持体育锻炼,增强体质。

2. 病情观察　监测基础体温、输卵管通畅术后情况。监测男方治疗后情况。

3. 对症护理

（1）协助医生进行相应的特殊检查,告知患者检查时间及注意事项。

（2）遵医嘱给予激素治疗,告知用药的方法及注意事项。

4. 心理护理　提供心理护理支持,学会自我放松。夫妇双方正确对待生育问题,绝对不孕患者,应充分尊重对方,介绍辅助生育技术的各种方法,通过这些方法也可获得受孕机会。

5. 健康指导

（1）宣传性生活基本知识及提高妊娠率的技巧。提示不孕症治疗的结局:治疗成功,发生妊娠;治疗失败,妊娠丧失或停止治疗。

（2）积极治疗原发病,保持健康生活状态,如戒烟、酒,注重营养,增强体质;正确认识夫妻性生活的涵义。

（3）选择适当的日期性交,并教会他们基础体温测定和预测排卵的方法;注意性交次数适当。

（4）帮助患者分析和比较几种人工辅助生殖技术,无论不孕夫妇作出何种选择,护理人员都应尊重他们的选择。

（六）护理评价

1. 患者的焦虑症状是否缓解或消失,对疾病的认识是否改变。

2. 患者能否积极配合进行检查治疗。

3. 患者是否了解生殖系统相关知识,是否增强了治疗疾病的信心。

护考链接

某女,28岁已婚5年,婚后2年,妊娠60天行人工流产,此后未避孕,夫妻同居未再受孕。末次月经2010年8月1日,月经史初潮15岁,5～7/28～30天,月经干净后5天来院就诊。

1. 该患者最可能的诊断是

A. 原发性不孕　　　　　B. 继发性不孕　　　　　C. 绝对不孕

D. 男方因素不孕　　　　E. 免疫性不孕

2. 导致该患者不孕的原因可能是

A. 卵巢因素　　　　　　B. 男方因素　　　　　　C. 免疫性因素

D. 输卵管阻塞　　　　　E. 子宫因素

3. 首要为其安排的辅助检查项目是

A. 卵巢激素测定　　　　B. B型超声测卵泡发育情况　　　C. 宫颈黏液检查

D. 腹部CT检查　　　　E. 阴道分泌物检查无炎症即行输卵管通畅试验

答案:1. B 2. D 3. E

点评:根据不孕症的定义,该妇女最可能为继发性不孕。继发性不孕最常见的病因为输卵管因素,故应首先为其进行输卵管通畅试验检查。该项检查应于月经干净后3～7天进行,注意检查前须排除阴道炎症。

第4节　辅助生殖技术患者的护理

一、概　　述

（一）概念

从受精到受精卵植入子宫内膜的整个过程中,有一个或几个环节经过人为方法,产生新一代个体的技术称为辅助生殖技术（ART）,也称为医学助孕。辅助生殖技术包括人工授精

（AI）、体外授精和胚胎移植（IVF-ET）、配子输卵管移植（GIFT）、无性生殖以及在这些技术基础上派生的各种新技术。

（二）辅助生殖技术

1. 人工授精　是指用器械将精液注入宫颈管内或宫腔内取代性交使女性妊娠的方法。按精液来源不同又分为丈夫精液人工授精（AIH）、供精者精液人工授精（AID）、混合精液人工授精（AIM）。

（1）适应证

1）AIH 的适应证：主要适用于男方患性功能障碍，精液正常或轻度异常但性交后试验异常经治疗无效者，女方先天或后天生殖道畸形，宫颈性不孕、宫颈黏液异常、抗精子抗体阳性等。

考点：人工授精的适应证

2）AID 的适应证：主要适用于精子存在质量问题：①严重的精液量减少。②低精子计数。③精子活动力低下。④其他，如男性遗传性疾病、双方血型不合或免疫性不孕。

3）AIM 的适应证：适用于丈夫少精症或精子质量差者。

链接

人工授精是如何实施的

　　患者取膀胱截石位，臀部略抬高，妇科检查确定子宫位置，以阴道窥器暴露子宫颈，无菌棉球拭净子宫颈外口周围黏液，用 1ml 干燥无菌注射器吸取精液 0.3～0.5ml 后接于人工授精的塑料管，通过插入宫腔的导管注入宫腔内以授精。

（2）禁忌证：目前尚无统一标准。主要有严重全身性疾病或传染病；严重生殖器官发育不全或畸形；严重宫颈糜烂、输卵管梗阻、无排卵。

（3）主要步骤

1）收集及处理精液：供精者用无菌取精杯经自慰法取精，液化保存。

2）女方实施促排卵或预测自然排卵技术。

3）择期进行人工授精：最佳时间为排卵前后的 3～4 日。于排卵前和排卵后各注射 1 次精液。

2. 体外授精与胚胎移植　即试管婴儿。体外授精是指从女方体内取出卵子，于试管内培养一个阶段与精子受精后，发育成早期胚泡。胚胎移植指将发育完好的胚泡移植到女方宫腔内使其着床发育成胎儿的全过程。

考点：试管婴儿最主要的适应证

（1）适应证：输卵管堵塞性不孕症是最主要的适应证；原因不明的不孕症；子宫内膜异位症经治疗长期不孕者；输卵管结扎术后子女发生意外者，或输卵管吻合术失败者；多囊卵巢综合征经保守治疗长期不孕者；其他如免疫因素、男性因素不孕者。

（2）主要步骤：促进、诱发排卵与监测卵泡发育；取卵；体外受精；胚胎移植。

（3）移植后处理：胚胎移植后需卧床 24 小时，限制活动 3～4 日，肌内注射黄体酮治疗，移植后第 14 日测定血 HCG，明显增高者提示妊娠成功，按高危妊娠加强监测管理。

3. 配子输卵管内移植　配子输卵管内移植是直接将卵母细胞和洗涤后的精子移植到输卵管壶腹部的一种助孕技术，是继体外授精和胚胎移植之后发展起来的比较成熟的助孕技术之一。

（1）适应证：原因不明的不孕症、男性不育（少精或弱精症）、免疫不孕、子宫内膜异位症及其他因素的不孕症。

（2）主要步骤：诱发超排卵；监测卵泡；处理精子；采卵[一般在注射促性腺激素（HMG）后 34～36 小时]；移植配子。

4. 供体移植　供胚来源于体外授精和胚胎移植中多余的新鲜胚胎、活冻存胚胎，受者与供者的月经周期需同步，适用于卵巢功能不良或患有严重遗传病患者。

5. 无性生殖　又叫克隆,是指生物体通过无性繁殖的方式,产生遗传性状与母体相似后代的过程。

二、护　　理

(一)护理评估

通过对不孕夫妇男女双方身体状况充分评估后,选择适合患者的辅助生殖技术方法,配合医生开展整体护理工作。

1. 详细询问病史和表现　包括年龄,既往不孕症治疗时的情况,超排卵治疗情况,包括促性腺激素的剂量、卵泡数量、一次助孕治疗中卵子数量、血清雌二醇(E_2)峰值、使用 HCG 的日期、取卵的日期、胚胎移植中的数量等,症状的发生,发展及严重程度。必须询问腹部症状、胸部症状、消化道症状、尿量、体重,并检查四肢有无凹陷性水肿。

2. 系统进行辅助检查　了解血常规、凝血酶原时间、血电解质、肝功能、肾功能及阴道超声检查结果,必要时遵医嘱行胸部 X 线摄片;如有呼吸系统症状,必须查血氧饱和度,并将结果告知主管医生。

(二)护理问题

1. 焦虑　与担心辅助生殖能否成功及可能出现的并发症有关。

2. 知识缺乏　缺乏对辅助生殖技术相关知识的了解。

(三)护理目标

1. 患者焦虑缓解,情绪稳定,积极配合医护人员进行治疗。

2. 患者经健康教育初步了解所应用的辅助生殖技术的相关知识。

(四)护理措施

1. 宣传相关技术及方法　在接诊患者时与其充分交流沟通,了解他们的心理状态,向他们初步讲解人类辅助生殖技术的医学常识、伦理法律、费用、治疗周期等,特别讲清本技术的成功率,做到知情选择。让夫妇双方懂得辅助生殖技术的实施步骤、治疗程序。告知受精的最佳时间及判断方法,教会接受人类辅助生殖技术的患者测量基础体温并准确记录,为不孕夫妇提供个性化的护理。

2. 遵医嘱实施护理措施　在用药过程中注意观察病情及可能出现的并发症,加强多胎妊娠产前检查的监护,要求患者提早住院观察,足月后尽早终止妊娠。

3. 协助医生完成诊疗技术操作

(1)术前准备:详细了解并记载月经史及近期月经情况,配合医生对女方进行妇科检查、B超检查、诊断性刮宫、子宫输卵管造影、基础体温测定、女性内分泌激素测定、自身抗体及抗精子抗体检查,男方进行精液检查,男女双方染色体检查,肝功能检查,血、尿常规检查等。

(2)术后护理要点

1)实施胚胎移植后,嘱患者卧床休息 6～24 小时,遵医嘱肌内注射黄体酮或 HCG;移植后 14 日,测定血 HCG 或行 B 超检查。提示妊娠成功者,按高危妊娠监护。

2)对已妊娠者,孕早期经 B 超检查诊断为多胎妊娠时,应告知患者做减胎术的意义。妊娠期和分娩期均按多胎妊娠高危监护处理。

3)经 ART 妊娠者,在妊娠早期的流产率和异位妊娠率较高,向他们讲解流产和异位妊娠的先兆症状,一旦发现疑似症状,立即就诊。

4)告知用药后不良反应:注射 HCG 后,一旦出现恶心、呕吐、腹胀等症状,及时就诊。通过 B 超监测卵巢情况,对重度卵巢过度刺激综合征者,建议住院观察治疗。

(五)护理评价

1. 患者焦虑是否得到缓解,是否能够配合治疗。
2. 患者是否了解到辅助生殖技术的相关知识。

第 5 节　子宫脱垂患者的护理

案例7-3

某女,65 岁,农民,孕 5 产 3,阴道有肿物脱出不能还纳 2 周。自诉阴道有肿物脱出 15 年,伴腰骶部酸痛,劳累时加重,卧床休息可减轻,严重时进行中药治疗,缓解后照常家务劳动。近两周不慎患咳嗽,感阴道内肿物脱出,休息后不回缩,伴异味分泌物。检查:阴道外见一鸭蛋大小肿物,表面充血,并见 2cm×3cm 溃疡点,有黄色分泌物,阴道黏膜膨出,潮红。

问题:1. 对该患者具体须做哪些护理评估?
　　　2. 患者此时该选择何种治疗办法? 其相应的护理措施有哪些?
　　　3. 请对患者开展健康指导

一、概　　述

子宫从正常位置沿阴道下降,宫颈外口达坐骨棘水平以下,甚至子宫全部脱出于阴道口,称为子宫脱垂。子宫脱垂常伴有阴道前壁和后壁脱垂。

(一)病因

造成子宫脱垂最主要的原因是分娩损伤,其次还有长期腹压增加、盆底组织发育不良或退行性变、产褥期过早下床进行体力劳动及负重等(图 7-6)。

(二)临床表现与分度

肿物脱出及腹部下坠感是子宫脱垂的主要表现。根据子宫颈、宫体与处女膜的关系分度(表 7-1、图 7-7)。

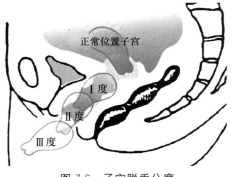

图 7-6　子宫脱垂分度

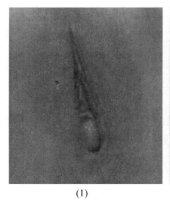

(1)

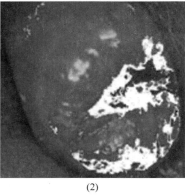

(2)

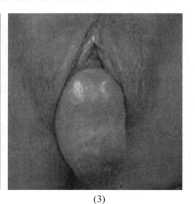

(3)

图 7-7　不同程度子宫脱垂

表 7-1　子宫脱垂分度

分度	定　义
Ⅰ度(轻)	宫颈外口距处女膜缘小于4cm,未达处女膜缘
Ⅰ度(重)	宫颈外口已达处女膜缘,在阴道口可见到宫颈
Ⅱ度(轻)	宫颈已脱出阴道口外,宫体仍在阴道内
Ⅱ度(重)	宫颈及部分宫体已脱出于阴道口外
Ⅲ度	宫颈及宫体全部脱出至阴道口外

护考链接

某女,腰骶部酸痛10年,外阴有肿物脱出2年,疑为子宫脱垂,妇科检查见宫颈峡部上约1cm已脱出阴道外口。该妇女子宫脱垂的分度是

A. 子宫脱垂Ⅰ度(轻)　　　　B. 子宫脱垂Ⅱ度(轻)　　　　C. 子宫脱垂Ⅱ度(重)

D. 子宫脱垂Ⅲ度　　　　　　E. 子宫脱垂Ⅰ度(重)

答案:C

点评:宫颈峡部是区分宫体与宫颈解剖标志,宫颈峡部以下为宫颈,峡部以上为宫体,故该妇女应为子宫脱垂Ⅱ度重型。

考点:子宫脱垂的概念与分度

二、护　　理

(一)护理评估

1. 健康史　重点了解患者生育史,分娩方式及经过,有无产程延长、阴道助产、盆底组织裂伤等病史,还应评估患者其他系统健康状况如盆、腹腔肿瘤、慢性咳嗽、习惯性便秘、长期蹲位劳动、营养状况等情况。

2. 身体状况　子宫脱垂患者病情较轻时(Ⅰ度),常无自觉症状;病情较重时(Ⅱ度、Ⅲ度),常出现以下不同程度的临床表现。

(1)腹部下坠感及腰骶部疼痛。

(2)肿物自阴道脱出:患者在行走、劳动、下蹲或排便等腹压增加时,有块状物自阴道口脱出,初起块状物于卧床休息后可缩回或消失,随着病情进展,脱出物体积增大,不能自行回缩,需用手还纳,甚至不能回纳。

(3)大小便异常:Ⅲ度脱垂患者容易出现尿潴留、压力性尿失禁。但卧床休息后症状减轻,易引发尿路感染;直肠膨出引起便秘、排便困难。

(4)通过妇科检查等评估脱垂子宫的程度,宫颈、阴道壁有无溃疡及溃疡面的大小、深浅等。检查是否有压力性尿失禁。

考点:子宫脱垂的临床表现

3. 心理社会状况　长期子宫脱垂的患者行动不便,不能从事体力劳动,大小便异常影响生活质量导致其烦恼、焦虑、情绪低落等心理反应,不愿与他人交往。

(二)治疗要点

根据子宫脱垂的严重程度,是否有症状或合并压力性尿失禁选择个体化的治疗方案。治疗以安全、简单和有效为原则。无症状者不需治疗,有症状者可采用保守治疗或手术治疗,有并发症者须进行手术矫治。

（三）护理问题

1. 焦虑　与子宫脱垂影响生活质量及缺乏相应知识有关。

2. 慢性疼痛　与子宫下垂牵拉韧带、宫颈及阴道壁溃疡有关。

3. 自我形象改变　与子宫脱垂及切除子宫有关。

（四）护理目标

1. 患者情绪稳定。

2. 患者能应用减轻疼痛的方法，使疼痛减轻或消失。

3. 患者重塑自我形象，保持女性自信。

（五）护理措施

1. 一般护理

（1）改善患者全身状况，加强营养。鼓励患者饮食高蛋白、高维生素食品。

（2）保持外阴清洁，保护脱出阴道口的组织，每日用1∶5000高锰酸钾溶液坐浴，擦干后涂己烯雌酚或鱼肝油软膏于溃疡面上。

2. 病情观察　观察患者子宫脱垂程度，注意有无大小便困难及阴道分泌物的性状、颜色、气味等。

3. 对症护理

（1）支持疗法的护理：告知患者子宫脱垂的原因，积极治疗原发疾病，避免重体力劳动。教会患者做盆底肌肉运动，每日3次，每次5～15分钟。

（2）子宫托治疗的护理：教会患者正确使用子宫托。

1）放托：选择大小适宜的子宫托。放置前排空大小便，洗手，取蹲位两腿分开，一手持子宫托柄，托盘呈倾斜位置入阴道，直至子宫托盘达子宫颈，然后屏气，同时上推托柄，使托盘牢牢吸附在宫颈上。放妥后，将托柄弯度朝前，正对耻骨弓下方（图7-8、图7-9）。

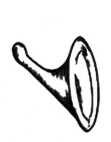
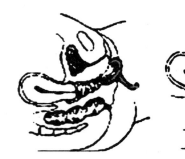

图7-8　喇叭形子宫托　　　　图7-9　子宫托的放置

2）取托：手持子宫托柄，上下左右轻轻摇动，等负压消失后向后外方牵拉，即可自阴道滑出。

3）注意事项：子宫托大小应因人而异，以放置后不脱出又无不适感为宜。子宫托应在每晨起床后放入，每晚睡前取出，并洗净放置于清洁杯内备用，久置不取可发生子宫托嵌顿，甚至生殖道瘘。绝经后患者宜在应用子宫托前4～6周开始阴道内置雌激素霜剂，并在放托的过程中长期使用。保持阴道清洁，月经期和妊娠期暂停放托。放托后应每3～6个月复查1次。

（3）手术患者的护理：术前5日开始进行阴道冲洗，对Ⅱ、Ⅲ度子宫脱垂的患者，特别是有溃疡者，阴道冲洗后局涂40%紫草油或含抗生素的软膏，并勤换内裤。术后应卧床休息

考点：子宫脱垂术后患者的护理

7～10日;留置尿管5～7日;避免增加腹压的动作,如下蹲、咳嗽等;术后用缓泻剂预防便秘;每日行外阴擦洗,并注意观察阴道分泌物的特点;应用抗生素预防感染。

护考链接

某女,65岁,子宫Ⅲ度脱垂,医生经阴道为其行子宫脱垂加阴道前后壁膨隆修补术。

1. 患者应采取的体位是

A. 半卧位　　　B. 自由体位　　　C. 平卧位　　　D. 侧卧位　　　E. 头高足低位

2. 以下护理措施中,不合适的是

A. 术后每天外阴擦洗2次,保持外阴清洁　　B. 术后3个月开始不从事重体力劳动

C. 术后积极预防和治疗咳嗽与便秘　　　　D. 术后3个月开始来院复查

E. 术后禁止半卧位,留置尿管5天

答案:1.C　2.D

点评:经阴道行子宫脱垂加阴道前后壁膨隆修补术后,宜平卧位,禁止半卧位,以降低外阴、阴道张力。术后2个月复查伤口愈合情况,3个月后再次复查,确认是否完全恢复。

4. *心理护理*　关心患者,耐心讲解子宫脱垂的疾病知识和预后,解答患者提出的问题。

5. 健康指导

(1)出院指导:术后休息3个月,半年内避免重体力劳动,禁止盆浴及性生活。术后2个月复查伤口愈合情况;3个月后再次复查。确认完全恢复后方可恢复性生活。

(2)预防指导:积极宣传产后护理知识,进行产后锻炼,避免重体力劳动;积极治疗慢性咳嗽、便秘等疾病;实行计划生育。

(六)护理评价

1. 患者能否说出减轻焦虑的应对措施,并积极应用。

2. 患者疼痛是否减轻或消失。

3. 患者能否正确对待手术创伤,恢复病前女性自尊与自信。

第6节　压力性尿失禁患者的护理

一、概　　述

压力性尿失禁是指在增加腹压甚至休息时,膀胱颈和尿道不能维持一定的压力而有尿液溢出。

1. *病因*　产伤是引起压力性尿失禁的重要原因。

2. *临床表现*　溢尿是患者的主要症状

考点:压力性尿失禁的重要原因

二、护　　理

(一)护理评估

1. *健康史*　了解患者有无产程延长、阴道助产及盆底组织裂伤等病史。

2. *身体状况*　重点评估患者尿失禁的严重程度。

(1)溢尿:轻者在增加腹压如咳嗽、打喷嚏等活动时有尿液溢出,重者休息时也有尿液溢出。

(2)检查:患者取膀胱截石位,用力咳嗽观察有无尿液自尿道口溢出。若有尿液溢出,检查者用示、中两指伸入阴道内,分别轻压阴道前壁及尿道两侧,再嘱患者咳嗽,尿液不再溢出,

提示患者有压力性尿失禁。

3. 心理社会状况　因长期尿液溢出,出行不便或影响日常工作生活,心理压力大,出现焦虑、孤独、自卑感。

（二）治疗要点

非手术治疗包括盆底肌肉锻炼、药物、电刺激疗法等;亦可采用手术治疗,阴道前壁修补术是压力性尿失禁首选治疗方法。

（三）护理问题

1. 焦虑　与尿液自溢影响日常工作、生活有关。

2. 舒适改变　与尿液自溢有关。

（四）护理目标

1. 患者情绪稳定。

2. 患者恢复正常排尿功能。

（五）护理措施

1. 一般护理　热情接待患者,协助患者做好检查前的准备。保持外阴清洁干燥,勤换内裤。

2. 病情观察　告知患者多饮水,排尿间隔时间不宜过长,严格记录排尿时间、次数。

3. 对症护理　按医嘱指导患者坚持正确、规范的盆底肌肉锻炼 ,30％～70％的患者经过3个月以上的锻炼症状有所改善。遵医嘱用药,配合医生进行电刺激疗法。对施行手术的患者,遵医嘱做好术前及术后护理。

4. 心理护理　帮助患者正确认识疾病,解释各种治疗方法,使其正视疾病,树立战胜疾病信心,配合治疗。

5. 健康指导　积极治疗原有可致腹压增加的疾病;避免长期蹲位、站立工作或重体力劳动;注重体育锻炼,增强体质。

（六）护理评价

1. 患者的情绪是否稳定。

2. 患者正常排尿功能是否恢复。

第7节　生殖道瘘患者的护理

生殖道瘘是指生殖道与其邻近器官之间有异常通道。临床上以尿瘘最多见,其次为粪瘘,子宫腹壁瘘极罕见(图7-10)。

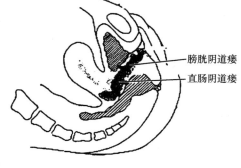

膀胱阴道瘘
直肠阴道瘘

图7-10　尿瘘与粪瘘

考点:膀胱阴道瘘最常见的原因

一、尿　　瘘

（一）概述

尿瘘是指生殖道与泌尿道之间形成的异常通道。表现为尿液从瘘孔不断外流而无自主排尿,以膀胱阴道瘘最多见,有时可两种或多种类型的尿瘘并存。尿瘘的病因有产伤、妇科手术损伤、生殖系统晚期癌症、结核浸润膀胱及尿道、放射治疗、长期放置子宫托等。

（二）护理

1. 护理评估

（1）健康史：详细询问其既往史,尤其与肿瘤、结核、接受放射治疗等相关的病史;了解有无难产及盆腔手术史,是否接受过子宫托治疗。

（2）身体状况

1）漏尿:漏尿的时间与病因有关,应询问患者漏尿的特点。胎头压迫软产道所致多在产后 3～7 日出现;创伤性尿瘘,常在手术后立即出现。漏尿的表现形式因瘘孔的部位而不同。膀胱阴道瘘通常不能控制排尿,如为膀胱内小漏孔则表现为患者取某种体位时漏尿。

2）继发感染:因尿液长期刺激可导致外阴炎、尿路感染,表现为外阴不适、瘙痒、尿频、尿急等。

3）闭经：不少患者伴有闭经或月经稀发,其原因尚不清楚,可能与精神创伤有关。

4）妇科检查：外阴出现湿疹,表浅溃疡。注意观察尿液自阴道流出的形式,明确漏孔的部位、大小及周围瘢痕的情况。

（3）心理社会状况:因漏尿,出行不便或影响日常工作生活,心理压力大,出现焦虑、孤独、自卑感。

（4）辅助检查:通过亚甲蓝试验、靛胭脂试验、膀胱及输尿管镜检查、排泄性尿路造影等检查,可了解尿瘘的类型及瘘孔的位置。

> **链接**
>
> **什么是亚甲蓝试验**
>
> 亚甲蓝是一种蓝色的试剂,亚甲蓝试验主要用于鉴别尿瘘的部位。检查者将 200ml 的亚甲蓝溶液经尿道注入膀胱,若见阴道内流出蓝色液体则为膀胱阴道瘘;若阴道内流出正常尿液,表明瘘孔在膀胱以上的部位。

2. 治疗要点　尿瘘以手术治疗为主。创伤型尿瘘的手术应在发现尿瘘后及时修补或在原妇科手术后 3～6 个月进行;结核或肿瘤放疗所致的尿瘘应在病情稳定 1 年后择期手术。

3. 护理问题

（1）皮肤完整性受损:与漏尿浸渍外阴皮肤致外阴炎有关。

（2）社交孤立:与长期漏尿,不愿与人交往有关。

（3）自我形象紊乱:与长期漏尿所致心理压力有关。

4. 护理目标

（1）患者住院期间,外阴炎得到控制。

（2）患者逐渐恢复正常的人际交往减轻自卑感。

（3）患者了解漏尿引起的身体变化,并增强治愈的信心。

5. 护理措施

（1）一般护理:鼓励患者饮水,一般每日饮水不少于 3000ml,必要时按医嘱给予静脉输液以保证液体入量。对妇科手术后所致小瘘孔的尿瘘患者应留置尿管,采取使瘘孔高于尿液面的卧位,使小瘘孔自行愈合。保持外阴清洁干燥 。

（2）病情观察:观察漏尿时的伴随症状,对已行尿瘘修补术的患者,注意术后愈合情况,有无继续漏尿等。

（3）对症护理:手术患者遵医嘱做好术前、术后护理,具体同外阴阴道手术患者的护理。

（4）心理护理:告知患者及家属,本病可通过手术治疗,增强其战胜疾病的信心,鼓励患者及家属积极配合医护人员的工作,解除患者自卑心理。

（5）健康指导：手术成功者，按医嘱继续服用抗生素或雌激素药物，3个月内禁止性生活及重体力劳动；手术失败者，指导患者保持外阴清洁，并告知下次手术的时间，使患者树立再次手术信心。

二、粪　　瘘

粪瘘是指肠道与生殖道之间有异常通道，致使粪便自阴道排出，以直肠阴道瘘居多。引起粪瘘的主要原因为产伤，还见于妇产科手术损伤、长期放置子宫托、生殖道癌肿晚期组织破溃或放疗不当等。患者表现为无法自主排便，粪便从瘘孔不断外流出现漏粪。检查见外阴、臀部有皮疹甚至溃疡，阴道窥器检查可见瘘孔部位，经钡剂灌肠可协助明确瘘孔的位置。

粪瘘以手术治疗为主。手术或产伤引起的粪瘘应及时修补；先天性直肠阴道瘘无合并肛门闭锁者，应在15岁左右、月经来潮后进行修补；压迫坏死造成的粪瘘，应在3～6个月后，炎症完全消退再行手术。

第8节　女性生殖器官发育异常患者的护理

女性生殖器官在胚胎期发育形成过程中，受某种内在或外在因素的干扰，可导致发育异常。常见的生殖器官发育异常有处女膜闭锁、阴道横膈、阴道纵隔、阴道闭锁、先天性子宫发育不全、双子宫、双角子宫等。本节介绍处女膜闭锁与阴道闭锁。

一、处女膜闭锁

（一）概述

处女膜闭锁又称无孔处女膜，临床较常见。青春期前常无临床表现，至青春期初潮时，经血不能排出，淤积在阴道内，数月后逐渐发展至子宫积血。多数患者在青春期后发现，少数患者因婚后性生活困难而就医时确诊（图7-11）。

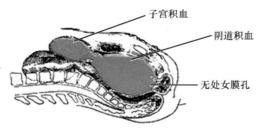

子宫积血

阴道积血

无处女膜孔

图7-11　处女膜闭锁与阴道子宫积血

（二）护理

1. 护理评估

（1）健康史：主要评估患者年龄，是否已进入青春期，有无月经来潮及周期性下腹痛史。

（2）身体状况：青春期后出现周期性下腹痛而无月经血排出，腹痛呈进行性加重。检查可见处女膜向外膨隆，表面呈紫蓝色，无阴道开口。行直肠腹部诊可在下腹部扪及位于阴道包块上方的另一较小包块，压痛明显。

（3）辅助检查：B型超声检查可发现子宫及阴道内有积液。

2. 治疗要点　确诊后立即手术治疗。

3. 护理措施

（1）一般护理：向患者解释痛经的原因，告知患者应在确诊后立即手术及术后疗效，做好思想准备。

（2）手术患者的护理：做好术前外阴消毒、麻醉准备等阴式手术护理。术后留置尿管1～

2 日,外阴部置消毒会阴垫,每日外阴擦洗 1~2 次。术后遵医嘱给予抗感染用药。

（3）健康指导:保持外阴清洁,术后 1 个月于月经来潮后复查。

二、阴道发育异常

（一）概述

先天性阴道发育异常主要有阴道横膈、阴道纵隔、阴道闭锁、先天性无阴道,常合并先天性子宫发育不全、无子宫或双子宫,但卵巢一般正常。

（二）护理

1. 护理评估

（1）健康史:主要评估患者年龄,是否已进入青春期,有无月经来潮及周期性下腹痛史,已婚妇女应了解性生活情况。

（2）身体状况

1）阴道闭锁:青春期后出现周期性下腹痛而无月经血排出,腹痛呈进行性加重,与处女膜闭锁相似。检查闭锁处黏膜表面色泽正常,亦不向外膨隆。行直肠腹部诊可在下腹部扪及较处女膜闭锁位置高的包块,压痛明显。

2）先天性无阴道:青春期后无月经来潮,或婚后性交困难。检查见外阴与第二性征发育正常,但无阴道口或仅见一浅凹陷。

3）阴道纵隔:绝大多数无症状,少数婚后性交困难,不孕,极少数于分娩时产程进展缓慢才确诊。

4）阴道横膈:横膈位于下段者可因性生活不满意就诊,但位于下段者少大多数位于上、中段交界处而无症状。也可在分娩时因阻碍胎先露下降而确诊。

（3）辅助检查:B 超或彩色超声检查可发现阴道异常。

2. 治疗要点
阴道闭锁确诊后应尽早手术治疗;先天性无阴道可于婚前进行手术;阴道横膈与阴道纵隔无症状者无需处理。

3. 护理措施

（1）一般护理:向患者解释自身阴道发育异常可能带来的后果,告知患者手术治疗的时间及术后可能的效果,做好思想准备。

（2）手术患者的护理:配合医生做好术前外阴消毒、麻醉准备等阴式手术护理。阴道闭锁手术患者术后护理同处女膜闭锁;先天性无阴道患者须行人工阴道成形术,术后护理同外阴阴道手术患者的护理。

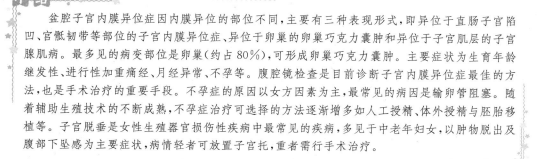

小结

　　盆腔子宫内膜异位症因内膜异位的部位不同,主要有三种表现形式,即异位于直肠子宫陷凹、宫骶韧带等部位的子宫内膜异位症、异位于卵巢的卵巢巧克力囊肿和异位于子宫肌层的子宫腺肌病。最多见的病变部位是卵巢(约占 80%),可形成卵巢巧克力囊肿。主要症状为生育年龄继发性、进行性加重痛经、月经异常、不孕等。腹腔镜检查是目前诊断子宫内膜异位症最佳的方法,也是手术治疗的重要手段。不孕症的原因以女方因素为主,最常见的病因是输卵管阻塞。随着辅助生殖技术的不断成熟,不孕症治疗可选择的方法逐渐增多如人工授精、体外授精与胚胎移植等。子宫脱垂是女性生殖器官损伤性疾病中最常见的疾病,多见于中老年妇女,以肿物脱出及腹部下坠感为主要症状,病情轻者可放置子宫托,重者需行手术治疗。

自测题

A₁ 型题

1. 子宫内膜异位最经常侵犯的部位是(　　)
   A. 输卵管　　　　B. 直肠子宫陷凹
   C. 子宫后壁下段　D. 宫骶韧带
   E. 卵巢

2. 目前诊断子宫内膜异位症的最好方法是(　　)
   A. 诊断性刮宫　　　　B. B超
   C. 子宫输卵管碘油造影　D. 腹腔镜检查
   E. 妇科检查

3. 子宫内膜异位症的好发年龄是(　　)
   A. 青春期　B. 生育年龄　C. 围绝经期
   D. 老年期　E. 儿童期

4. 对于症状明显,年轻且要求生育的子宫内膜异位症妇女首选下列哪种治疗?(　　)
   A. 腹腔镜手术　B. 假绝经疗法　C. 剖腹手术
   D. 假孕疗法　　E. 观察

5. 治疗子宫内膜异位症时,下列哪项药物作为首选?(　　)
   A. 雌激素　　B. 孕激素　　C. 雄激素
   D. 达那唑　　E. 前列腺素

6. 有关子宫内膜异位症的预防,哪项是错误的?
   (　　)
   A. 经期不做盆腔检查
   B. 及早治疗生殖道畸形
   C. 防止外阴部感染
   D. 有痛经症状的妇女适龄结婚和生育
   E. 月经前禁止做输卵管通畅检查

7. 导致子宫脱垂的主要原因是(　　)
   A. 长期便秘　　B. 先天发育不良
   C. 缺乏雌激素　D. 慢性咳嗽
   E. 分娩损伤

8. 子宫脱垂Ⅱ度轻型(　　)
   A. 子宫颈外口距处女膜缘<4cm
   B. 子宫颈及宫体全部脱出阴道外
   C. 子宫颈脱出阴道口,但宫体在阴道内
   D. 子宫颈及部分宫体脱出阴道外
   E. 子宫颈外口达到处女膜缘

9. 子宫脱垂Ⅱ度重型(　　)
   A. 子宫颈外口距处女膜缘<4cm
   B. 子宫颈脱出阴道口,但宫体在阴道内
   C. 子宫颈外口达到处女膜缘

D. 子宫颈及部分宫体脱出阴道外
E. 子宫颈及宫体全部脱出阴道外

10. 下列不是子宫脱垂患者的临床特点是(　　)
    A. 自觉外阴有块状物脱出
    B. 尿潴留
    C. 腰骶部酸痛和下坠感
    D. 常伴有张力性尿失禁
    E. 伴有月经失调

11. Ⅲ度子宫脱垂是指(　　)
    A. 子宫下降,宫颈外口距阴道口4cm内
    B. 宫颈口于阴道口即可看到
    C. 宫颈与全部宫体脱出阴道外
    D. 宫颈及部分宫体已脱出阴道外
    E. 宫颈脱出阴道外

12. 教会患者做缩肛锻炼是下列哪种疾病的护理措施?(　　)
    A. 子宫脱垂　B. 尿瘘　C. 会阴外伤
    D. 外阴血肿　E. 子宫内膜异位症

13. 对子宫脱垂患者使用子宫托的目的是(　　)
    A. 手术治疗的术前准备
    B. 有利于恢复盆底组织张力
    C. 减轻患者肉体上和精神上的折磨
    D. 防止外阴部继发感染
    E. 使患者局部清洁

14. 下列子宫脱垂常用的手术方法哪项除外?(　　)
    A. 阴道前后壁修补术　B. 阴道子宫切除术
    C. 阴道纵隔成形术　　D. 阴道前后壁切除术
    E. 经阴道子宫切除术及阴道后壁修补术

15. 下列哪项可不进行手术治疗?(　　)
    A. 子宫脱垂Ⅰ度
    B. 子宫脱垂伴尿失禁
    C. 子宫脱垂伴阴道膨出
    D. 子宫脱垂Ⅱ度重型
    E. 子宫脱垂Ⅲ度

16. 子宫脱垂患者用1:5000高锰酸钾溶液坐浴,正确的是(　　)
    A. 2次/日,15～20分钟/次
    B. 3次/日,30～50分钟/次
    C. 4次/日,20～30分钟/次
    D. 2次/日,50～70分钟/次
    E. 隔日1次,1小时/次

17. 除哪项外均应做好预防子宫脱垂保健?（　　）
    A. 哺乳期　　B. 孕期　　C. 产褥期
    D. 青春期　　E. 更年期

18. 原发性不孕症的定义是（　　）
    A. 夫妇同居性生活正常,未避孕 2 年未孕者
    B. 夫妇同居性生活正常,未避孕 1 年未孕者
    C. 夫妇同居性生活正常,虽第 1 次婚姻曾生育,此后未避孕 1 年未孕者
    D. 夫妇同居婚后 1 年未孕,一方有无法纠正的解剖生理缺陷者
    E. 夫妇同居性生活正常,虽第 1 次婚姻曾生育,此后未避孕 2 年未孕者

19. 造成女性不孕的最常见原因是（　　）
    A. 不排卵　　　　　B. 输卵管因素
    C. 重度宫颈糜烂　　D. 子宫内膜异位症
    E. 子宫黏膜下肌瘤

20. 不孕症妇女了解有无排卵最简单的方法是（　　）
    A. 诊断性刮宫　　　B. 子宫颈黏液检查
    C. 基础体温测定　　D. 阴道侧壁涂片
    E. 激素水平测定

21. 不孕症中,女性不孕因素约占（　　）
    A. 30%　　B. 40%　　C. 50%
    D. 60%　　E. 70%

22. 探查不孕病因的检查中有助于预测排卵最直观的手段是（　　）
    A. 超声检查
    B. 内分泌测定
    C. 宫腔镜—腹腔镜联合检查
    D. 子宫输卵管碘油造影
    E. 腹腔镜检查

23. 下列为不孕症妇女提供的指导内容中,哪项除外?（　　）
    A. 男女双方都应该做必要的检查
    B. 最好在排卵后 24 小时内进行性生活
    C. 最好采用人工授精及胚泡植入等技术
    D. 鼓励患者坚持接受正规的治疗方案
    E. 教会不孕症妇女预测排卵的方法

24. 输卵管通畅试验的禁忌证是（　　）
    A. 无阴道炎白带常规检查无异常
    B. 术前 1 天曾经有性生活
    C. 妇科查体宫旁无压痛及增厚
    D. 月经干净后 3～7 天内
    E. 诊刮的病理报告无结核及子宫内膜炎症

25. 供精人工授精不适用于以下哪种情况（　　）
    A. 母儿血型不合不能得到存活新生儿
    B. 男方为不良遗传基因携带者
    C. 输精管复通失败
    D. 男方不可逆的无精症
    E. 心理因素导致性交不能等不育

26. 体外受精与胚胎移植(试管婴儿)最主要的适应证是（　　）
    A. 男性不育　　　　　B. 原因不明的不孕症
    C. 卵巢功能不育　　　D. 输卵管阻塞性不孕
    E. 子宫内膜异位症

A₂ 型题

27. 某女,35 岁,慢性盆腔疼痛经期加重不能缓解 10 年,疑患子宫内膜异位症,建议患者做何种检查确诊?（　　）
    A. 宫腔镜　　　　　B. CA125 检查
    C. 腹腔镜　　　　　D. B 型超声检查
    E. CT 检查

28. 某女,69 岁,子宫Ⅱ度脱垂合并阴道前后壁膨出。行阴道式子宫全切术加阴道前后壁修补术,术后护理措施正确的是（　　）
    A. 术后 3 天行盆浴
    B. 术后进少渣半流食 8 天
    C. 留置尿管 3～5 天
    D. 术后每日测生命体征 2 次至正常
    E. 术后平卧位 1 天,次日起半卧位

29. 某女,35 岁,自述腰骶部酸痛 1 年,妇科检查:向下屏气时发现有肿物脱出于阴道口外,可能的诊断为（　　）
    A. 宫颈肌瘤　　　　B. 子宫脱垂
    C. 宫颈息肉　　　　D. 阴道前后壁膨出
    E. 宫颈肥大

30. 某女,阴道时有肿物脱出,脱出的组织分泌物增多,检查见整个子宫已脱出于阴道口外。诊断为（　　）
    A. 子宫脱垂Ⅰ度(轻)　　B. 子宫脱垂Ⅱ度(轻)
    C. 子宫脱垂Ⅱ度(重)　　D. 子宫脱垂Ⅲ度
    E. 子宫脱垂Ⅰ度(重)

31. 某女,33 岁,疑患子宫内膜异位症 10 年,曾多处就诊,慢性下腹痛经期加重不能缓解,建议患者做哪种检查以确诊?（　　）
    A. 宫腔镜　　B. B 超检查　　C. CA125 检查
    D. 腹腔镜　　E. CT 检查

32. 某夫妇,婚后不孕就诊,医生询问情况后诊为原发不孕症,他们是下列哪种?(　　)
　　A. 夫妻同居,未避孕,1年未孕者
　　B. 夫妻同居,未避孕,3年未孕者
　　C. 曾有过妊娠,而后未避孕连续1年未孕
　　D. 曾有过妊娠,而后未避孕连续2年未孕
　　E. 1年未孕,一方有无法纠正的解剖生理缺陷者

A₃型题

某女,32岁,结婚2年不孕,夫妇双方经初步检查未找到明显的病因。医生嘱咐夫妇双方合理安排生活,调整心态。
(33、34题共用题干)

33. 为夫妇双方提供的护理措施中,下列哪项不合适?(　　)
　　A. 指导患者边检查,边治疗
　　B. 告知夫妇要戒烟、戒酒,规律生活
　　C. 帮助患者了解受孕机制及不孕原因
　　D. 告知患者及家属精神高度紧张与不孕的关系
　　E. 以医院为中心的护理方式可以帮助患者获得家人的关心

34. 护士为夫妇双方提供的关于最易受孕的时间中,下列哪项正确?(　　)
　　A. 排卵前后2天隔日性生活
　　B. 排卵前后2天每日性生活
　　C. 排卵前3～5日至排卵后3日内性生活
　　D. 排卵前2～3日至排卵后2日内性生活
　　E. 排卵前1～2日至排卵后24小时内性生活

某夫妇,结婚10年未孕,前来询问有关试管婴儿的相关知识。
(35、36题共用题干)

35. 护士应告知下列哪种情况不能做胚胎移植?(　　)
　　A. 女性双侧输卵管阻塞
　　B. 子宫内膜结核
　　C. 免疫性不孕
　　D. 子宫内膜异位症
　　E. 男性少精

36. 相关知识宣传教育哪项不正确?(　　)
　　A. 精神心理因素与妊娠有关
　　B. 夫妇双方要接受规范的诊治
　　C. 输卵管通液时间在月经刚净后3～7天
　　D. 告知患者药物治疗是最好的治疗方法
　　E. 试管婴儿手术的成功率

某女,28岁。孕3产2,产后3个月。3个月前足月阴道臀位分娩1女婴,体重3500g,产后一直感阴道及小腹下坠不适,仅在家休息未作诊治。现经查诊断为子宫脱垂Ⅱ度重型,建议手术治疗。
(37～40题共用题干)

37. 造成该患者子宫脱垂的主要病因(　　)
　　A. 臀位分娩　　B. 产后过早体力劳动
　　C. 家庭分娩　　D. 助产不当
　　E. 巨大儿

38. 子宫脱垂Ⅱ度重型指(　　)
　　A. 宫颈及全部宫体脱出阴道口外
　　B. 宫颈全部脱出阴道口,宫体在阴道内
　　C. 宫颈已达处女膜缘,阴道口可见
　　D. 宫颈外口距处女膜缘<4cm,未达处女膜缘
　　E. 宫颈及部分宫体脱出阴道口

39. 该患者手术后应采取的体位是(　　)
　　A. 半卧位　　B. 侧卧位　　C. 平卧位
　　D. 休克体位　　E. 膝胸卧位

40. 该患者手术后留置导尿时间下列哪项正确?(　　)
　　A. 5～8天　　B. 3～5天　　C. 5～7天
　　D. 6～8天　　E. 10～14天

A₄型题

某女,32岁,结婚7年未孕。月经规律,婚后1年不孕进行通液术,此后每次月经来潮下腹及腰骶部疼痛,经期第1日最剧烈,且进行性加重,经多方保守治疗效果欠佳,未行腹腔镜检查。
(41～43题共用题干)

41. 最可能的诊断是(　　)
　　A. 慢性盆腔炎　　B. 子宫肌瘤
　　C. 子宫内膜异位症　　D. 卵巢恶性肿瘤
　　E. 巧克力囊肿

42. 对诊断该疾病有帮助的方法是
　　A. B超检查　　B. 分段诊断性刮宫
　　C. 阴道镜检查　　D. 宫腔镜检查
　　E. 腹腔镜检查

43. 该患者治疗首选的方法是
　　A. 子宫及附件切除　　B. 宫腔镜手术
　　C. 激光治疗　　D. 物理疗法
　　E. 腹腔镜手术

A₄型题

某女,39岁,育1产1,继发进行性加重痛经。

妇科检查:子宫后倾固定,卵巢囊性增大,阴道后穹隆处可见紫褐色结节,触痛明显。

（44～47题共用题干）

44. 在对该患者健康指导正确的是
   A. 鼓励再次生育　　B. 坚持药物治疗
   C. 促进患者绝经　　D. 指导患者正确用药
   E. 做好手术准备并告知可能的治疗效果

45. 建议患者做的检查中下列哪项不正确?（　　）
   A. B超检查　B. 宫腔镜　C. 腹腔镜
   D. 妇科检查　E. 输卵管碘油造影

46. 经检查患者双侧输卵管阻塞,卵巢功能正常,建议其丈夫精液常规检查后拟行辅助生殖技术助孕,护士宣传教育相关知识不正确的是(　　)

   A. 最易受孕的时间
   B. 精液常规检查正常值
   C. 体外受精与胚胎移植方法
   D. 生殖辅助成功与精神心理因素有关
   E. 辅助生殖技术的概念

47. 该患者经半年的准备后接受辅助生殖技术妊娠,现孕 50 天,护士健康指导时,下列哪项不正确?（　　）
   A. 规律生活,加强营养
   B. 每日至少保证 8 小时睡眠
   C. 禁止性生活
   D. 可做适当运动
   E. 告知患者及家属放松心情

（周　清）

第8章

妇科手术患者的护理

　　同学们知道哪些妇科疾病需要做手术治疗吗？妇科手术有哪几种，患者准备做手术时将面临怎样的痛苦和困难，如何做术前准备、减轻患者的痛苦，术后如何护理能使患者尽快康复，有哪些是特别要注意的问题，这些你们清楚吗？学完这章之后你们就会明白了。

　　手术是妇科疾病尤其是妇科肿瘤的主要治疗手段之一。手术治疗的同时，也是创伤的过程，会给患者身心带来一系列的不利影响。因此，充分的术前准备和精心的术后护理是保证手术顺利进行、患者如期康复的重要条件。

　　妇科手术按急缓程度，可分为择期手术、限期手术和急诊手术。按手术途径可分为妇科腹部手术及外阴、阴道手术。腹部手术主要包括剖腹探查术、附件切除术、全子宫切除术、次全子宫切除术、全子宫及附件切除术、次全子宫及附件切除术、子宫根治术等；外阴、阴道手术主要包括外阴癌根治术、前庭大腺脓肿切开引流术、会阴Ⅲ度裂伤修补术、阴道前后壁修补术、尿瘘修补术、阴道成形术、经阴道子宫切除术、子宫黏膜下肌瘤摘除术等。

第1节　妇科手术患者术前的护理

> **案例8-1**
>
> 　　某女，46岁，因月经量增多1年半入院。查体：贫血貌。妇科检查：子宫增大如4个月妊娠大小，质硬，无压痛，与周围组织无粘连。B超检查：子宫肌瘤。拟行手术治疗。
>
> **问题：** 1. 术前要做哪些检查？
> 　　　　2. 你能说出哪些可能的护理问题？
> 　　　　3. 具体的护理措施有哪些？

一、概　　述

　　术前护理是对患者从准备手术到进入手术室这一时期的护理，主要使患者了解女性生殖系统解剖、生理知识，了解有关疾病、麻醉及手术的相关知识，对患者进行术前卫生宣传教育，矫正患者不良的生理和心理的状况，给予针对性的护理帮助；做好麻醉及手术配合的准备；指导适应术后的功能锻炼。使患者以最佳的生理和心理状态接受手术，避免或减少术后患者的痛苦和不适，预防并发症的发生，促进患者早日康复。

二、护　　理

（一）护理评估

　　1. 健康史　　了解患者的一般情况，发病以来的诊疗经过，询问月经史、婚育史、药物过敏

126

史及饮食、起居等生活习惯等。有无烟酒嗜好。既往健康状况如何,有无手术史,如曾行手术,应详细询问手术的原因、名称、种类、效果等。注意年老患者有无老年病、慢性病,体型较胖患者有无糖尿病、高血压等疾病。

2. 身体状况　评估阴道流血、阴道排液、腹痛和腹部肿块的情况;测量体温、脉搏、呼吸、血压及体重,生命体征异常者应查明原因,积极处理后再行手术;评估患者的营养状况以及心、肺、肝、肾等脏器的功能,营养差或贫血者应积极改善营养状况,治疗贫血;了解有无上呼吸道感染及皮肤感染,目前有无月经来潮等。

3. 心理社会状况　患者对即将进行的手术常常是陌生的,对于手术影响身体及生活的程度也缺乏足够的认识与充分的准备,常常会产生紧张、焦虑或恐惧心理,如恐惧手术危及生命,害怕手术引起疼痛,害羞身体暴露于陌生人面前,顾虑子宫或卵巢等生殖器官的切除会使其失去女性特征、丧失生育能力、过早衰老、影响夫妻关系,担心疾病预后等。患者过度的紧张、焦虑会降低其对麻醉和手术的耐受力,因此,术前要详细了解患者的心理状态,家庭和社会支持系统的情况,询问患者对麻醉和手术有何顾虑和具体要求。

4. 辅助检查　协助患者完成血、尿、大便常规,血型,血小板计数,出凝血时间,肝、肾功能,血糖,电解质,心电图,胸部 X 线检查,B 超检查等并及时追查结果,了解机体重要脏器的功能是否正常及有无贫血、糖尿病、感染、水电解质紊乱等异常情况。

(二) 护理问题

1. 焦虑与恐惧　与担心麻醉、手术的风险及其效果等问题有关。
2. 知识缺乏　缺乏自身疾病、麻醉及手术的相关知识。
3. 自尊受挫　与手术切除某生殖器官有关。

(三) 护理目标

1. 患者紧张焦虑减轻,情绪稳定,能正确对待与接受手术的结局并积极配合治疗与护理。
2. 患者能说出自身所患疾病的治疗方式、预后,所采用的麻醉、手术方式及如何配合。
3. 患者能正确对待手术切除某生殖器官的结局。

(四) 护理措施

1. 一般护理

(1) 指导患者进高热量、高蛋白、高维生素类的食物,必要时静脉补充营养,如白蛋白、氨基酸等,使机体处于最佳状态接受手术。

(2) 指导患者于术前 1 日洗头、沐浴、更衣、修剪指甲等。

(3) 做好解释工作,消除患者疑虑。

2. 病情观察　密切观察病情,如出现病情变化、上呼吸道感染、发热、血压升高或月经提前来潮,应及时报告医生处理。

3. 配合手术的护理

(1) 备血:测定血型、交叉配血并备血以备术中用。

(2) 皮肤准备:目的是防止术后伤口感染。可以选择在术前 1 日或手术当日进行。腹部备皮范围:上自剑突下,两侧至腋中线,下达阴阜及大腿上 1/3 处。采用顺刮、短刮的方式进行手术区域剃毛备皮,注意剃毛刀与皮肤呈 45° 顺着毛发生长的方向剃毛,以免损伤毛囊;剃毛刀应锐利,操作应轻柔熟练,用力适度,避免损伤皮肤;注意保暖;同时包括脐部处理;如备皮时间超过 24 小时未手术,应重做皮肤准备。

考点：妇科腹部及外阴阴道手术备皮的范围与时间

外阴阴道手术备皮范围：上至耻骨联合上 10cm，下至肛门以下 10cm，包括腹股沟、外阴和大腿上 1/3 处。剃去阴毛，并用肥皂水及清水清洗干净。

（3）胃肠道准备：常规术前禁食 8～12 小时，禁饮 4～6 小时。一般手术，如全子宫切除术等，手术前 1 日晚餐减量，进食易消化的软食，晚 10 点后禁食、禁饮。术前 1 日用肥皂水灌肠 2 次，也可口服缓泻剂如番泻叶等代替，以免术中因麻醉使肛门括约肌松弛，导致大便排出污染手术台，同时排空肠道还可减轻、防止术后肠胀气。对于预计可能涉及肠道的手术，如卵巢癌根治术等，术前 3 日起进食无渣半流质饮食，遵医嘱给予肠道抗生素，以减少术后感染的机会；术前 3 日开始口服缓泻剂，每晚用肥皂水灌肠，术前 1 日晚清洁灌肠，直至排出的灌肠液中无大便残渣。

（4）阴道准备：正常情况下阴道不是无菌环境，为了避免术后感染，术前应进行阴道准备。外阴、阴道手术患者及行子宫切除术的患者，应于术前 3 日用消毒药液冲洗阴道，每日 2 次，常用 0.1% 苯扎溴铵溶液、1：5000 高锰酸钾溶液、0.05% 的聚维酮碘液。如有阴道流血则改用 0.5% 氯己定醇溶液擦洗阴道，每日 1 次，共 3 次。手术日晨用消毒液行阴道、宫颈、穹隆部冲洗消毒，干棉球拭干。如行经腹全子宫切除术者应于手术日晨在宫颈和穹隆部涂 1% 甲紫，作为术者切除子宫的指引标记。阴道出血及未婚者不做阴道冲洗。老年患者或闭经者，遵医嘱于术前半月始给予含雌激素药物，如倍美力或阴道使用含雌激素的软膏等，促进阴道上皮增生，有利于术后伤口愈合。

考点：妇科手术术前的阴道准备

护考链接

某女，40 岁，患子宫肌瘤入院，准备在硬膜外阻滞麻醉下行全子宫切除术。

1. 在术前 1 天的准备中，下述不正确的护理措施是
A. 清洁灌肠　　　B. 阴道冲洗
C. 皮肤准备　　　D. 睡前可口服安眠药
E. 晚饭减量，进软食，午夜后禁食

答案：E

点评：该患者因子宫肌瘤行全子宫切除术，属于妇科腹部手术，术前 1 天的准备包括皮肤准备、交叉合血备血、阴道冲洗、术前晚 10 点后禁食、充足睡眠（必要时给予镇静催眠药）、药物敏感试验。

考点：妇科腹部手术术前 1 日的准备

（5）膀胱准备：有尿路感染者应先控制感染后再手术。腹部手术术前 30 分钟导尿，排空膀胱，留置导尿管，妥善固定，保持尿液引流通畅，以使膀胱空虚，便于充分暴露术野，避免术中损伤膀胱、预防术后尿潴留等并发症发生。外阴、阴道手术术前应排空膀胱，一般不需要放置尿管，术中备导尿包，膀胱充盈时及时导尿。

（6）其他护理：术晨嘱患者换手术衣服，进入手术室前嘱患者取下义齿、首饰、发夹、眼镜、手表等，贵重物品交家属保管。擦去指甲油、口红等，便于观察病情。检查术前准备工作完善后，根据手术需要携带病历、输液器、药物等送患者至手术室，并与手术室护士当面交接班，认真核对受术者的姓名、住院号、床号等病历资料，清点核对无误后签字。于患者进手术室后，整理病房里的病床，准备好监护仪、负压吸引器、输液、输氧装置，检查仪器设备运行是否正常，为迎接患者术后返回病房做好准备。

4. **用药护理**　了解患者的药物过敏史，并于术前 1 日遵医嘱做青霉素、普鲁卡因药物过敏试验并做好记录。术前 1 日晚遵医嘱给镇静药如地西泮等口服，减轻患者的紧张、焦虑，保证充足的睡眠，提高对手术的耐受力。术前 30 分钟肌内注射基础麻醉药（常用苯巴比妥和阿托品），可缓解患者的紧张情绪、减少唾腺分泌、防止术中呕吐和误吸。

考点：手术日晨的术前准备

5. **心理护理**　主动向患者介绍医院、病房、手术室的布局及设施，帮助患者熟悉环境，消

除其陌生感；介绍主管医护人员；了解患者的年龄、职业、信仰、性格、文化程度等，了解其心理状态和心理需要，耐心解答患者提出的问题；介绍与病情相关的知识，让患者了解手术的方式、术前准备的内容及目的，手术的必要性和预后，纠正患者的错误认识，减少不必要的顾虑，增强信心。关怀、安慰、理解和鼓励患者，融洽护患关系，取得患者的信任；及时发现患者的不良情绪，进行有针对性的疏导。做好家属的宣传教育工作，取得家属的信任、理解、支持和配合，共同协作，稳定患者情绪，使其保持良好的心理状态迎接手术的到来。在做妇科检查、术前准备等操作时，注意使用屏风遮挡，尽量减少暴露部位；避免多余的人员在场，保护患者的隐私，减轻患者的羞怯心理。

6.健康指导

（1）告知患者及家属合理的饮食、充足的睡眠、稳定的情绪可以提高患者对手术的耐受力，取得患者及家属的理解、支持和配合。

（2）介绍疾病的有关知识、术前准备的目的及配合技巧、麻醉方式、手术过程。如告知患者切除子宫后不会再出现月经，卵巢完全切除者会出现停经、潮热、阴道分泌物减少等症状，严重者可在医生指导下用药缓解等。

（3）讲解术后可能留置的各种引流管、氧气管、导尿管等的作用、意义和注意事项，以取得患者的最佳配合。

（4）指导患者进行预防术后并发症的训练。教会患者胸式呼吸运动和有效咳痰的方法，重复训练，直至患者掌握为止；指导患者练习床上使用便器，以免术后排尿困难；教会家属协助患者翻身、运动肢体及上下床的方法；指导患者翻身、起床、活动技巧，以利术后的康复。

（五）护理评价

1.患者焦虑症状是否减轻，能否以积极的态度配合术前护理。

2.患者是否能正确说出对疾病、麻醉、手术的认识。

3.患者是否能正确对待手术的结局。

第2节　妇科手术患者术后的护理

一、概　　述

患者从手术室回到病室至基本康复出院这段时期的护理称术后护理。术后护理的目的是减轻患者的不适和痛苦，及时发现问题，报告医生处理，防治术后并发症，促进术后康复。术后护理恰当与否，直接影响患者手术效果和机体康复。护士应努力使患者尽早摆脱"患者"的角色，通过护理活动帮助患者逐步实现生活自理。

案例8-2

某女，46岁，因子宫肌瘤在连续硬膜外麻醉下行子宫全切术手术治疗，手术结束后返回病房。

问题：1.作为病房护士，首先要做哪些准备工作？
　　　2.术后应采取哪些护理措施？

二、护　　理

（一）护理评估

1.健康史　手术完毕，患者被送回病室时，值班护士应与手术室护士及麻醉师进行床头交接班,查阅手术记录单,详细了解术中情况,包括麻醉方法、手术方式及范围、术中出血情况、是否输血、术中尿量、输液及用药情况;目前所用药物的名称、剂量及起始时间。

2. 身体状况

（1）生命体征:及时测量血压、心率、呼吸及体温,观察患者体温是否正常;脉搏是否有力,频率、节律是否正常;呼吸道是否通畅,呼吸的深浅、频率、节律是否正常。注意观察患者的面色,及时发现内出血征象。

（2）神志:观察患者神志,了解麻醉恢复情况及有无恶心、呕吐反应等。

（3）疼痛:评估麻醉作用消失后伤口疼痛的部位、性质、程度、用止痛剂后疼痛的缓解情况,有无使用镇痛泵。

（4）皮肤:观察切口敷料是否干燥,手术切口有无出血、渗血、渗液及感染等征象;麻醉穿刺部位有无渗血;术中受压处皮肤颜色是否正常。

（5）各种引流管道:观察留置尿管是否通畅,尿液量、色、性状有无异常;腹腔、盆腔引流管是否通畅,引流物的量、色及性状并记录。

（6）评估阴道出血及分泌物的情况等。

3. 心理社会状况　评估患者及家属术后的情绪反应。了解患者术后是否因担心手术不成功,出现并发症或者术后出现的各种不适而产生紧张、焦虑、不安等情绪反应;了解患者及家属是否担忧手术后体力恢复、生活能力恢复等问题,家属对患者的照顾与支持程度如何。

4. 辅助检查　协助患者完成血常规、电解质、二氧化碳结合力等检查并追查结果,了解有无贫血和感染。

（二）护理问题

1. 自理能力缺陷　与麻醉、手术及术后输液、留置各种引流管有关。

2. 疼痛　与手术创伤有关。

3. 有感染的危险　与手术、术后机体抵抗力下降有关。

（三）护理目标

1. 患者的生活需要得到满足,自理能力逐渐恢复。

2. 患者切口疼痛缓解、渐消失。

3. 患者体温正常、血白细胞总数及中性分类正常。

（四）护理措施

1. 一般护理

（1）术后即时护理:患者被送回病房时,护士应与手术室护士及麻醉师当面交接班,了解术中情况,将患者平稳地搬移至病床上。测量血压、脉搏、呼吸,检查输液管及各种引流管是否通畅并固定,避免牵拉、脱落,接好引流袋。腹部压沙袋6小时,防止出血。

（2）体位:安置合适体位。全身麻醉患者未清醒前应取去枕平卧位,头偏向一侧,防止呕吐物等误吸入气道,引起窒息或吸入性肺炎。蛛网膜下隙麻醉患者应去枕平卧12小时以防头痛。硬膜外麻醉患者应平卧6～8小时,以防血压波动。血压平稳后可以取半坐卧位。局部麻醉患者不强调体位。腹部手术术后第2日如无特殊情况可取半卧位,有利于松弛腹壁肌肉、降低腹壁切口张力,减轻疼痛,促进伤口愈合;有利于术后深呼吸,增加肺活量,以防发生肺不张;有利于腹腔、盆腔引流。

考点:妇科手术术后的体位

外阴、阴道手术后患者应根据手术种类的不同选择不同体位。处女膜闭锁及有子宫先天性无阴道的患者,术后应取半卧位或头高足低位,有利于经血的排出;阴道前后壁修补术或会阴修补术后患者,为了降低外阴、阴道的张力,宜取平卧位,禁止半卧位;外阴癌术后患者,应取平卧外展屈膝位,在腘窝垫一软垫,以减低腹股沟及外阴部的张力,有利于促进伤口愈合;尿瘘修补术后患者,应采取保持瘘孔在高处的体位,以免尿液浸泡伤口影响愈合。

(3) 观察生命体征:密切观察生命体征并记录,通常术后每15~30分钟测量一次,连续监测6次,平稳后改为每4~6小时测量一次,24小时后改为每日测量4次至体温正常后3天。如有异常,应增加监测的次数。

(4) 饮食营养:一般腹部手术患者术后当日禁食,术后6小时进流质饮食,应避免牛奶、豆浆、糖类等产气食物,以免肠胀气;肛门排气后改进半流质饮食,逐渐过渡到普通饮食,注意饮食营养,应选择高热量、高蛋白、富含维生素、易消化的食物。

外阴、阴道手术后的患者,一般术后5日内进少渣半流质饮食,遵医嘱给予口服抗生素和复方樟脑酊,抑制肠蠕动,控制首次大便时间。术后第5日可进少渣饮食和服用缓泻剂(如液状石蜡30ml),以软化粪便。

(5) 留置尿管的护理:术后应注意保持尿管的通畅,注意管道勿折压,观察尿液的量、色、性状,术后每小时尿量至少50ml以上。一般腹部手术术后留置尿管1~2日;广泛性子宫切除和盆腔淋巴结清除术后,须留置尿管10~14日;经阴道全子宫切除术,留置尿管3~5日;外阴、阴道手术后须置尿管5~7日;生殖器瘘修补术后须留置尿管7~14日。保留尿管期间应注意尿管的护理,以防感染,应每日行会阴擦洗2次,避免细菌上行感染;每日更换无菌尿袋、留置尿管的接管或贮尿瓶,长期留置尿管患者应每周更换尿管1次,并冲洗膀胱,严格无菌操作。在拔除尿管前3日开始夹闭尿管定时开放,促进膀胱功能恢复;拔除尿管后6小时内,督促患者1~2小时排尿1次,如自行排尿困难者应采取诱导排尿的方法,必要时再次留置尿管。嘱患者多饮水,增加尿量,达到自行冲洗膀胱、预防泌尿系统感染的目的。

考点:外阴阴道手术术后留置尿管的护理措施

护考链接

某女,40岁,因阴道壁膨出,行阴道前后壁修补术。

1. 手术日晨的护理,下述错误的是

A. 禁食禁饮　B. 阴道冲洗　C. 测量生命体征　D. 肌内注射术前针　E. 将贵重物品交给护士

答案:E

点评:该患者因阴道壁膨出行"阴道前后壁修补术",属于外阴、阴道手术,手术日晨仍应禁食禁饮,测生命体征,交叉配血备血,阴道冲洗,导尿并留置尿管,取下饰品交给家属保管,术前给药等,所以E选项不对。

2. 该患者术后保留尿管的时间是

A. 5~7天　B. 8~10天　C. 8~12天　D. 10~14天　E. 2~3周

答案:A

点评:该患者因阴道壁膨出行"阴道前后壁修补术",属于外阴、阴道手术。阴道前后壁修补术后应留置导尿管5~7天。经阴道全子宫切除术,留置尿管3~5天,生殖器瘘修补术后须留置尿管7~14天。

(6) 留置引流管的护理:保持引流管通畅,注意观察引流液的量、色及性状并记录;每日更换引流袋,引流管口处应消毒,保持引流装置清洁、无菌。

(7) 控制大便:外阴、阴道距离肛门很近,外阴、阴道手术后过早大便可能污染伤口,因此,阴道后壁修补术及会阴度裂伤修补术后多主张先进食少渣半流质饮食,遵医嘱给予复方

考点:妇科手术术后的排便控制

樟脑酊控制排便;术后第 5 日开始每晚服用液状石蜡 30ml 以保持大便通畅,避免排便时增加伤口张力、导致伤口裂开。

(8) 休息与活动:保持病房内空气流通、温度适宜、安静舒适,避免大声喧哗;做好保暖工作;保证充足的休息与睡眠。术后每 2 小时协助患者翻身一次,生命体征平稳后鼓励患者尽早下床活动,根据患者的具体情况逐渐增加活动量、时间、次数、范围,以不感到疲倦为原则,应注意安全,有人陪同。下床活动可以促进肠蠕动,增加肺通气量,有利于膀胱功能的恢复,改善全身血液循环,有利于术后康复。

(9) 其他:做好解释工作,向患者解释有关术后的饮食、体位、大小便、伤口痛及其他不适等情况。

2. 对症护理

(1) 发热的护理:由于机体对手术创伤的反应,术后 1~3 日体温可稍有升高,一般不超过 38℃,属正常范围,术后 1~2 日恢复正常,不需要特殊处理。如果体温持续升高且超过 38℃ 或体温接近正常后再度升高,须警惕手术切口、肺部、泌尿系统等感染,应立即报告医生处理,体温超过 39℃ 可采取物理降温、头部冷敷、温水或酒精擦浴,必要时遵医嘱给予解热镇痛药。

(2) 切口的护理:术后应按时更换切口敷料,观察切口有无出血、渗血、渗液,敷料有无脱落,切口有无感染征象,一旦发现异常应立即报告医生处理,如伤口出现红、肿、压痛、硬结等,应遵医嘱采取理疗、热敷等措施,促进炎症的吸收。

(3) 疼痛的护理:疼痛会影响患者的休息及睡眠,使患者拒绝咳嗽、翻身、深呼吸等,不利于患者术后康复。切口疼痛在术后 24 小时内麻醉作用消失后最剧烈,2~3 日后会逐渐减轻,凡是增加切口张力的动作如咳嗽、翻身、深呼吸等都会使疼痛加剧。护士应安慰和鼓励患者,教会其正确的咳嗽、翻身及呼吸方法,指导适时取半卧位,解除其对疼痛的恐惧。各种治疗、护理尽可能集中,减少对患者不必要的干预,也可遵医嘱使用哌替啶或肛塞、止痛栓等药物止痛。

(4) 腹胀的护理:术后腹胀多因胃肠功能受抑制,肠腔内积气过多所致,患者术后憋气、呻吟、抽泣等可咽入大量不易被肠黏膜吸收的气体而使腹胀加重。一般在术后 12~24 小时胃肠开始恢复蠕动,术后 48 小时肠蠕动恢复正常,肛门排气后腹胀将缓解。如术后 48 小时肠蠕动未恢复,出现严重的腹胀、肠鸣音消失应警惕麻痹性或机械性肠梗阻的发生。术后早日下床活动,可改善胃肠功能,减轻和预防腹胀。热敷下腹、0.9% 氯化钠溶液低位灌肠、复方硫酸镁灌肠液(1、2、3 灌肠液)可刺激肠蠕动,缓解腹胀。肠蠕动恢复但未排气可采用针灸、肛管排气或肌内注射新斯的明促使肛门排气。如为炎症或缺钾所致腹胀,应遵医嘱给予抗生素或补钾治疗。

考点:术后肠蠕动恢复正常的时间

(5) 尿潴留的护理:尿潴留是发生泌尿系统感染的主要原因之一。发生尿潴留后,应鼓励和协助患者坐起或站立排尿;下腹热敷、按摩、听流水声、冲洗外阴等诱导排尿;针灸或使用药物。如经上述处理无效应导尿。

(6) 外阴、阴道护理:术后保持外阴的清洁干燥,使用消毒会阴垫,勤换内衣、内裤及床单;每日行外阴擦洗 2 次。外阴包扎和阴道内填塞纱条的患者,护士应详细交接班,纱布应按时(一般在术后 12~24 小时)取出,取出时应注意清点数目,观察有无出血并记录。

3. 心理护理 护士应经常巡视患者,了解患者的身心状况,耐心认真地聆听患者的倾诉,减轻患者术后疼痛,解释术后可能出现的不适,帮助患者提高生活自理能力,热情、耐心地针对患者个性提供心理支持,消除患者术后的紧张与焦虑,使患者对康复充满信心。

4. 健康指导　指导患者加强营养,促进康复;保持大便通畅,防止便秘;嘱患者每日应保持
8～9 小时的睡眠时间;在无禁忌证的情况下,鼓励患者进行力所能及的自理活动,如床上进食、
洗漱、排便、下床活动等,但应避免过度疲劳、剧烈运动和重体力劳动;避免慢性咳嗽、长期下蹲、
负重、便秘等增加腹压的动作,以免影响伤口愈合和盆底功能的恢复;教会患者掌握正确的康复
锻炼方法;定期到门诊随访;性生活的恢复和阴道冲洗要根据病情遵从医生意见。

(五)护理评价

1. 患者是否积极配合术后护理,自理能力逐步提高。

2. 患者疼痛是否减轻,自诉能否耐受。

3. 患者有无感染发生。

　　妇科手术既是一种治疗方法,同时也给患者带来损伤。按手术途径可分为妇科腹部手术与
外阴、阴道手术。充分的术前准备和精心的术后护理是保证手术顺利进行、患者如期康复的重要
条件。

　　根据患者的手术方式不同,采取相应的护理措施,术前加强饮食营养,卫生与休息,做好患者
皮肤、胃肠道、阴道、膀胱、肠道准备及心理护理,进行完善必要的术前检查,使患者以最佳状态接
受手术;术后从饮食、营养、活动与休息、体位、排尿排便、预防并发症等多方面进行指导和护理,
能促进患者更好更快康复。

自测题

A₁ 型题

1. 腹部手术患者的阴道冲洗次数,描述正确的是
( )
A. 术前 1 天,冲洗 4 次
B. 术前 2 天,冲洗 3 次
C. 术前 3 天,冲洗 2 次
D. 术前 4 天,冲洗 1 次
E. 术前 5 天,冲洗 2 次

2. 子宫肌瘤患者拟行经腹全子宫切除术,下列术
前准备不必要的是( )
A. 做好心理护理
B. 观察生命体征
C. 术前 3 天进无渣饮食
D. 术前 3 天每日阴道冲洗
E. 手术日按时给术前用药

3. 妇科手术后患者,下列护理措施中正确的是
( )
A. 腹部手术当日普食
B. 术后 3 日内测体温每日 2 次
C. 全麻清醒前取去枕平卧位
D. 蛛网膜下隙麻醉去枕平卧 10 小时

E. 阴部手术 12 小时内取出阴道内纱条

4. 妇科腹部手术备皮范围正确的是( )
A. 上自脐下,两侧至腋中线,下至大腿
B. 上自脐下,两侧至腋中线,下至阴阜
C. 上自剑突下,两侧至腋中线,下至阴阜
D. 上自剑突下,两侧至腋中线,下至大腿上 1/3
E. 上自剑突下,两侧至腋中线,下至阴阜及大
腿上 1/3

A₂ 型题

5. 某女,因子宫破裂、胎儿死亡行子宫切除术,术
后护理措施,哪项不妥?( )
A. 倾听产妇诉说内心感受
B. 密切观察产妇的情绪变化
C. 安排与哺乳产妇同住一室
D. 鼓励丈夫及家属多陪伴产妇
E. 适当时间向产妇解释胎儿死亡原因

6. 某女,28 岁,因停经 50 天,腹痛 1 小时急诊
入院,查体:面色苍白,血压 80/50mmHg,腹
部有明显压痛反跳痛,叩诊有明显移动性浊
音,初步诊断为异位妊娠,准备做剖腹探查,
根据患者情况,术前护理哪项不妥?( )

A. 迅速输液

B. 做好输血准备

C. 立即导尿并留置尿管

D. 立即给予吸氧并保暖

E. 做好腹部急诊手术准备

7. 某女,诊断为多发性子宫肌瘤,拟行全子宫切除术。患者术前留置尿管的目的是(　　)

　　A. 测定残余尿

　　B. 保持会阴部清洁干燥

　　C. 避免术后泌尿系统感染

　　D. 避免术中误伤到膀胱

　　E. 收集无菌尿标本做细菌培养

8. 某女,40 岁,患子宫肌瘤拟行腹部全子宫切除手术,术前 3 日应进行的护理准备是

　　A. 皮肤准备　　　　B. 阴道准备

　　C. 清洁灌肠　　　　D. 留置导尿管

　　E. 进食少量软食

A₃ 型题

　　某女,43 岁,患子宫肌瘤入院,准备在硬膜外阻滞麻醉下行全子宫切除术。

(9、10 题共用题干)

9. 在术前 3 天的准备中,正确的护理措施是

　　A. 皮肤准备

　　B. 睡前清洁灌肠

　　C. 阴道冲洗,每日 2 次

D. 晚上可口服镇静安眠药

E. 晚饭减量,进软食,午夜后禁食

10. 在术后护理中,不正确的是

　　A. 去枕平卧 4 小时

　　B. 做好外阴清洁护理

　　C. 留置导尿管 1~2 天

　　D. 术后第 2 天,可取半卧位

　　E. 当天禁食,术后 1~2 天进流食

　　某女,43 岁,近日由于宫颈癌,须做广泛性宫切除和盆腔淋巴结清扫术。

(11~13 题共用题干)

11. 手术前 1 天的准备内容不包括

　　A. 灌肠　　　B. 导尿　　　C. 备皮

　　D. 镇静　　　E. 皮试

12. 为该患者进行阴道冲洗,其液体和浓度正确的是

　　A. 1:5000 苯扎溴铵溶液

　　B. 1:100 苯扎溴铵溶液

　　C. 1:5000 高锰酸钾溶液

　　D. 1:500 高锰酸钾溶液

　　E. 1:100 碳酸氢钠溶液

13. 该患者术后应保留尿管

　　A. 5~7 天　　　B. 3~5 天　　　C. 8~12 天

　　D. 10~14 天　　E. 2~3 周

(彭桂元)

第9章

计划生育妇女的护理

有计划地生育子女已经深入广大人民群众生活中,如何做到既不伤害女性健康,又能根据夫妇双方的意愿生育一个可爱的宝宝正是我们本章所学习的内容。当你学完之后,你能了解怎样保护女性不出现计划外妊娠;生育一胎以后如何避免出现再次妊娠;假若出现意外妊娠能采取何种补救措施终止妊娠;在采取有效的避孕措施时如何根据自身的实际情况正确选择。以上问题你都能通过学习本章节的知识找到正确答案。

计划生育是采用科学方法,有计划地生育子女,是我国的一项基本国策。计划生育工作具体包括:①晚婚(按法定年龄推迟3年以上结婚)。②晚育(按法定年龄推迟3年以上生育)。③节育:育龄夫妇应及时了解各种节育方法,做到知情选择。节育的主要措施为避孕和绝育,如避孕或绝育失败,则采取补救措施,行人工终止妊娠。④优生、优育:减少遗传性疾病儿及缺陷儿的出生,以提高人口素质。

第1节 工具避孕及护理

案例9-1

某女,28岁,孕1产1,半年前顺产一女婴。产褥期过后未采取避孕措施,现阴道出血3天,血量如月经量。考虑月经复潮。

问题:1. 该患者应选择什么方法避孕?

2. 具体护理措施有哪些?

一、概 述

工具避孕就是利用工具阻止精子与卵子结合,或通过改变宫腔内环境而达到避孕的目的。目前常用的有宫内节育器和阴茎套。

(一)宫内节育器

宫内节育器(IUD)是一种简单、经济、安全、有效的可逆性避孕工具,是目前我国育龄妇女采用的主要避孕措施。

1. 种类

(1)惰性宫内节育器:国内主要为不锈钢圆环,为第一代宫内节育器,因其脱落率和带器妊娠率较高,故目前已基本淘汰。

(2)活性宫内节育器:内含有活性物质,如铜离子、激素、药物及磁性物质等,可增强避孕效果,减少不良反应。现临床已广泛使用,为第二代宫内节育器(图9-1)。

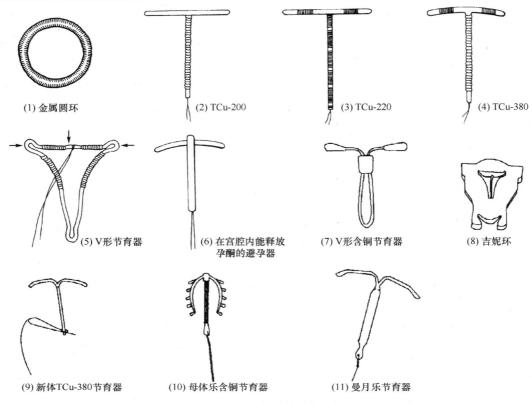

(1) 金属圆环　　　(2) TCu-200　　　(3) TCu-220　　　(4) TCu-380

(5) V形节育器　　(6) 在宫腔内能释放孕酮的避孕器　　(7) V形含铜节育器　　(8) 吉妮环

(9) 新体TCu-380节育器　　(10) 母体乐含铜节育器　　(11) 曼月乐节育器

图 9-1　国内常见宫内节育器

链接

常用的活性 IUD 有哪些

常用的活性 IUD：①带铜 IUD：包括 TCu-200、TCu-220、TCu-380A、VCu-200 等，是目前首选的 IUD。其带器妊娠率和脱落率较低，但出血发生率及取出率较高。②含孕激素的 IUD：如曼孕乐，可缓释孕激素，不仅带器妊娠率和脱落率低，且月经量少，主要不良反应为闭经和点滴出血。③药物缓释 IUD：如吉妮致美，通过缓释吲哚美辛，减少放置 IUD 后引起的月经过多。

护考链接

有关宫内节育器避孕原理，正确的是
A. 抑制卵巢排卵　　　B. 阻止精子进入阴道、宫腔及输卵管　　　C. 杀精毒胚，干扰受精卵着床
D. 干扰下丘脑—垂体—卵巢轴　　　E. 改变宫颈黏液性状
答案：C
点评：宫内节育器主要通过改变宫腔内环境，不利于孕卵着床而达到避孕，同时可影响精子获能及导致囊胚溶解吸收。A、D、E 是药物避孕原理；B 是避孕套避孕原理。

2. **避孕原理**　其抗生育作用是多方面的。

（1）主要是引起子宫内膜出现一种无菌性炎性反应，白细胞及巨噬细胞增多，使受精卵着床受阻。

（2）异物反应损伤子宫内膜而产生前列腺素，改变输卵管蠕动，使受精卵运行速度与子宫内膜发育不同步，从而影响着床。

（3）子宫内膜受压缺血，激活纤溶酶原，局部纤溶活性增强，致使囊胚溶解吸收。

（4）带铜 IUD 所致异物反应更重。改变酶活性，并影响 DNA 合成、糖原代谢及雌激素摄入，不利于受精卵着床及囊胚发育。铜还可能影响精子获能，增强避孕效果。

考点： 宫内节育器避孕原理

（5）含孕激素 lUD 所释放的孕酮主要引起子宫内膜腺体萎缩和间质蜕膜化。不利于受精卵着床，同时宫颈黏液变稠妨碍精子运行。

3. 节育器放置

（1）适应证：凡育龄妇女要求放置 IUD 而无禁忌证者均可放置。

（2）禁忌证

1）严重全身性疾患，如心力衰竭、重度贫血、出血性疾病及各种疾病的急性期。

2）急、慢性生殖器官炎症，如阴道炎、重度宫颈糜烂、盆腔炎。

3）生殖器官肿瘤。

4）月经过多、过频或不规则出血。

5）宫颈过松、重度陈旧性宫颈裂伤或子宫脱垂。

考点： 放置宫内节育器的禁忌证

6）宫腔深度大于 9cm 或小于 5.5cm。

7）生殖器官畸形。

8）有铜过敏史。

9）妊娠或妊娠可疑。

（3）放置时间：常规为月经干净后 3～7 日放置；人工流产术后宫腔深度＜10cm 可立即放置；自然流产、中期妊娠引产月经恢复后；足月产后 3 个月、剖宫产后半年放置；有闭经及哺乳期放置应先排除早孕可能；在无保护性生活后 5 日内放置带铜 IUD 防止妊娠。

4. 节育器取出

（1）适应证：绝经 1 年后；放置期已满需更换节育器者；不良反应严重经治疗无效或出现并发症者；带器妊娠；改用其他避孕措施或欲行绝育者；计划再生育者。

（2）禁忌证：严重全身性疾病或患急、慢性生殖器官炎症者。

（3）取出时间：通常在月经干净后 3～7日；不良反应严重经治疗无效时，可随时取出；绝经 1 年后。

护考链接

关于 IUD 放置时，下列哪项不妥？

A. 常规月经干净后 3～7 天

B. 自然流产月经恢复后

C. 哺乳期闭经者随时放置

D. 足月产 3～6 个月

E. 人工流产同时可放置

答案： C

点评： 有闭经及哺乳期应先排除早孕可能再放置节育器。

考点： 宫内节育器常规放置时间

（二）阴茎套

阴茎套也称避孕套，为男性避孕工具。性生活时套在阴茎上，使射出的精液排在套内而不进入阴道，从而达到避孕目的。此外，阴茎套还具有防止性传播疾病的传染作用。

使用阴茎套应选择合适型号，筒径有 29mm、31mm、33mm、35mm 4 种。如发现阴茎套破裂或滑脱，应立即采取紧急避孕。每次性交时均应更换新的阴茎套。

二、护　理

（一）护理评估

1. 健康史　通过详细询问病史，评估受术者的手术适应证、有无禁忌证及手术时间。具体应询问受术者的年龄、婚育史、月经史及末次月经干净时间、既往史；近 3 天有无性生活史；有无外阴、阴道瘙痒、白带异常；近期有无发热、腹痛或腹部包块以及严重全身不适等。若为取出宫内节育器者，应了解节育器的类型及放置的时间，取出原因。

2. 身体状况　主要评估以下情况：常规测体温、血压；妇科检查了解外阴、阴道有无充血、触痛，白带量、色、气味并进行白带常规检查；宫颈有无充血、触痛、重度陈旧性裂伤、重度糜烂或宫颈口松弛；子宫大小，有无压痛、脱垂或畸形；双侧附件有无增厚、包块或压痛；有无严重的全身性疾病征象。

链接

放节育器后会影响性生活和以后的妊娠吗

　　节育器放在子宫腔内，作用只是在子宫局部而不影响全身，所以对性生活是不会有影响的。由于节育器仅对宫腔局部起作用，取出后受精卵便能在子宫内膜上着床、发育和成长，不会影响怀孕。为使子宫内膜有一个"调整"、"修复"时间，一般以取环 3 个月后怀孕为宜。

3. 心理社会状况　与受术者充分交谈，了解其精神、情绪是否稳定，对手术的认知情况及对手术有何顾虑，家属对手术的态度等。

4. 辅助检查　及时收集白带常规检查、B 超报告单及血、尿常规检查结果等，协助医生排除生殖器炎症、生殖器肿瘤等手术禁忌证。对取出宫内节育器者，需通过 B 超检查或 X 线检查，评估节育器的位置及类型。

（二）手术步骤

详细操作步骤见实践十：宫内节育器放置及取出术。

（三）护理问题

1. 焦虑　与缺乏放置或取出宫内节育器的知识有关；与担心节育器的不良反应有关。

2. 有感染的危险　与无菌操作不严格及术后不注意卫生有关。

3. 潜在并发症　子宫穿孔、节育器嵌顿及异位等。

（四）护理目标

1. 受术者情绪稳定、能说出放置或取出宫内节育器的有关知识，主动配合手术。

2. 受术者术后无发热、腹痛等感染现象。

3. 受术者尽可能不发生术后及术中并发症。

（五）护理措施

1. 一般护理　用物准备（见实践十），术前排尿。

2. 术中配合

（1）核对受术者姓名、手术名称，测体温。嘱受术者排尿后取膀胱截石位，用消毒液（0.5%聚维酮碘溶液）消毒外阴。

（2）检查手术包的消毒有效期，并逐层铺开，取消毒棉球，包括 2.5%碘酊溶液及 75%乙醇棉球放于弯盘和药杯内。

（3）根据探测的宫腔深度或宽度，配合手术者选择相应大小的节育器（表 9-1）。

（4）陪伴受术者，指导其配合手术。注意有无急性腹痛等症状，观察术中的反应，有异常情况及时报告医生。

（5）保证手术物品供应，配合受术顺利进行。

（6）宫内节育器放置前或取出后，均应让受术者确认。

表 9-1　宫内节育器的选择

IUD 种类及型号	宫腔深度(cm)			
	>7.5	>7.0	>6.5	>5.5
TCu220	30	30	28/30	28
VCu200	28	26	24/26	24
TCu380A	30	30	20/30	28
活性 r-IUD	28	26	24/26	24

3. 对症护理　术后可能出现出血、腰酸、腹坠及感染、子宫穿孔等表现，应给予对症护理。

（1）出血：放器后有少量不规则出血是 IUD 与子宫壁接触引起子宫收缩，内膜局部破损所致，无需处理。若出血量多、月经量过多或不规则子宫出血，应遵医嘱用止血剂对症治疗，

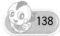

治疗无效者协助更换节育器型号或改用其他避孕方法。

（2）腰酸、腹坠：节育器与宫腔形态大小不符，引起子宫收缩所致。轻者不需处理，重者注意休息，必要时更换节育器。

（3）感染：多因放置时无菌操作不严或术后不注意卫生、节育器尾丝过长、生殖道原有炎症等致上行感染。术后应保持外阴清洁。一旦合并感染，积极给予抗感染治疗，必要时取出 IUD 并予以抗感染治疗。

（4）子宫穿孔：多因手术操作不当所致。损伤小者住院观察，损伤大并出现急性腹膜炎体征者，须立即剖腹探查。

（5）节育器异位：常由于子宫穿孔，节育器异位至子宫腔外。哺乳期子宫和瘢痕子宫较易发生，术中应操作轻柔准确。

（6）节育器脱落或带器妊娠：多因 IUD 型号选择不当、未将 IUD 放至子宫底、IUD 下移、宫颈口过松、月经过多所致。放置 1 年内于月经干净后定期复查。带器妊娠者，在行人工流产术同时取出 IUD。

4. 心理护理　介绍节育器避孕机制、优点及安全性、手术过程、术中配合要求、术后反应与注意事项等。解除思想顾虑做到知情选择，消除因手术导致的紧张、焦虑或恐惧心理。

5. 健康指导

（1）观察休息数分钟，无异常方可离开。

（2）指导术后注意事项

1）术后可有少量阴道流血、下腹部轻微不适，2～3 天后症状可消失。如加重应随时就诊。

2）保持外阴清洁、干燥，每天清洗外阴，使用消毒会阴垫。2 周内禁止性生活和盆浴。

3）放置 IUD 术后休息 2 天，1 周内避免重体力劳动，3 个月内每次行经或排便时注意有无 IUD 脱出。

4）放置术后分别于 1 个月、3 个月、半年、1 年各随访 1 次，以后每年 1 次，随访一般在月经干净后。随访内容为询问放置后有何不适，检查 IUD 是否下移、脱落等。

5）IUD 取出术后休息 1 天，2 周内禁止性生活和盆浴。指导采用其他避孕措施或绝育措施。

6）不同类型的宫内节育器，可按规定时间到期即应取出或更换，否则影响避孕效果。

（六）护理评价

1. 受术者是否已基本了解手术过程，顾虑是否消失，能否积极配合手术。

2. 受术者自我保健意识是否增强，能否注意术后个人卫生，有无感染发生。

3. 受术者术后有无出现发热、腹痛等并发症发生。

第 2 节　药物避孕及护理

一、概　　述

案例9-2

　　某女，35 岁，已婚，生育 1 子已 10 岁，上节育环避孕，现节育环已到期需取出，医生建议子宫休息 3 个周期后再重新放置为好。

问题：1. 此期间该妇女宜采用何种避孕方法？

　　　2. 能否服用避孕药？

　　　3. 需进行怎样的指导？

药物避孕是应用人工合成的女性甾体激素达到避孕的方法,具有安全、有效、经济、简便等优点,是育龄妇女采取的主要避孕措施之一。各种避孕药物均由合成雌激素和合成孕激素按不同剂量配伍而成。

(一)制剂类型及药物成分

制剂类型及药物成分见表9-2。

表9-2　国内女性常用甾体避孕药

类别	名称	雌激素含量(mg)	孕激素含量(mg)	剂型	给药方式
短效片	避孕片1号	炔雌醇0.035	炔诺酮0.625	片、滴丸、纸型	口服
	避孕片2号	炔雌醇0.035	甲地孕酮1.0	片、滴丸、纸型	口服
	复方炔诺孕酮	炔雌醇0.03	炔诺酮0.3	片	口服
	复方去氧孕烯片	炔雌醇0.03	去氧孕烯	片	口服
	左炔诺孕酮三相片				
	第一相片(1~6片)	炔雌醇0.03	左炔诺孕酮0.05	片	口服
	第二相片(7~11片)	炔雌醇0.04	左炔诺孕酮0.075	片	口服
	第三相片(12~21片)	炔雌醇0.03	左炔诺孕酮0.125	片	口服
长效片	复方炔雌醚片	炔雌醇3.0	氯地孕酮12.0	片	口服
	三合一炔雌醚片	炔雌醇2.0	氯地孕酮6.0	片	口服
长效针	复方己酸羟孕酮注射液	戊酸雌二醇5.0	己酸羟孕酮250.0	针	肌注
	美尔伊避孕注射液	雌二醇3.5	甲地孕酮25.0	针	肌注
	庚炔诺酮注射液		庚炔诺酮200.0	针	肌注
探亲避孕药	探亲避孕丸		炔诺酮5.0	滴丸	口服
	甲地孕酮探亲避孕片1号		甲地孕酮2.0	片	口服
	炔诺孕酮探亲避孕片		炔诺孕酮3.0	片	口服
	53号抗孕片		双炔失碳酯7.5	片	口服

(二)避孕原理

1. 抑制排卵　通过反馈抑制下丘脑释放促性腺激素释放激素(GnRH),使垂体分泌促卵泡素(FSH)和黄体生成激素(LH)减少,影响卵泡发育;抑制垂体对促性腺激素释放激素的反应,不出现排卵前LH高峰,故不发生排卵。

2. 改变宫颈黏液性状　受避孕药中的孕激素的影响,宫颈黏液量减少并黏稠,不利于精子穿透,影响受精。

3. 改变子宫内膜形态与功能　避孕药中的孕激素对抗雌激素作用,抑制子宫内膜增殖,使腺体停留在发育不完全阶段,不利于受精卵着床。

考点:药物避孕的原理　4. 影响输卵管功能　避孕药中的雌、孕激素持续作用使输卵管分泌和蠕动发生改变,受精卵在输卵管的运行速度出现异常,同步性变化受到影响,从而干扰受精卵着床。

(三)适应证

无禁忌证、有避孕要求的健康育龄妇女。

(四)禁忌证

1. 急慢性肝、肾疾病,严重心血管疾病。

2. 血液病、血栓性疾病、内分泌疾病(如糖尿病及甲状腺功能亢进)。

3. 各种肿瘤如子宫肌瘤、乳房肿块、癌前病变、恶性肿瘤。

4. 月经异常,如月经稀少、闭经。

5. 哺乳期或年龄大于 45 岁。

6. 需药物治疗的精神病患者。

二、护　　理

(一)护理评估

1. 健康史　询问其年龄、月经史、婚育史,采用过何种避孕措施;以往和近期外阴有无瘙痒,有无白带异常、腹痛等生殖器官疾病;是否有严重全身不适如严重心血管疾病、肝炎、肾炎、血液病、严重精神障碍等。

2. 身体状况　通过全身检查及妇科检查,评估血压是否正常,重要脏器有无异常,有无生殖器肿瘤等,协助医生排除服药禁忌证。

3. 心理社会状况　了解服药对象及其配偶对药物避孕知识的认知情况,是否自愿接受药物避孕,是否顾虑避孕药对人体的影响,如担心服药后体重增加、色素沉着影响自我形象等。

4. 辅助检查　用药前结合健康史做好肝、肾功能,出凝血时间,甲状腺功能,B超等各项检查,了解检查结果,排除服药禁忌证。

> **护考链接**
>
> 有关使用避孕药的注意事项,下述哪项是错误的
> A. 乳房有肿块者忌服
> B. 针剂应深部肌内注射
> C. 肾炎患者忌服
> D. 防止避孕药物潮解,影响效果
> E. 哺乳期妇女适宜服避孕药
>
> **答案:**E
>
> **点评:**哺乳期妇女不适宜服避孕药。因为:避孕药物可减少乳汁分泌,同时避孕药物可通过乳汁排泄影响乳儿发育。
>
> **考点:**药物避孕的禁忌证

(二)用药方法

了解以下药物种类及方法,做到知情选择,针对不同个体指导服用不同的避孕药,为制订护理措施提供依据。

1. 短效口服避孕药　自月经周期第 5 日开始,每晚 1 片,连服 22 日,不间断,不漏服,以免发生突破性出血或避孕失败。若漏服应于 12 小时内补服 1 片。一般在停药后 2～3 日发生撤药性出血。若停药 7 日尚无月经来潮,则当晚开始服用下一周期药物。

2. 复方三相口服避孕药　①第一相:即月经周期早期给予两种激素量均低的药片,计 1～6 片,浅黄色。②第二相:即月经周期中期给予两种激素量均高的药片,计 7～11 片,白色。③第三相:即月经周期后期用孕激素量高而雌激素量低的药片,计 12～21 片,棕色。第一周期从月经周期第 1 日开始服用,第二周期后改为第 3 日开始。若停药 7 日无撤药性出血,则自停药第 8 日开始服下周期三相片。三相片配方合理,避孕效果可靠,不良反应少。

3. 长效口服避孕药　于月经周期第 5 日服 1 片,第 10 日服第 2 片,以后于月经周期第 5 日服,每月 1 片。服用 1 次可避孕 1 个月,效果可靠。

4. 长效避孕针剂　第一个月于月经周期第 5 日和第 12 日各肌内注射 1 支,以后在每次月经周期第 10～12 天肌内注射 1 支。一般于注射后 12～16 天月经来潮。

5. 探亲避孕药　服用时间不受经期限制,适用于短期探亲夫妇,也用于紧急避孕。

(1) 快诺酮:房事当晚及以后每晚口服 1 片,适合于探亲时间在 14 天以内者。若已服 14 天而探亲期未满,可改服短效口服避孕药至探亲结束。

链接

什么是缓释系统避孕药

将避孕药（主要是孕激素）与具备缓慢释放性能的高分子化合物制成多种剂型,在体内持续恒定进行微量释放,起长效避孕作用。类型有皮下埋植剂、避孕贴剂、缓释避孕药阴道环、微球和微囊避孕针等。

（2）炔诺孕酮:方法同炔诺酮,房事前1~2日开始服用。

（3）甲地孕酮:探亲当天房事前8小时服1片,当晚再服1片,以后每晚服1片,直至探亲结束,次晨加服1片。

（4）53号抗孕片:房事后立即服1片(最晚不超过12小时),次晨加服1片,不需连续服药。多作为无保护性生活的紧急补救措施。

（三）护理问题

1. 焦虑　与避孕失败及药物不良反应有关。

2. 舒适的改变　与突破性出血及类早孕反应有关。

3. 知识缺乏　缺乏避孕药的有关知识。

（四）护理目标

1. 患者能简述药物的不良反应及对策,并能将不良反应降至最低程度。

2. 患者能按医嘱服药,不良反应少,无计划外受孕。

3. 患者能说出用药方法及注意事项等相关知识。

（五）护理措施

1. 一般护理　指导服药者进食富含营养且易消化的食物,少食多餐,忌食过甜、味道过浓的食品。

护考链接

短效口服避孕药用法正确的是

A. 自月经周期第4天起每晚服1片

B. 自月经周期第5天起每晚服1片

C. 自月经周期第5天起每晚服2片

D. 连服1个月不能间断

E. 若漏服1片于次日晨补服2片

答案:B

点评:短效口服避孕药应自月经周期第5日开始,每晚1片,连服22日,不能间断。

2. 对症护理　服药后可能出现以下不良反应,须给予对症护理。

（1）类早孕反应:少数妇女服药后可有头晕、困倦、食欲缺乏、恶心、呕吐等类似早孕反应。轻者不需处理,症状可自行减轻或消失;重者可更换制剂或改用其他避孕措施。

（2）月经改变

1）月经过少或闭经:指导其停药改用其他避孕措施。之后月经多能恢复正常。

2）突破性出血:①点滴出血者,不需特殊处理。②出血量稍多者,发生在前半期,多为雌激素不足,应指导服药者每晚加服炔雌醇1~2片(5~10μg);出血发生在后半期,多为孕激素不足,可指导其每晚加服短效避孕药半片~1片。与避孕药同时服至22日停药。③若出血量如月经量或出血时间接近月经期者,当作一次月经处理,停药,在出血第5日服下一周期的药。重者也可考虑更换避孕药。

3）不规则出血或月经量过多:指导其用止血剂对症处理,或加服雌激素或短效口服避孕药调整。

（3）体重增加及皮肤色素沉着:一般不需治疗,停药后可改善,如症状显著可改用其他避孕措施。

（4）其他症状:偶有出现头痛、乳房胀痛、复视、皮疹或性欲改变等,可对症处理,严重者停药。

3. 用药护理　指导选择适合个体的避孕药;告知服药宜在饭后或睡前服用以减轻不良反应;向其详细介绍服药方法;督促其严格按医嘱服药,强调按时服药的重要性,避免漏服,一旦漏服应及时补服,以免发生突破性出血或避孕失败。

4. **心理护理**　向受术者讲解宫内节育器的优点及安全性;介绍工具避孕的作用原理、放置或取出宫内节育器手术过程及感受、术后反应与注意事项,消除受术者对手术的紧张、焦虑或恐惧心理。

5. **健康指导**

(1)指导服药者妥善保管口服避孕药:因药片的有效成分在糖衣上,潮解、脱落可影响避孕效果,故应将避孕药放在阴凉、干燥的地方保存,同时注意放在小孩拿不到的地方,以防发生误服。

(2)告知长效避孕药不能突然停药,应于停药后服用短效避孕药2～3个月经周期作为过渡,以免引起月经紊乱。

(3)使用长效针剂者,可出现过敏反应,注射后应留观15分钟。

(4)少数妇女服用避孕药后出现恶心、呕吐、头晕等药物反应,一般不需处理,避免空腹服药,可指导其晚餐后或睡前服;长效避孕药在午餐后服用,以减轻药物反应。

(5)服药期间禁用巴比妥、利福平等药物,以免影响避孕效果。

(6)要求生育者,应停药半年后再受孕,停药期间宜采用避孕套避孕;哺乳期妇女不宜服避孕药,以免影响乳汁的量及成分,进而影响婴儿发育。

(7)使用药物避孕应做好登记随访工作,长期用药者每年随访1次,有异常随时就诊。

链接

避孕药不宜与哪些药同时服用

某些药物可加速避孕药的代谢,干扰避孕药的作用,导致避孕失败。大致有以下几种:抗生素类有氨苄西林、四环素、氯霉素、新霉素和红霉素等;抗结核药如利福平;抗风湿药;抗癫痫药及镇静剂有苯妥英钠、扑痫酮、氯氮、司可巴比妥及甲丙氨酯通等。此外,还有磺胺药、克霉唑、胰岛素及呋喃妥因等。因此,正在服避孕药的妇女,需要使用上述药物时,最好暂时停用避孕药,改用其他避孕方法,如避孕套等。

考点: 避孕药的用法及护理措施

（六）护理评价

1. 患者能否减轻药物的不良反应及焦虑情绪。

2. 患者能否按医嘱服药减少不良反应,有无计划外受孕。

3. 患者能否说出用药方法及注意事项等相关知识。

第 3 节　其他避孕方法及护理

案例9-3

某女,22岁,未婚,平日月经规律,周期30天,经期4～5天。末次月经干净后8天。2天前与男友有过性生活,未采取避孕措施,担心怀孕而前来咨询。

问题: 1. 是否有补救措施避免怀孕?

2. 用药过程中护理应注意哪些?

一、紧急避孕

（一）概述

紧急避孕是在无保护性性生活、避孕失败或遭到性暴力后,为防止非意愿性妊娠的发生而采取的补救措施。其避孕机制是阻止或延迟排卵、干扰受精、组织受精卵着床。有药物避孕和工具避孕。

（二）护理

1. 护理评估　询问其年龄、月经史及末次月经时间，了解其对避孕知识的认知情况及焦虑程度。

2. 用药方法　一般应在无保护性性生活 3 日（72 小时）内服用紧急避孕药。

（1）非激素类：米非司酮，房事后 72 小时内服，单次服用 1 片（25mg）。

（2）激素类

1）左炔诺孕酮片（毓婷）：房事后 72 小时内服用第 1 片（0.75mg），隔 12 小时后服第 2 片（0.75mg），总量为两片。

2）炔诺孕酮：首剂半片，隔 12 小时再服半片。

3）53 号避孕药：房事后立即服 1 片，次晨加服 1 片。

3. 护理问题

（1）焦虑：与害怕怀孕有关。

（2）知识缺乏：缺乏避孕常识。

4. 护理目标

（1）患者焦虑减轻或消失。

（2）患者能说出有关的避孕常识。

5. 护理措施

（1）手术配合：一般在无保护性性生活 5 日内放置带铜宫内节育器（术中配合同本章第 1 节）。

（2）用药护理：向其介绍服药方法；强调及时服药的重要性。

（3）心理护理：向患者简介避孕方法及其有效性，增强其避孕信心，消除紧张、害怕心理。

（4）健康指导：紧急避孕药应按要求在性生活后 72 小时内服用，越早效果越好，超过 72 小时但未达 5 日可放置宫内节育器；紧急避孕是一种临时性补救措施，不能替代常规避孕方法；紧急避孕失败而妊娠者，新生儿畸形发生率高，必须终止妊娠。

6. 护理评价

（1）患者焦虑是否减轻或消失。

（2）患者能否说出有关的避孕常识。

链接

紧急避孕能否替代常规避孕方法

不能。其原因为：①紧急避孕不如常规避孕效果好。②紧急避孕药较常规口服避孕药剂量大，如果在每次房事后重复使用，长此以往将会影响身体健康。③紧急避孕药对月经周期有一定影响，会导致月经紊乱，甚至产生全身的不良反应，如恶心、呕吐、乳房胀痛及不规则阴道出血等。

推迟，因此，安全期避孕法并不十分安全。

二、安全期避孕法

安全期避孕法是避开月经周期中的易孕期性生活，不用其他药具而达到避孕的方法，又称自然避孕法。月经规律的妇女排卵一般发生在下次月经前 14 天左右，排卵前后 4～5 天为易孕期，其余时间不易受孕，称为安全期。这种避孕方法要求月经规律，性生活稳定。但因排卵受多种因素影响，可能提前或

三、免疫避孕法

免疫避孕法是利用机体自身免疫防御机制达到避孕的目的。

（一）导向药物避孕

利用单抗体将药物导向受精卵或滋养层细胞,引起抗原抗体免疫反应,以达到抗着床的目的。因导向药物直接与靶器官结合而降低血中药物滞留,从而减少药物对机体的非特异性损失。制备导向药物时应首先确定靶抗原,包绕卵子的透明带特异性强,是抗着床较理想的靶抗原。确定靶抗原后,将单抗体与抗生育药物进行间接共价结合即可使用。但目前存在单抗体免疫原性问题有待解决。

（二）抗生育疫苗

抗生育疫苗的基本原理是选择生殖系统或生殖过程中的抗原成分改造成疫苗,调动受试者主动免疫系统,对相应的生殖靶抗原进行攻击,而阻断正常生殖过程。目前正在研制的有抗精子疫苗、抗卵透明带疫苗、抗绒毛膜促性腺激素疫苗等。

第 4 节　输卵管绝育术患者的护理

案例9-4

某女,34 岁,已婚,在丈夫陪同下要求输卵管绝育术,于 2010 年 10 月 10 日入院。患者 14 岁月经初潮,平时月经规律,周期 28～30 天,经期 4～5 天,量中等,无痛经,末次月经为 2010 年 10 月 5 日。24 岁结婚,2-0-1-2,末次分娩于 2005 年 5 月 5 日,人工流产于 2008 年 3 月 22 日。双方体格健康。

问题:1. 针对该患者,应如何进行指导?

2. 护理过程中应注意哪些问题呢?

输卵管绝育术是通过切断、结扎、电凝、钳夹、环套或药物粘堵等方法阻断输卵管,使精子与卵子不能相遇而达到永久不孕的节育措施。目前我国最常用的方法是经腹输卵管结扎术,其操作简单、安全、方便。随着腔镜技术的发展,腹腔镜下输卵管结扎术也逐渐成为一项成熟的技术。本节主要介绍经腹输卵管结扎术。

一、概　　述

（一）适应证

1. 自愿接受绝育手术且无禁忌证者。

2. 患有严重的全身性疾病(如心脏病、肾脏病、肝脏病等)不宜妊娠者。

3. 第二次剖宫产术同时。

（二）禁忌证

1. 各种疾病急性期。

2. 全身情况不良不能胜任手术者,如心力衰竭、血液病等。

3. 各种感染包括患急、慢性盆腔炎及腹壁感染等。

4. 患严重的神经衰弱或神经官能症者。

5. 24 小时内两次体温达到或超过 37.5℃。

（三）手术时间选择

1. 非孕妇女最好选择在月经干净后 3～7 日。

2. 人工流产、中期妊娠引产或宫内节育器取出术后,可立即或在 48 小时内手术;自然流产月经恢复后手术。

3. 足月顺产后 48 小时内手术;剖宫产可同时手术。

4. 非感染性妇科手术的同时(已有子女)。

5. 哺乳期或闭经妇女则应排除早孕后再行手术。

考点: 输卵管绝育术的手术时间及禁忌证

二、护理

（一）护理评估

1. 健康史　通过询问病史,了解受术者月经史、婚育史及既往史,排除禁忌证;了解末次月经干净的时间或末次流产、分娩的时间;确定术前 3 天无性生活史;了解有无腹部皮肤感染症状;有无严重的神经官能症等。

2. 身体状况　通过全身检查及妇科检查,评估生命体征、重要脏器功能、子宫大小及位置和盆腔情况,协助医生把握手术适应证及禁忌证。

3. 心理社会状况　了解受术者及家属对手术的认知情况与态度;是否存在紧张、恐惧心理;是否担心绝育术会影响女性性征及性生活;受术者家庭经济状况等。

4. 辅助检查　收集血、尿常规,肝、肾功能检查结果,进一步协助医生判断有无禁忌证。

（二）手术步骤

一般采用局部麻醉。

1. 排空膀胱,取仰卧位,常规消毒、铺巾。

2. 切口　下腹正中作纵切口或横切口,下界在耻骨联合上 3cm 处,长 2～3cm。产后于宫底下 2cm 为切口上界,逐层切开腹壁。

3. 提取输卵管　术者先将一侧输卵管轻轻提取至切口处,取管方法可用钳取法、指板法或吊钩法。

4. 辨认输卵管　观察输卵管直至暴露出伞端,证实为输卵管,并检查卵巢。

5. 结扎输卵管　我国目前多采用抽心包埋法。

6. 检查无出血后,将输卵管送回腹腔。同法处理对侧输卵管。

7. 关腹　清点器械、敷料无误,逐层关腹,术毕。

链接

什么是抽心包埋法

在输卵管峡部背侧浆膜下注入 0.5% 利多卡因 1ml 使浆膜膨胀,用尖刀切开膨胀的浆膜层,再用弯蚊钳轻轻游离出该段输卵管,相距 1cm 处以 4 号丝线各作一道结扎。剪除其间的输卵管,最后用 1 号丝线连续缝合浆膜层,将近端包埋于输卵管系膜内,远端留于系膜外。

（三）护理问题

1. 恐惧　与害怕疼痛及手术有关。

2. 知识缺乏　缺乏输卵管绝育术的相关知识。

3. 潜在并发症　感染、脏器损伤。

（四）护理目标

1. 受术者恐惧减轻。

2. 受术者了解输卵管绝育术的相关知识。

3. 受术者未发生感染及脏器损伤。

（五）护理措施

1. 术前护理

（1）手术时间：协助医生选择手术时间。

（2）用物准备：了解手术用物。

（3）受术者准备：对受术者进行身心评估，协助医生完成各项常规辅助检查，如血、尿常规，出、凝血时间，肝、肾功能检查，阴道分泌物检查，心电图、胸透等；按妇科腹部手术要求进行术前准备；手术前晚进半流质饮食，术前 4 小时禁食；精神过度紧张者术前 30 分钟遵医嘱给镇静剂；嘱受术者排空膀胱后，由护士连同病历一起送入手术室，向手术室护士交班。

2. 术中配合

（1）协助受术者取仰卧位。

（2）陪伴受术者，提供心理支持，并随时注意受术者情况，有异常及时报告医生。

（3）器械护士要准确及时传递手术器械、物品，确保手术顺利进行。术前、术后仔细清点器械及物品，确保无误。

3. 术后护理

（1）术后取平卧位休息，密切观察血压、脉搏、腹痛情况及有无内出血征。

（2）每日测体温 4 次，体温正常 3 日后改为每日测 2 次，注意观察伤口有无渗血，确保敷料清洁干燥。

（3）鼓励受术者卧床 4～6 小时后下床活动，有助于减少腹腔粘连，促进身体健康。

（4）术后进半流食，排气后进正常饮食。

（5）术后 4～6 小时督促受术者自解小便。

4. 对症护理

（1）出血、血肿：因术中止血不彻底、结扎线松弛或滑脱、过度牵拉、钳夹而损伤输卵管或其系膜造成。一旦发现应查明原因，找出出血部位并协助予以缝扎止血。血肿形成时应协助切开止血后再缝合。

（2）感染：多因手术操作无菌观念不强，手术器械、敷料消毒不严，未严格把握手术指征所致。针对病因预防为主。根据不同情况遵医嘱积极抗感染治疗。

（3）脏器损伤：主要为膀胱、肠管损伤，多因解剖关系辨认不清或手术技术不熟练、未遵守手术操作规程所致。一旦发现应协助及时修补。

5. 心理护理　向受术者介绍手术过程，使其了解该手术简单、安全、时间短、效果可靠，对生理功能无不良影响，消除其恐惧和顾虑，使之易于接受手术并主动配合。

6. 健康指导　嘱受术者术后卧床 4～6 小时后方可起床活动，促进恢复；出院后休息 3～4 周；1 个月内禁止性生活；术后 1 个月复查。

（六）护理评价

1. 受术者恐惧感是否减轻，能否积极配合手术。

2. 受术者了解输卵管绝育术的相关知识。

3. 受术者了解未发生感染及脏器损伤。

> **经腹腔镜输卵管绝育术**
>
> 经腹腔镜输卵管绝育术是指在腹腔镜直视下，利用机械手段或热效应使输卵管受阻而达到绝育目的，是一种安全、有效、并发症较少的绝育方法。

第5节　人工终止妊娠患者的护理

案例9-5

某女,31岁,已婚,因停经50天,恶心、呕吐1周来院就诊。平日月经正常,周期30天,经期3～5天,量中等,无痛经。24岁结婚,1-0-0-1,于5年前顺产1男婴,之后上T型宫内节育器避孕。妇科检查:外阴已婚已产型,阴道紫蓝色,宫颈处未见尾丝,子宫增大如孕50天大小,尿妊娠试验阳性。告知其已妊娠,该女要求终止。

问题: 1. 还应做哪些检查?

2. 应选择哪种方法终止呢?

人工终止妊娠是女性避孕失败后不得已的一种补救措施,虽手术相对安全、简便,但绝非计划生育首选的上策,应坚持以避孕为主。根据妊娠周数的大小人工终止妊娠方法有3种:药物流产、人工流产手术(包括负压吸宫术和钳刮术)及中期妊娠引产术。

一、药 物 流 产

(一)概述

药物流产是自20世纪90年代以来日趋发展完善的一种非手术终止妊娠的方法。其优点是方法简便、安全可靠、不需宫内操作,无创伤性。完全流产率可达95%～98%。目前最常用的药物是米非司酮配伍米索前列醇。

链接

药物终止妊娠原理

米非司酮是一种合成类固醇,结构类似炔诺酮,具有抗孕酮的作用。其作用机制为:与孕酮竞争子宫内膜的孕激素受体,从而取代孕酮与蜕膜的孕激素受体结合,阻断了孕酮的活性;同时由于蜕膜坏死,内源性前列腺素的释放而使宫颈软化扩张,导致妊娠物排出。米索前列醇可刺激子宫收缩,促使妊娠物排出。

1. 适应证

(1)妊娠7周以内,已确诊为宫内妊娠,自愿采用药物流产的健康妇女。

(2)手术流产的高危对象,如剖宫产术后半年内、近期有人工流产手术史、哺乳期、畸形子宫、宫颈坚韧等。

2. 禁忌证

(1)米非司酮禁忌证:肝、肾功能异常、心血管疾病、肾上腺疾病、糖尿病及其他内分泌疾病、与激素有关的肿瘤等。

(2)米索前列醇禁忌证:心血管疾病、高血压、青光眼、血栓、胃肠功能紊乱等。

(3)过敏体质。

(4)带宫内节育器妊娠者、怀疑宫外孕者。

合并子宫肌瘤、有剖宫产史者为相对禁忌证。

考点:药物流产的适应证

3. 不良反应　可致轻度恶心、呕吐、下腹痛及乏力;流产后出血时间较长,约3周左右;出血量较吸宫术多。

(二)护理

1. 护理评估

(1)健康史:了解末次月经时间、本次停经后的症状及诊疗经过,孕前采用何种避孕方法,了解生育史,有无禁忌证等。

（2）身体状况：测生命体征；通过妇科检查，了解子宫大小及双侧附件情况；评估有无白带及其他异常。

（3）心理社会状况：服药者常常担心药物流产是否成功而表现为紧张及焦虑。故应通过交谈了解其是否有精神紧张、情绪稳定。

（4）辅助检查：行 B 超检查及相关辅助检查以协助医生排除异位妊娠等禁忌证。

2. 用药方法　米非司酮与米索前列醇配伍，两者具有协同作用，可提高流产成功率并减少用药剂量。具体方法为米非司酮 25mg，每天 2 次口服，连服 3 天，于第 4 日晨服米索前列醇 600μg，1 次顿服。

3. 护理问题

（1）焦虑：与不了解药物流产过程及效果有关。

（2）有感染的危险：与阴道流血时间长或不注意卫生有关。

4. 护理目标

（1）服药者情绪稳定，与医护人员良好合作。

（2）服药者无发热、阴道分泌物无臭味等感染表现。

5. 护理措施

（1）用药前护理

1）协助医生完成各项辅助检查（如 B 超确诊宫内孕及妊娠大小），核实适应证，排除禁忌证。

2）测生命体征，填写孕妇姓名、随访日期等。

3）告知孕妇药物特点、剂量、效果、不良反应和失败的可能性，使其有充分的思想准备，消除其紧张心理。

4）告知孕妇用药的注意事项：药物应空腹或进食 2 小时后用凉开水吞服；米索前列醇应到医院在医生指导下空腹口服；服药期间忌用吲哚美辛等抗前列腺素的药物；服药后出现恶心、呕吐、头晕、乏力等反应，或用米索前列醇后出现腹痛、腹泻、寒战、皮疹等，一般无需处理，严重的及时来医院就诊；服药后会出现少量阴道出血，如见组织物应收集并让护士辨认。

（2）用药后护理

1）核对孕妇姓名，询问末次服米非司酮的时间，指导服用米索前列醇。

2）服米索前列醇后，留院观察 6 小时，观察生命体征，注意有无腹痛、阴道出血等，仔细检查阴道排出物有无绒毛、是否完整，必要时送病理检查。

3）备齐缩宫素、止血药等急救药品，做好输液、输血准备。

4）药物流产失败或致不全流产阴道出血较多时，应及时报告医生并做好清宫准备；阴道出血时间长者遵医嘱用抗生素预防感染。

5）保持外阴清洁干燥，2 周内禁止性生活和盆浴。

6）指导避孕，5 周后随访，了解月经恢复情况。

6. 护理评价

（1）服药者情绪是否稳定并积极配合药物流产。

（2）服药者在药物流产后有无出现感染症状。

护考链接

药物流产适合的时间是不超过妊娠

A. 4 周　　　B. 6 周　　　C. 7 周

D. 10 周　　　E. 2 周

答案：C

点评：药物流产适用于妊娠 7 周以内的宫内妊娠；人工流产负压吸引术，适用于妊娠 10 周内；人工流产钳刮术，适用于妊娠 11～14 周。

考点：药物流产用药注意事项及服药后的护理

二、人工流产术

（一）概述

人工流产术是指在妊娠14周内,用人工方法终止妊娠的手术。分为:①人工流产负压吸引术,适用于妊娠10周内。②人工流产钳刮术,适用于妊娠11～14周。

> **链接**
>
> **无痛人工流产与减痛人工流产**
>
> 无痛人工流产与减痛人工流产不仅能减少受术者的痛苦,而且可有效预防和减少受术者因紧张、恐惧、躁动等引起的各种并发症。无痛人工流产常用的方法为依托咪酯静脉注射法,术前禁食,术时静脉注射含20mg依托咪酯溶液10ml,麻醉起效后立即手术,麻醉效果好。减痛人工流产常用的方法:①一氧化氮吸入法,术时吸入一氧化氮,麻醉起效快,作用消失快,操作方便。②1%～2%利多卡因宫旁神经阻滞或宫腔、宫颈表面麻醉法。

1. 适应证

（1）因避孕失败要求终止而无禁忌证者。

（2）因各种疾病不宜继续妊娠者。

2. 禁忌证

（1）各种疾病的急性期。

（2）生殖器官急性炎症。

（3）全身情况不良,不能耐受手术者。如心力衰竭、重度贫血、妊娠剧吐酸中毒尚未纠正者。

（4）术前两次体温在37.5℃以上。

> **护考链接**
>
> 人工流产负压吸引术适用于妊娠
>
> A. 6周内　B. 8周内　C. 10周内
>
> D. 12周内　E. 14周内
>
> **答案:**C
>
> **点评:**药物流产适用于妊娠7周以内的宫内妊娠;人工流产负压吸引术,适用于妊娠10周内;人工流产钳刮术,适用于妊娠11～14周。

考点:人工流产术的适应证

（二）护理

1. 护理评估

（1）健康史:了解受术者月经史、孕产史、既往史、孕前采用的避孕方法及停经后的表现。

（2）身体状况:评估生命体征、听诊心肺;通过妇科检查及B超检查,了解子宫大小、位置及附件情况;评估有无白带及其他异常。协助医生掌握好适应证,排除禁忌证。

（3）心理社会状况:了解受术者对手术有无顾虑、恐惧及程度。

（4）辅助检查:收集B超检查结果,协助医生判断妊娠周数,选择合适的终止方法。

2. 手术方法

（1）人工流产负压吸引术

1）消毒铺巾:嘱受术者排空膀胱,取膀胱截石位。常规消毒外阴、阴道,铺无菌孔巾,排好器械。

2）双合诊检查:确认子宫位置、大小及附件情况。

3）探测宫腔:用阴道窥器暴露宫颈后,用2.5%碘酒溶液和75%乙醇溶液再次消毒宫颈,以宫颈钳钳夹宫颈前唇并稍向外牵引,用子宫探针探测宫腔方向及深度。

4）扩张宫颈:用宫颈扩张器按号顺序扩张宫颈,至比所用吸管大0.5～1号。

5)负压吸引:根据妊娠周数选择吸管及负压大小,连接好吸管试吸无误后,将吸管送至宫底,找到胚胎着床部位,开放负压吸引。所用负压不宜超过500mmHg。将吸管按顺时针方向吸引宫腔1～2周,吸干净后折叠橡胶管阻断负压后取出吸管。

6)清理宫腔:吸引结束后,用小号刮匙轻刮宫腔一周,特别是宫底和两宫角处。子宫探针复测宫腔深度,检查无活动性出血,取下宫颈钳、窥器、孔巾等,术毕。

7)检查吸出物:清洗、过滤吸出物,仔细检查有无绒毛及胚胎组织,与妊娠周数是否相符,必要时送病理检查。

8)填写手术记录,告知术后注意事项。

(2)人工流产钳刮术:术前应充分扩张宫颈然后再行刮宫术。术中用宫颈扩张器充分扩张宫颈后(一般扩至8～12号),先用卵圆钳夹破胎膜,待羊水流净,再钳出胎盘与胎儿组织。术中可辅助吸宫,方法同负压吸引术。吸净后,改用小刮匙轻刮子宫两角,防止胚胎组织残留。术中酌情应用缩宫素。

> **链接**
>
> **吸净的标志是什么**
>
> ①感到子宫壁变粗糙。②宫腔缩小1.5～2.0cm。③吸管头紧贴宫腔壁有紧涩感,吸管上下移动受阻。④宫颈口有血性泡沫出现。

3.护理问题

(1)焦虑:与害怕疼痛及手术后恢复有关。

(2)有感染的危险:与阴道流血时间长或术后不注意卫生有关。

(3)潜在并发症:人工流产综合征、吸宫不全、子宫穿孔等。

考点: 人工流产的并发症

> **链接**
>
> **扩张宫颈的方法**
>
> ①术前12～16小时用16～18号橡皮导尿管1～2根插入宫颈管内,于手术前取出。②艾司唑仑丁卡因栓放置阴道后穹隆15～30分钟,宫颈内口可扩张、软化。③术前3小时口服或阴道放置米索前列醇200μg。

4.护理目标

(1)受术者情绪稳定,积极配合手术。

(2)受术者不发生感染。

(3)受术者无并发症出现。

5.护理措施

(1)术前护理

1)手术时间:协助医生严格掌握手术适应证及禁忌证。

2)用物准备:备好人工流产包等。

3)准备负压吸引器,接通电源。

(2)术中配合

1)协助受术者取膀胱截石位。

2)陪伴受术者,提供心理支持,指导术时配合,使手术顺利进行。

3)调整照明灯,协助术者将吸管连接于负压装置,及时传递手术器械、物品。

4)观察受术者面色、腹痛等情况,监测生命体征。有异常及时报告医生。

5)协助术者检查吸出物或钳出物,有无绒毛及胚胎组织或胎儿、胎盘是否完整。

(3)术后护理:术后嘱其在观察室休息1～2小时,注意观察腹痛及阴道流血情况,遵医嘱给予药物治疗,无异常方可离院。

(4)对症护理:针对术中、术后并发症进行对症护理。

1)人工流产综合征:是人工流产常见的并发症。一旦发生应立即报告医生,观察受术者面色等一般情况,监测生命体征,在医生停止手术操作的同时,遵医嘱给予氧气吸入,静脉注射阿托品0.5～1mg,稳定患者情绪。

2）子宫穿孔：一旦发生,轻者遵医嘱注射子宫收缩剂,使用抗生素预防感染,住院严密观察遵医嘱做好急诊手术准备;重者配合医生做好剖腹探查准备。

3）吸宫不全：术后确诊为吸宫不全,如无感染,配合医生尽早行清宫术,术后用抗生素预防感染;如伴有感染,遵医嘱先控制感染后行清宫术。

4）漏吸：确定为宫内妊娠,但术时未吸到胚胎及胎盘绒毛。易发生在极早期的妊娠、过度前屈或后屈及畸形子宫者,应在B超下定位实施手术。同时排除宫外孕的可能。

5）术中出血：主要为组织不能迅速排出,影响子宫收缩所致。与孕妇年龄较大、产次多、负压不足未吸到着床处、术者技术不熟练有关。应于宫颈注射缩宫素10～20U,尽快清除宫腔组织。术后可给予子宫收缩剂。

> **链接**
>
> **人工流产后会影响以后怀孕吗**
>
> 只要在有经验的妇科医生操作下,严格按照无菌操作进行,手术后进行抗感染治疗,按照医嘱执行,子宫恢复得好,一般不会影响以后的生育。多次人工流产容易导致子宫内膜的损伤,或造成子宫内膜的异位症的发生,或引起感染,均可导致不孕。

6）术后感染：因吸宫不全或流产后过早性交引起,因器械、敷料消毒不严或操作时缺乏无菌观念所致。故应注意无菌操作,术后正确指导受术者。一旦确诊应积极抗炎,宫腔内有残留妊娠物者按感染性流产处理。

7）羊水栓塞：偶可发生在人工流产钳刮术。

（5）心理护理：向受术者简单介绍手术过程、术者经验,使其对术者有信任感,并教会其一些缓解术中不适的方法,以减轻或消除其紧张情绪,使之配合手术。

（6）健康指导：嘱受术者术后保持外阴清洁,每日清洗,使用消毒会阴垫;术后如有发热、腹痛、阴道流血量多或持续流血超过10天以上时,应及时复诊;吸宫术后休息2周,钳刮术后休息2～4周;1个月内禁止性生活和盆浴;术后1个月复查;指导合理避孕。

考点： 人工流产术的护理措施

6. 护理评价

（1）受术者情绪是否稳定,能否积极配合手术。

（2）受术者有无感染发生。

（3）受术者有无出现并发症。

> **护考链接**
>
> 吸宫术后注意事项不正确的是
>
> A. 术毕,应休息室休息1～2小时
>
> B. 术后1周或阴道出血未净前禁止盆浴
>
> C. 半月内禁止性生活
>
> D. 保持外阴清洁
>
> E. 持续阴道出血10天以上需复诊
>
> **答案：** C
>
> **点评：** 人工流产术后应禁止性生活1个月。

三、中期妊娠引产

（一）概述

中期妊娠引产是用人工的方法终止中期妊娠,包括药物引产（如依沙吖啶）和手术引产（如水囊引产）。相对人工流产,它操作复杂,并发症多,因此,应尽可能避免,争取对意外妊娠做到早发现、早处理。

1. 适应证

（1）胎儿畸形。

（2）妊娠13～24周因病不宜继续妊娠,要求终止而无禁忌证者。

2. 禁忌证

（1）各种急性感染性疾病、各种疾病的急性期及生殖器官炎症。

（2）严重的全身性疾病,不能耐受手术者。

（3）子宫发育畸形、子宫有瘢痕、宫颈有瘢痕或粘连,阴道分娩有困难者。

（4）术前 24 小时内体温 2 次超过 37℃者。

（5）前置胎盘、局部皮肤感染者。

考点:中期引产禁忌证

（二）护理

1. 护理评估

（1）健康史:了解本次停经后的症状及诊疗经过,孕前采用何种避孕方法,询问月经史、生育史、既往史、个人史,以协助医生掌握引产术的适应证,排除禁忌证。

（2）身体状况:通过妇科检查了解子宫大小及双附件情况,测生命体征,评估白带及其他有无异常。

（3）心理社会状况:受术者表现为紧张及焦虑。

（4）辅助检查:通过白带常规、血尿常规、出凝血时间、肝肾功能等检查,严格掌握手术指征,行 B 超胎盘及穿刺点定位。

2. 手术步骤

（1）利凡诺尔羊膜腔内注入法

1）受术者排空膀胱后取仰卧位,常规消毒、铺巾。

2）用腰椎穿刺针在 B 超选定的穿刺点或宫底下 2～3 横指中线旁空虚处垂直进针,经过 2 次落空感后即进入羊膜腔(图 9-2)。拔出针芯,见羊水溢出或用注射器能抽出羊水,确认在羊膜腔内,将含利凡诺尔 50～100mg 的药液注入。

3）插入针芯后拔出穿刺针,穿刺点用无菌纱布覆盖,压迫数分钟后用胶布固定。

（2）利凡诺尔宫腔内羊膜腔外注入法

1）受术者排空膀胱后取膀胱截石位,常规消毒、铺巾。

2）用窥器暴露宫颈,以宫颈钳夹住宫颈前唇,用敷料镊将导尿管送至子宫壁和胎囊之间,将稀释的利凡诺尔液由导尿管注入宫腔。折叠并结扎外露的导尿管放入阴道穹隆部,填塞纱布,24 小时后取出阴道填塞的纱布及导尿管。

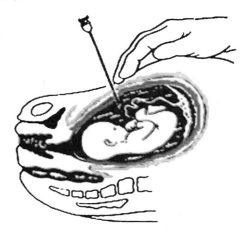

图 9-2　羊膜腔内注入法

考点:利凡诺尔引产的安全剂量

（3）水囊引产

1）受术者排空膀胱后取膀胱截石位,常规消毒、铺巾。

2）用窥器暴露宫颈,并用宫颈扩张器扩张宫颈口至 8～10 号。

3）用敷料镊将制备好的水囊送入子宫腔,直至整个水囊全部放入。

4）向囊内注入无菌 0.9％氯化钠溶液 300～500ml,并加数滴亚甲蓝以识别羊水或注入液,折叠导尿管并结扎,外面包纱布 1 块,置于阴道穹隆部。

5）放入水囊后出现规律宫缩时即取出水囊,一般无论有无宫缩,水囊放置时间不宜超过 48 小时。

6）术后第 2 日可加用小量的缩宫素静脉滴注以刺激子宫收缩。

3. 护理问题

（1）焦虑:与不了解手术过程及效果有关。

(2) 有感染的危险：与放置水囊、阴道出血时间长有关。

4. 护理目标

(1) 受术者情绪稳定，积极与医护人员配合。

(2) 受术者体温正常，阴道无异常分泌物。

5. 护理措施

(1) 术前护理

1) 用物准备：利凡诺尔引产需准备穿刺包，消毒用物如无菌消毒钳、0.5%聚维酮碘溶液等，20ml注射器2只，0.5%利凡诺尔50～100mg；水囊引产需制备水囊、水囊引产包及消毒用物。

2) 受术者准备：协助完成各项辅助检查；清洗腹部及外阴部皮肤；指导受术者术前3日禁止性生活；利凡诺尔引产者术前需做过敏试验，水囊引产者术前3日冲洗阴道，每日1次；嘱受术者排空膀胱后，送至产房。

链接

利凡诺尔过敏试验方法

利凡诺尔引产前要先做过敏试验。采用1：5000利凡诺尔5～10ml，装入滴眼瓶内，滴入眼内2滴，20分钟后观察结果；也可用1：4000利凡诺尔0.1ml做皮内试验。如出现睑结膜充血、水肿；或皮试部位出现红肿、红晕；或心悸、偏头痛、皮疹等，均为利凡诺尔过敏，不能采用利凡诺尔引产。

(2) 术中配合

1) 协助受术者取手术所需体位。

2) 陪伴受术者给予精神支持与鼓励，使之配合手术；注意观察受术者在羊膜腔穿刺过程中的反应，观察生命体征，识别有无呼吸困难、发绀等羊水栓塞的症状。

3) 术毕，护送受术者回病房休息。

(3) 术后护理

1) 嘱受术者尽量卧床休息，防止突然破水。

2) 定时测生命体征，观察并记录宫缩、胎心、胎动消失时间及阴道流血情况，如体温超过38℃，应报告医生，并遵医嘱处理。

3) 按正常分娩处理：协助医生接生；仔细检查胎盘胎膜、软产道，发现异常及时报告医生并协助处理；胎盘胎膜排出后配合医生常规行清宫术；观察产后宫缩、阴道流血及排尿情况；有无感染征象。

4) 羊膜腔注药后，一般12～24小时开始宫缩，约用药48小时娩出；若用药5日后仍未临产即为引产失败，应通报医生和家属，协商再次给药或改用其他方法。

5) 放置水囊后，24小时内可出现宫缩，出现规律宫缩后可放出囊内液体，取出水囊；若24小时后仍无宫缩或宫缩较弱，也应取出水囊。

6) 水囊引产后如出现体温超过38℃、畏寒等不适，应报告医生，立即取出水囊，并遵医嘱给予足量抗生素。

(4) 心理护理：倾听受术者表达内心顾虑、恐惧、孤独感，并向其讲解各种引产术的特点、效果及用药后可能出现的反应，解除其思想顾虑，使之积极配合。

(5) 健康指导

1) 指导受术者产后休息，加强营养。

2) 嘱受术者术后6周内禁止性生活及盆浴，有异常情况及时复诊。

3) 指导产后立即回奶，并进行日后避孕指导。

4) 告知受术者最好引产满1年后再妊娠。如过早再次怀孕，子宫内膜尚未彻底恢复，容易引起流产。

6. 护理评价

（1）受术者情绪是否稳定。

（2）受术者有无感染。

第 6 节　计划生育措施的护理指导

为保证计划生育国策有效地贯彻，计划生育工作者应根据每对夫妇的具体情况，指导其选择最适宜的避孕方法，以达到节育的目的。

案例9-6

某女，28 岁，已婚，足月顺产 3 个月，纯母乳喂养，月经尚未复潮，体健。

问题： 1. 她可以选择哪些方法避孕？

2. 不能选择哪些方法？

（一）婚后暂时无生育要求者

多见于新婚夫妇。新婚夫妇年轻，要求避孕时间短，可选择：①避孕套，偶有套脱落或破裂，立即用紧急避孕法。②女用外用避孕药。一般不选择放置宫内节育器及口服避孕药。

（二）已有子女者

有一个子女的夫妇，应坚持长期避孕，可选用下列方法：①宫内节育器，是首选方法。②长效避孕药（口服或注射），或皮下埋植法。③适于新婚夫妇的各种方法。一般暂不行绝育手术。有两个或多个子女的夫妇建议采取绝育措施。

（三）哺乳期妇女

可选用宫内节育器、避孕套避孕。不宜选用甾体激素避孕药，因其可影响乳汁的分泌和婴儿的生长发育。

（四）围绝经期妇女

围绝经期妇女仍可能排卵，必须坚持避孕。可选用宫内节育器、避孕套或外用避孕药避孕。45 岁以上禁用口服避孕药或避孕针。

小结

计划生育的目的是科学地控制人口数量，提高人口素质。其主要措施为避孕和绝育。避孕可分为工具避孕（宫内节育器和阴茎套）、药物避孕及其他避孕方法（如紧急避孕、安全期避孕法、免疫避孕法）；绝育有经腹输卵管结扎术和腹腔镜下输卵管结扎术。如避孕或绝育失败，则采取补救措施，行人工终止妊娠。人工终止妊娠是女性避孕失败后不得已的一种补救措施，虽手术相对安全、简便，但绝非计划生育首选的上策，应坚持以避孕为主。根据妊娠周数的大小人工终止妊娠的方法有 3 种：药物流产、人工流产手术（包括负压吸宫术和钳刮术）及中期妊娠引产术。计划生育是一项科学性和政策性很强的工作，故医护工作者不但要不断提高自己的医疗技术水平、加强责任心，还要针对每位妇女不同的社会心理情况，做好心理护理。

自测题

A₁ 型题

1. 有关各种避孕方法的作用机制，不妥当的是
（　　）

A. 抑制排卵　　　　　B. 阻塞输卵管

C. 阻止精子与卵子结合　　D. 改变宫腔内环境

E. 阻止受精卵植入

2. 宫内节育器放置的时间，不妥当的是（　　）

A. 哺乳期结束时

B. 人工流产术后即放置

C. 月经干净后 3～7 天

D. 剖宫产半年后

E. 自然分娩后满 3 个月

3. 不宜放置宫内节育器的时间是（　　）

  A. 月经干净后 3～7 天　B. 剖宫产后 3 个月

  C. 人工流产术后即放置　D. 哺乳期排除早孕

  E. 自然分娩后满 3 个月后

4. 下述哪项不是放置宫内节育器禁忌证？（　　）

  A. 轻度贫血　　　　　B. 急性盆腔炎

  C. 月经过频　　　　　D. 生殖道肿瘤

  E. 宫颈口过松

5. 放置宫内节育器后，指导错误的一项是（　　）

  A. 应保持外阴清洁干燥

  B. 术后如有明显腹痛、发热等情况随时就诊

  C. 术后休息 2 天

  D. 1 周内禁止性生活

  E. 术后于第 1、3、6 个月及 1 年，分别复查一次

6. 下述哪项不是放置宫内节育器并发症？（　　）

  A. 节育器异位　B. 节育器脱落　C. 带器妊娠

  D. 感染　　　　E. 血肿

7. 一门诊女性咨询药物避孕原理，回答不恰当的是（　　）

  A. 抑制排卵

  B. 改变宫颈黏液性状

  C. 改变宫腔内膜形态与功能

  D. 杀精子或改变精子功能

  E. 杀卵子或改变卵子功能

8. 妇女不宜服用避孕药的情况是（　　）

  A. 月经过多　B. 阴道炎

  C. 附件炎　　D. 血栓性静脉炎

  E. 宫颈糜烂

9. 长效口服避孕药服用一次可避孕（　　）

  A. 1 个月　　B. 2 个月　　C. 3 个月

  D. 6 个月　　E. 1 年

10. 葡萄胎患者随访期间，宜选择的避孕方式为（　　）

  A. 阴茎套　　　　B. 放置宫内节育器

  C. 服用避孕药　　D. 安全期

  E. 体外射精

11. 避孕失败最常用的补救措施是（　　）

  A. 服避孕药　B. 放置 IUD　C. 人工流产

  D. 引产　　　E. 绝育术

12. 产后 2 个月，适宜选择的避孕方法是（　　）

  A. 安全期避孕法　B. 放置宫内节育器

C. 服用避孕药　　D. 阴茎套

E. 体外射精

13. 人流综合征反应是由于（　　）

  A. 吸宫负压过大　B. 副交感神经兴奋

  C. 精神过度紧张　D. 羊水栓塞

  E. 子宫穿孔

14. 利凡诺尔引产安全有效药量为（　　）

  A. 10～20mg　　　B. 30～40mg

  C. 50～100mg　　D. 100～200mg

  E. 300～400mg

15. 利凡诺尔引产的禁忌证不包括（　　）

  A. 孕期接触胎儿致畸因素　B. 血液病

  C. 滴虫性阴道炎　　　　　D. 慢性肝炎

  E. 前置胎盘

A₂ 型题

16. 某女，30 岁，放置宫内节育器后 3 天，有少量阴道出血，自觉下腹轻度不适就诊。体检：生命体征平稳。最合适的处理是（　　）

  A. 立即取出宫内节育器

  B. 应用抗生素，待阴道流血停止后取器

  C. 暂不予处理，观察 1 周后，如症状不消失再就诊

  D. 常规消毒，探查节育器位置是否正确

  E. 阴道 B 超下观察节育器位置是否正确

17. 某女，口服避孕药物进行避孕已 2 年，因工作忙，当晚漏服，询问指导，应告知补服时间为（　　）

  A. 3 小时内　　B. 6 小时内　　C. 9 小时内

  D. 12 小时内　E. 24 小时内

A₃ 型题

  人工流产吸宫术中，患者突然感到胸闷、头晕，继之大汗淋漓，查体：血压 70/50mmHg，脉搏 50 次/分。（18、19 题共用题干）

18. 该患者首先考虑为何病（　　）

  A. 子宫穿孔　　　　B. 吸宫不全

  C. 漏吸　　　　　　D. 人工流产综合征

  E. 宫腔粘连

19. 针对该患者情况，处理措施应首选（　　）

  A. 加速手术、迅速清理宫腔

  B. 输血

  C. 静脉注射阿托品 0.5～1mg

  D. 取头低足高位

  E. 给予镇静剂

（周　清　叶振海）

第10章

妇科常用护理操作技术

"三分治疗，七分护理"强调了护理的重要性，妇科护理技术是妇科临床工作中不可缺少的一部分。护理得当会缩短病程，减轻患者的痛苦，起到和治疗同样重要的作用。那么，你想知道妇科临床护理工作中有哪些常用的护理技术，各项护理技术怎样操作吗？我们快带着这些问题开始学习吧！

第1节　常用护理技术

一、坐　浴

案例10-1

某女，35岁，以外阴瘙痒就诊。妇科检查：外阴、阴道黏膜充血、水肿，有散在的出血点，后穹隆见多量灰黄色泡沫状稀薄液体。诊断：滴虫性阴道炎。给予口服甲硝唑、阴道放药及坐浴治疗。

问题：1. 护士应如何指导其坐浴？

　　　2. 坐浴时有哪些注意事项？

（一）概述

坐浴有增强局部组织血液循环，促进炎症吸收，减轻疼痛的作用。外阴、阴道炎症的患者，选择坐浴液进行坐浴，能有效地提高治疗效果。而外阴、阴道手术或子宫切除前利用坐浴能清洁局部，所以它也是妇科手术前准备的内容之一。

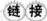

链接

坐浴的种类

根据水的温度的不同将坐浴分为3种：①热浴：水温在41～43℃，适用于急性炎性浸润及渗出性病变，可先熏后坐，持续20分钟。②温浴：水温在35～37℃，适用于慢性盆腔炎及手术前准备。③冷浴：水温在14～15℃，刺激肌肉神经，使其张力增加，改善血液循环。适用于性无能、功能性无月经及膀胱阴道松弛等。持续2～5分钟即可。

（二）护理

1. 物品准备　坐浴架1个（30cm高）、坐浴盆1个、坐浴液2000 ml、无菌纱布1块。

2. 护理评估　评估患者病史、体征及相关辅助检查的结果，检查外阴、阴道皮肤及黏膜病灶损害程度。

3. 操作方法

（1）向患者解释坐浴的目的、方法，并嘱其排空膀胱，将外阴、肛门周围擦洗干净。注意用屏风遮挡或到浴室坐浴。

（2）将坐浴盆置于坐浴架上，按比例配制好坐浴液2000ml，水温在41～43℃。患者褪下裤子，采取蹲位将全臀和外阴部浸泡于溶液中，持续20分钟左右。结束后用无菌纱布擦干外阴部。

（3）协助患者卧床休息，整理用物。

考点：坐浴液的温度及每次坐浴的时间

4. 护理要点

（1）坐浴液需严格按比例配制，浓度太低达不到治疗效果，浓度太高容易灼伤黏膜。

（2）坐浴液水温适中，一般在 41～43℃，避免温度过高烫伤皮肤和黏膜。

（3）月经期、妊娠期、产褥 7 天内、阴道流血时禁止坐浴，以免宫腔感染。

二、会阴擦洗及冲洗

（一）概述

会阴擦洗及冲洗具有保持会阴与肛门局部清洁，使患者舒适，促进会阴部伤口愈合，预防泌尿道和生殖道感染的作用。它是妇科临床护理工作中最常用的技术，适用于产后 1 周内及会阴损伤的产妇、长期阴道出血、长期卧床、妇科手术后留置导尿管、外阴、阴道手术前后的患者。

（二）护理

1. 物品准备　消毒弯盘 2 个、无菌治疗碗 1 个、无菌镊子或消毒止血钳 2 把、无菌干纱布 2 块、无菌纱布球 2 个、一次性臀垫 1 块、冲洗壶 1 个、便盆 1 只。常用的擦洗液有 0.02% 聚维酮碘溶液、1：5000 高锰酸钾溶液、0.1% 苯扎溴铵溶液。

2. 护理评估　评估患者病情，了解会阴部卫生、皮肤情况，有无留置尿管以及患者配合程度。

3. 操作方法

（1）告知患者操作的目的、过程及配合方法。

（2）协助患者脱去一侧裤腿，取膀胱截石位暴露会阴部，用屏风遮挡患者。

考点：会阴擦洗及冲洗的顺序

（3）铺一次性臀垫于臀下，将弯盘、无菌治疗碗放于床边，夹消毒棉球于无菌治疗碗内。两手各持一把镊子，一把夹取无菌的消毒棉球，另一把接过棉球进行擦洗。一般擦洗三遍。第一遍由外向内、自上而下进行擦洗。顺序依次为：阴阜、大腿内侧上 1/3、大阴唇、小阴唇、会阴、臀部、肛门。第二、第三遍擦洗改为由内向外、自上而下。顺序依次为：小阴唇、大阴唇、阴阜、大腿内侧上 1/3、会阴、臀部、肛门。如会阴有伤口，以伤口、阴道口为中心，逐渐向外擦洗，最后擦洗肛周和肛门，以防止伤口、阴道口及尿道口被污染。擦洗完，用无菌干纱布擦干，并将用过的棉球、纱布放于弯盘内，镊子放于治疗碗内。

（4）整理用物，协助患者穿好裤子。如为产后患者，协助更换干净卫生巾，采取舒适体位休息。

（5）如进行会阴冲洗，需先将便盆放于臀垫上，镊子夹住无菌纱球堵住阴道口再冲洗，以防污水流入阴道。冲洗的顺序同会阴擦洗的第一遍。冲洗结束，取出阴道口纱球，撤去便盆，整理用物和床铺。

4. 护理要点

（1）必要时嘱咐患者排尿后操作。

（2）擦洗时严格执行无菌操作，两把镊子不可接触混用，肛门留最后擦洗。

（3）留置导尿者，注意尿管是否通畅，有无脱落、扭曲或打结等。

（4）擦洗时观察会阴及伤口周围有无红肿、炎性分泌物及伤口的愈合情况。

（5）注意保暖，每日擦洗 2 次，便后可随时擦洗。

三、会阴湿热敷

（一）概述

会阴湿热敷可改善血液循环,增强白细胞的吞噬功能,提高局部抵抗力,有减轻肿胀,局限脓肿,促进组织再生和修复之效。适用于会阴水肿、血肿、伤口硬结及外阴早期感染等患者。

（二）护理

1. 物品准备　橡皮布 1 块、治疗巾 1 块、棉垫 1 个、消毒弯盘 2 个、镊子 2 把、无菌干纱布 2 块、凡士林、煮沸的 50% 硫酸镁溶液(内有热纱布若干)。

2. 护理评估　评估患者的身体状况,会阴舒适度、伤口周围有无红肿、脓性分泌物及愈合情况。

3. 操作方法

(1)向患者介绍操作目的、方法,以取得配合。操作前请病房内其他人员(特别是异性)暂时回避,或用屏风遮挡,以减轻患者心理压力。

(2)嘱其排空膀胱,取屈膝仰卧位,暴露外阴。臀下垫橡皮布及治疗巾,行外阴擦洗,清洁局部。

(3)先在热敷部位涂一薄层凡士林,盖上无菌干纱布,再将 50% 硫酸镁溶液热纱布用镊子拧至不滴水敷上,盖上棉垫保温。每 3～5 分钟更换热纱布一次,也可放热水袋在棉垫外,以延长更换敷料时间。一次热敷 15～30 分钟,每日 2～3 次。

(4)热敷完毕,整理用物,并协助患者取舒适体位。

4. 护理要点

(1)湿热敷面积应是病灶面积的 2 倍。

(2)湿热敷的温度一般为 41～48℃,注意防止烫伤。对休克、虚脱、昏迷及术后感觉不灵敏的患者,尤应警惕。

考点: 会阴湿热敷的时间、面积及温度

> **护考链接**
>
> 有关会阴擦(冲)洗和冷、热敷,下述哪项是错误的?
>
> A. 会阴擦(冲)洗有清洁会阴、预防感染作用　　B. 热敷用于外阴水肿
>
> C. 冷敷用于会阴早期小血肿　　D. 会阴水肿也可用 95% 乙醇溶液湿敷
>
> E. 会阴冷敷一般每次 50 分钟
>
> **答案:** E
>
> **点评:** 会阴擦洗及冲洗具有保持会阴与肛门局部清洁,使患者舒适,促进会阴部伤口愈合,预防泌尿道和生殖道感染的作用。会阴湿热敷适用于会阴水肿、血肿、伤口硬结及外阴早期感染等患者。热敷液可用 50% 硫酸镁溶液、95% 乙醇溶液。会阴冷敷适用于会阴小血肿早期,冷敷一般每次 20 分钟。

四、阴道、宫颈上药

（一）概述

阴道、宫颈上药用于治疗各种阴道炎、宫颈炎及术后阴道残端炎。此项妇科护理技术临床应用广泛,操作简单,既可在妇科门诊由护士操作,也可由患者在家自己上药。

（二）护理

1. 物品准备　阴道灌洗用品 1 套、窥器 1 个、消毒干棉球若干、长镊子 1 把、一次性手套 1 双、药品。根据药物性质和上药方法另备长棉签 1 包、带尾线的无菌大棉球 2～3 个。

2. 护理评估　评估患者的病史、体征及辅助检查的结果,了解患者的配合程度。

3. 操作方法

(1) 告知患者阴道、宫颈上药的目的及方法。

(2) 嘱患者排空膀胱后,取膀胱截石位或蹲位。上药前一般先行阴道冲洗或擦洗,放置窥阴器暴露阴道、宫颈,干棉球拭去宫颈黏液和阴道炎性分泌物,以保证药物能直接接触炎性组织。

(3) 根据药物的不同剂型,可采用以下方法给药。

1) 涂擦法:用长棉签蘸药液,均匀涂于宫颈糜烂面或阴道病变处。

2) 喷洒法:用喷雾器直接将药物如土霉素、磺胺嘧啶、呋喃西林、乙底酚等各种粉剂,均匀喷洒于宫颈或阴道炎性组织表面上。

3) 阴道后穹隆塞药:将药物直接放于阴道后穹隆处。或指导患者每晚睡前1:5000高锰酸钾溶液坐浴后,洗净双手,用一手示指将药片或栓剂推进阴道,直至示指完全伸入。7～10日1个疗程。

4) 宫颈棉球上药:用于宫颈亚急性、急性炎症伴有出血者的上药。放置窥阴器充分暴露宫颈,用镊子将带尾线的无菌棉球蘸药液后塞至宫颈处,轻轻退出窥器,取出镊子,将线尾留于阴道外,并用胶布固定于阴阜侧上方。嘱患者放药12～24小时后,自行牵引线尾取出棉球。

4. 护理要点

(1) 涂擦腐蚀性药物时,要注意保护阴道壁及正常宫颈组织。上药前应将小棉球垫于阴道后壁及后穹隆部,以免药液流下灼伤正常组织。药物涂好后用棉球吸干,并应如数取出所垫的棉球。

(2) 阴道壁上非腐蚀性药物时,应转动窥器,确保阴道四壁均能涂上药物。

(3) 宫颈如有腺体囊肿,应先刺破,挤出黏液后再上药。

(4) 上药后禁止性生活。

(5) 月经期或阴道出血时不宜从阴道给药,避免引起上行感染。

(6) 未婚妇女上药时,不能使用窥器上药。可用长棉签涂抹,棉签上的棉花必须捻紧,涂药须沿同一方向转动,以防棉花落入阴道难以取出。

第2节　妇科诊疗术患者的护理

一、阴道脱落细胞学检查

见本书第2章第3节。

二、宫颈活体组织检查术

见本书第2章第3节。

三、诊断性刮宫术

见本书第2章第3节。

四、穿　刺　术

(一) 经腹壁腹腔穿刺术

1. 概述　经腹壁腹腔穿刺术是借助穿刺针直接从腹壁刺入腹腔的一项诊疗技术,用以明确腹腔、盆腔积液的性质或查找肿瘤细胞,既可协助诊断也可用于治疗。

2. 护理

(1)物品准备:无菌腹腔穿刺包(洞巾 1 块、穿刺针 1 个、20ml 注射器 1 个、小圆碗 1 个、纱布 2 块)、0.5％利多卡因 1 支、聚维酮碘消毒液、无菌手套 1 双、胶布 1 卷、无菌试管数只(留取常规、生化、细菌、病理标本)。

(2)护理评估:评估患者病史、腹部平片及相关辅助检查资料,测血压、脉搏,量腹围、检查腹部体征。

(3)操作方法(图 10-1)

1)向患者说明穿刺的目的和过程,消除患者顾虑。嘱患者排尿,以防刺伤膀胱。

2)根据患者情况取舒适体位,如坐位、半卧位或平卧位。对疑为腹腔内出血或少量腹水者,取侧卧位为宜。根据体位选择适宜穿刺点,一般选择脐与左髂前上棘连线的中、外 1/3 交界处。

3)用聚维酮碘自内向外消毒穿刺部位,消毒范围直径约 15cm,待聚维酮碘晾干后,再重复消毒一次。解开腹穿包包扎带,戴无菌手套,铺无菌孔巾。

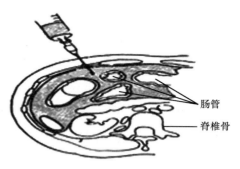

肠管

脊椎骨

图 10-1　腹腔穿刺

4)左手固定穿刺点皮肤,右手持穿刺针垂直刺入腹壁,感觉针头抵抗突然消失,提示针尖已穿过腹膜壁层,固定针头,拔出针芯,见有液体流出,连接 20ml 注射器抽取腹水,并留样送检。

5)抽液完毕,拔出穿刺针。穿刺点用聚维酮碘消毒后,盖上无菌纱布,压迫数分钟,胶布固定。送患者回病房,嘱患者平卧休息,观察术后反应。

(4)护理要点

1)经腹 B 超引导穿刺时,需充盈膀胱。

2)穿刺一般不需麻醉。精神紧张者,自皮肤至腹膜以 0.5％利多卡因溶液做局部麻醉。

3)术中注意密切观察患者的面色、呼吸、脉搏及血压变化。如发现有头晕、心悸、恶心及面色苍白等,应立即停止抽液,并及时配合医生处理。

4)抽液时不宜过快、过多,一般每小时不超过 1000ml,每次放液量不超过 4000ml,以防腹压骤降。术后用腹带束紧。

5)术后嘱患者平卧,并使穿刺孔位于上方,以免腹水继续漏出。

(二)经阴道后穹隆穿刺术

1. 概述　经阴道后穹隆穿刺术是指经阴道后穹隆做腹腔穿刺,将其内积血、积液或积脓抽出,对抽出物进行肉眼观察、化验或病理检查的一种常用的辅助诊断方法。常用于明确直肠子宫陷凹积液或贴近阴道后穹隆的肿块性质。超声介导下也可经阴道后穹隆穿刺取卵。

2. 护理

(1)物品准备:窥器 1 个、宫颈钳 1 把、腰椎穿针 1 个、10ml 注射器 1 个、无菌玻璃试管 1 支、洞巾 1 块、消毒纱布及干棉球 2 个。

(2)护理评估:阴道检查了解子宫、附件情况,注意阴道后穹隆是否膨隆、有无触痛。

(3)操作方法(图 10-2)

1）嘱患者排空膀胱后，仰卧于检查台上取膀胱截石位，暴露外阴。

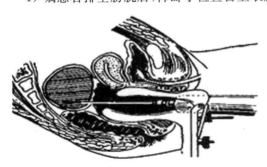

图10-2　经阴道后穹隆穿刺

2）常规消毒外阴、阴道，铺孔巾。窥器暴露宫颈，消毒阴道及宫颈，用宫颈钳钳夹宫颈后唇，向前提拉，充分暴露阴道后穹隆并再次消毒。用穿刺针头从阴道后穹隆正中，取与宫颈平行方向刺入阴道后穹隆，深度约2cm。接上注射器进行抽吸，如无液体抽出，可边退注射器边抽吸。将吸出的液体置于干燥、洁净的玻璃试管中观察。

3）操作结束后，拔出针头，检查穿刺点有无出血。如有出血可用棉球压迫片刻，取出窥器。

（4）护理要点

1）注意观察抽出液体的颜色、性状，是否凝固。若放置4～5分钟凝固，则为血管内血液；若放置6分钟以上仍不凝血，则为腹腔内出血，多见于异位妊娠、黄体破裂或脾脏破裂等引起的急腹症。如抽出液体淡红、微浑、稀薄或是脓液，多为盆腔炎性渗出液。

2）穿刺时穿刺针头不应进入直肠子宫陷凹内过深，以免超过积液面而抽不出液体。进针方向必须与宫颈平行，不可过分向前或向后，以免损伤子宫或直肠。

3）术中严密观察患者血压、脉搏、呼吸等生命体征。若出现休克，应立即停止放腹水。术后卧床8～12小时，给予抗生素预防感染。

五、内镜检查术

（一）阴道镜检查

1. 概述　阴道镜检查是利用阴道镜将宫颈阴道部上皮放大10～40倍，而后直接观察，用以发现肉眼看不到的微小病变，并在可疑部位进行活组织检查，有效地提高了宫颈、阴道疾病的确诊率。

2. 护理

（1）物品准备：窥器1个、宫颈钳、卵圆钳、宫颈活检钳各1把、消毒手套1双、一次性臀垫1块、无菌纱布、棉球若干、标本瓶、3％乙酸溶液及阴道镜。

（2）护理评估：评估患者的病史、体征及相关检查资料。阴道镜检查宫颈、阴道病灶的大小、质地、范围等。

链接

阴道镜的优点

随着医学的发展，妇产科医生们认识到单凭肉眼观察、细胞学筛查以及活检已远远满足不了下生殖道病变诊断的需要。由于阴道镜定位下活检大大提高阳性检出率，因而阴道镜已逐渐广泛应用于临床，且是公认的提高下生殖道病变诊断质量不可缺少的手段。

（3）操作方法

1）患者取膀胱截石位，窥器充分暴露宫颈阴道部，用棉球轻轻擦净宫颈表面分泌物。

2）打开光源，将阴道镜目镜调至与被检部位同一水平，调整好焦距至物像清晰为止。先在白光下用低倍镜粗略观察被检部位外形、颜色及血管等。精细观察时加绿色滤光片。

3）用3％醋酸棉球涂擦宫颈阴道部，正常鳞状上皮不变色，柱状上皮肿胀颜色发白，以此鉴别。长时间观察时，每3～5分钟重复涂擦3％醋酸溶液一次即可。最后涂以复方碘液，在碘试验不着色区或可疑病变部位,取活组织送病理检查。

4)操作结束,去除窥器,整理用物。

（4）护理要点

1)检查前 24 小时内要停止阴道冲洗及上药,禁止性生活。

2)检查时间一般宜于月经干净后 2 周内进行。

（二）宫腔镜检查

1.概述　宫腔镜检查是用带光源的内镜置入子宫腔内,通过膨宫介质使子宫微膨胀而观察子宫腔的一项新的、微创性妇科诊疗技术。不仅能确定病灶存在的部位、大小、外观和范围,且能对病灶表面的组织结构进行细致的观察,并在直视下取材或定位刮宫,大大提高了对宫腔内疾病诊断的准确性。

2.护理

（1）物品准备:窥器 1 个、宫颈钳 1 把、卵圆钳 1 把、子宫探针 1 根、刮匙 1 把、宫颈扩张器 4～8 号、弯盘 1 个、无菌纱布、棉球、5％葡萄糖溶液 500ml、庆大霉素 8 万 U 1 支、地塞米松 5mg 1 支及宫腔镜。

（2）护理评估:详细评估患者的病史、体征及辅助检查资料。双合诊检查子宫的大小、位置、形态、质地、活动度等。

（3）操作方法(图 10-3)

1)患者排尿后取膀胱截石位,常规消毒外阴、阴道。窥器暴露宫颈,再次消毒阴道及宫颈。用宫颈钳夹持宫颈前唇,以探针探明宫腔深度和方向,扩张宫颈至比镜体鞘套外径大半号。

2)接通液体膨宫泵,排除镜管间的空气。缓慢置入宫腔镜,打开光源,注入 5％葡萄糖膨宫液,待宫腔充盈后,视野明亮,可转动镜并按顺序全面观察,必要时定位活检。最后缓慢退出镜体时,再仔细查看宫颈内口和宫颈管。

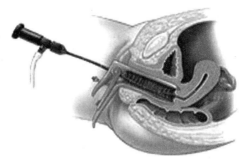

图 10-3　宫腔镜检查

3)检查完毕后,患者卧床休息 30 分钟。术后给予抗生素,禁止性生活 2 周,防止感染。

（4）护理要点

1)检查应选择在月经干净后 3～7 日内进行,因此时子宫内膜薄,宫腔内病灶易于暴露,出血少。

2)妊娠期、急性生殖器炎症、病变活动或出血时不宜检查。已确定为子宫内膜癌时亦不应检查,以免癌细胞扩散。

3)糖尿病患者用 5％甘露醇溶液代替 5％葡萄糖溶液膨宫。

（三）腹腔镜检查

1.概述　腹腔镜检查是用带有强光源的内镜插入腹腔,观察子宫、输卵管、卵巢的大小、形态是否正常,有无肿瘤或病变。是明确诊断、了解病变范围及进行治疗或手术的辅助诊断方式。

2.护理

（1）物品准备:窥器 1 个、宫颈钳 1 把、卵圆钳 1 把、子宫探针 1 根、细齿镊 2 把、持针器 1 把、缝针、缝线、刀片、刀柄、纱布、棉球、棉签、举宫器、CO_2 气体、注射器、麻药及腹腔镜。

（2）护理评估：检查腹部体征，双合诊了解子宫、输卵管、卵巢的大小、形态、位置，有无肿瘤或病变。

（3）操作方法：

1）患者取头低臀高 15°体位，以使肠管滑向上腹部。

2）常规消毒腹部皮肤及外阴、阴道，放置举宫器。于脐孔中央与腹部皮肤呈 90°将充气针刺入腹腔，连接 CO_2 充气机，将刺激性小、便于吸收的 CO_2 气体引入腹腔缓慢充气。腹腔内压力达 12mmHg 时停止充气，拔出充气针。

3）在脐孔下缘做一长约 1cm 切口，自切口向腹腔内插入穿刺套管针，拔出套管针芯后置入腹腔镜，接通光源，便可直接观察盆腔器官。

4）检查完毕，仔细观察无出血及脏器损伤后，方可取出腹腔镜。排出腹腔气体，再拔出套管。

5）缝合切口，以无菌纱布覆盖，胶布固定。

6）术后卧床数小时后方可活动。禁止性生活 2 周，给予抗生素预防感染。

（4）护理要点

1）腹部皮肤准备时注意脐部的清洁，术前放置导尿管并留置。

2）术中注意观察患者生命体征变化，发现异常随时报告医生。

3）术后因腹腔残留气体，可引起肩痛及上肢不适，术后会逐渐消失。

六、输卵管通畅术

（一）概述

输卵管通液术和子宫输卵管碘油造影是输卵管通畅检查两种常用的方法。不仅可检查输卵管是否通畅，还能了解子宫腔、输卵管形态及输卵管堵塞部位，对输卵管轻度粘连也有疏通作用。由于输卵管通液术具有方法简单、经济、无创伤等优点，因此，它仍是国内输卵管通畅性检查最常用的方法。

（二）护理

1. 物品准备　窥器 1 个、宫颈钳 1 把、子宫探针 1 根、宫颈导管 1 根、宫颈扩张器 2～4 号、弯盘 1 个、纱布、治疗巾、孔巾各 1 块、棉球、棉签。20ml 注射器 1 支、0.9％氯化钠溶液 20ml、庆大霉素 8 万 U 1 支、地塞米松 5mg 1 支、10ml 注射器 1 支、40％碘化油造影剂 1 支。

2. 护理评估　双合诊检查了解子宫位置、大小、形态、质地、活动度及与周围脏器的关系，两侧附件有无异常。

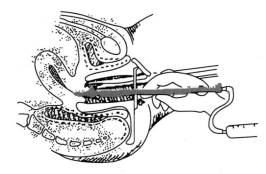

图 10-4　输卵管通畅检查

3. 操作方法（图 10-4）

（1）排空膀胱，取膀胱截石位，消毒外阴及阴道，铺消毒治疗巾及孔巾。

（2）放置窥器，暴露宫颈，消毒阴道及宫颈，用宫颈钳钳夹宫颈前唇，向外牵拉，使子宫呈水平位。

（3）将宫颈导管按探针检测方向插入颈管，同时向内推进通液导管锥形头，使二者紧密套合。用 20ml 溶液的注射器缓推注入液体，若 20ml 液体注入顺利无阻力，宫颈外无漏液,患者也无明显不适,表示输卵管通畅。如有阻力,患者稍有腹部不适,稍加压力即可顺利注入,宫颈外口无漏液,说明痉挛解除或原有的粘连已分离。当感阻力大,患者腹胀难忍,液体自宫颈外口溢出,多为输卵管完全不通。

（4）操作完毕,整理用物,嘱患者保持外阴清洁,给予抗生素预防感染。

（5）如进行子宫输卵管造影,需在插入宫颈导管后,用注射器向宫腔缓慢注入碘化油10ml,并在 X 线下观察碘化油流经子宫、输卵管的情况,然后摄片。24 小时后擦洗阴道,清除积留在阴道内的碘剂,再摄盆腔片一张,观察造影剂有无进入腹腔,以确定其通畅情况。

4. 护理要点

（1）输卵管检查时间一般宜在月经干净后 3～7 日。

（2）术后休息 2～3 日,以抗生素预防感染。一周内禁止性生活和盆浴。

小结

　　坐浴具有清洁和治疗作用。按比例配制坐浴液,调节水温,严格把握禁忌证是操作中的要点。会阴擦洗及冲洗是妇科临床护理工作中最常用的技术,一般擦洗 3 遍。会阴湿热敷适用于会阴水肿、血肿、伤口硬结及外阴早期感染等患者,要注意防止烫伤。阴道、宫颈上药临床应用广泛,操作简单,用于治疗各种阴道炎、宫颈炎及术后阴道残端炎。根据药物的剂型,采用不同方法给药,注意保护阴道壁及正常宫颈组织。

　　经腹壁腹腔穿刺术用以明确腹腔或盆腔积液的性质,协助诊断。经阴道后穹隆穿刺术是将腹腔内积血、积液或积脓抽出,对抽出物进行肉眼观察、化验或病理检查的一种常用的辅助诊断方法。阴道镜检查是利用阴道镜直接观察宫颈阴道部的微小病变,并在可疑部位进行活检,以提高宫颈、阴道疾病的确诊率。宫腔镜检查是用内镜观察子宫腔的一项新的微创性妇科诊疗技术,大大提高了对宫腔内疾病诊断的准确性。腹腔镜检查是用内镜插入腹腔,以观察子宫、输卵管及卵巢有无肿瘤或病变。输卵管通畅检查不仅可检查输卵管是否通畅,还能了解子宫腔、输卵管腔形态及输卵管堵塞部位,对输卵管轻度粘连也有疏通作用。

自测题

A_1 型题

1. 坐浴的时间一般为（　　）
   A. 10 分钟　　　　B. 15 分钟
   C. 20 分钟　　　　D. 25 分钟
   E. 30 分钟

2. 会阴湿热敷的最佳温度是（　　）
   A. 32～35℃　　　B. 34～37℃
   C. 38～40℃　　　D. 41～48℃
   E. 43～45℃

3. 会阴湿热敷的面积是病损的（　　）
   A. 1 倍　　　　　B. 1.5 倍
   C. 2 倍　　　　　D. 3 倍
   E. 4 倍

4. 一次会阴湿热敷的时间是（　　）
   A. 5～10 分钟　　B. 10～15 分钟
   C. 15～20 分钟　　D. 15～30 分钟
   E. 25～30 分钟

5. 经腹壁腹腔穿刺抽液时,每次放液量不超过
   （　　）
   A. 1000ml　　　　B. 2000ml
   C. 3000ml　　　　D. 4000ml
   E. 5000ml

A_2 型题

6. 某女,48 岁,近日由于宫颈癌,须行广泛性子宫切除和盆腔淋巴结清扫术,术前指导患者进行坐浴,下列操作不正确的是（　　）
   A. 液体量为 1000ml
   B. 坐浴 20 分钟
   C. 选用 1∶5000 高锰酸钾溶液
   D. 水温在 40℃

E. 坐浴前需排空膀胱

7. 初产妇,会阴左侧斜切产后第 3 日,伤口愈合良好,给予会阴擦洗。操作中不妥的是(　　)

A. 取膀胱截石位

B. 第一遍为自上向下,自外而内

C. 第二遍为自下向上,自内而外

D. 严格无菌操作,两把镊子不可混用

E. 作好解释工作

A₃ 型题

张某,初产妇,28 岁,阴道分娩 25 小时后产钳助产一男婴,产后会阴严重水肿,医嘱会阴湿热敷。

8. 会阴湿热敷的目的不包括(　　)

A. 改善血液循环

B. 增强白细胞的吞噬功能

C. 清洁外阴

D. 局限脓肿

E. 促进组织再生

9. 常用的热敷液是(　　)

A. 高锰酸钾　　　　B. 碳酸氢钠

C. 硫酸镁　　　　　D. 凡士林

E. 聚维酮碘

10. 会阴湿热敷时,更换热纱布的时间是(　　)

A. 2～3 分钟　　　B. 2～5 分钟

C. 3～5 分钟　　　D. 6～8 分钟

E. 5～10 分钟

(万俊芳)

第11章

妇 女 保 健

关爱女性健康是世界各国的一项重大任务。妇女约占我国人口总数的一半,同时又肩负着孕育下一代的伟大使命,女性作为社会的一个重要而必需的组成部分,已经越来越显示出她的重要性,作好妇女保健工作是关系国家兴旺发达、繁荣昌盛、社会和谐发展的大事。"女人半边天",如何关心、爱护我们身边的女性,世界的这另半边天?

第1节　妇女保健工作的意义与组织机构

一、妇女保健工作的意义

人类在繁衍后代和社会历史进程中,妇女任何时候都有着不可取代的地位,开展妇女保健工作必要且意义重大。这项工作有利于提高民族人口素质,有利于落实计划生育政策,有利于促进家庭的幸福、社会的稳定和发展,有利于提高妇女健康水平。

二、妇女保健工作的目的和方法

（一）目的

妇女保健工作是我国卫生事业的一部分重要内容。它贯彻预防为主的方针,有效地促进了妇女的健康,减少了妇女病的发生,降低了围产期孕产妇的死亡率,控制甚至消灭了某些疾病、遗传病的出现。同时也对阻止性传播疾病的传播起到了重要的作用。

（二）方法

妇女保健是生殖健康的重要组成部分,但妇女的健康水平又与社会经济、科学技术水平、民族风俗习惯及政策法规等密切相关。因而妇女保健工作不能简单地看成是预防医学,它是与社会科学有着密切联系的一门科学。因此,妇女保健工作应采取多样化工作方法。

1. 调查研究,制订符合实际的工作计划。
2. 从第一手资料入手,抓好典型,全面推广。
3. 建立健全规章制度,保证工作质量。
4. 注重更新知识,加强保健队伍的建设。
5. 积累资料,定期整理统计分析。
6. 作好监督和检查评比工作,完善工作的不足。尽可能发动全社会力量来参与,共同维护妇女的健康。

三、妇女保健工作的组织机构

为了保障妇女保健工作切实、有效地落实和开展,党和政府在各级卫生行政组织和卫生服务部门设立了妇女保健机构,建立了完善的妇女保健网。

（一）卫生行政机构

卫生部设基层卫生与妇幼保健司,下设妇女保健处,领导全国妇女保健工作;各省、市、自治区卫生局(厅)设妇幼卫生处;地、市(洲、盟)卫生局设妇幼卫生科(组);县卫生局设妇幼保健所;区卫生院有妇幼保健组;各工矿、企事业单位在卫生行政组织设有妇幼卫生科。

（二）卫生专业机构

卫生专业机构包括各级妇幼保健院、所、站、队。

（三）基层组织

乡卫生院、街道医院(社区卫生服务中心站)、农场、工厂的职工医院等所属的妇幼保健组。

这些机构的妇幼保健工作人员密切联系,上下结合形成一个由三级或四级组成的妇幼保健网,为做好妇幼保健工作提供了有力的保障。

第2节　妇女各期保健

一、妇女各期保健

妇女保健工作要以保健为中心,提高管理水平、工作质量和社会效益,以保障妇女的健康。现阶段,需要重点贯彻妇女各期保健、妇女普查普治、计划生育技术指导、妇女劳动保护和女性心理保健五项工作。

1. 青春期保健　青春期是身体发育成熟的重要阶段。为保障正常发育,青春期保健分三级预防。

(1) 合理营养,培养良好的个人生活习惯,适当进行体育锻炼和劳动,开展心理卫生和性知识等教育是一级预防,也是三级预防中的重点。

(2) 通过学校保健普及对青少年的体格检查,及早筛查出健康和行为问题,早期发现疾病和行为偏导以及减少危险因素是二级预防范畴。

(3) 女青年疾病的治疗与康复属于三级预防。

2. 围婚期保健　是针对准备结婚的男女和已婚未育的夫妻提供的以医疗保健、健康促进为主要目的和内容的服务。基于促进生殖健康的目的,开展婚前医学检查。对婚前医学检查中常见的遗传病、传染病、性传播疾病、男女生殖系统疾病等的婚育咨询进行指导、服务和健康教育。对新婚期常见疾病的预防、婚后避孕方法选择以及孕前保健等生殖健康问题进行指导,这是此期保健工作的重点。

3. 生育期保健　生育期是妇女生殖功能最旺盛的时期。普及孕、产妇保健知识,保障女性妊娠和分娩的安全,降低孕产妇和新生儿病死率;开展计划生育指导,延长生育间隔,避免因孕育和节育对健康带来的伤害;做好妇女常见病防治工作及卫生宣传教育,以便做到疾病的早发现、早诊断及早治疗是生育期保健的工作内容。

4. 围生期保健　见《母婴保健》。

5. 围绝经期保健　围绝经期指绝经前后的一段时间,由于生理、心理上都发生一系列的变化,开展围绝经期保健有利于促进此期妇女的身心健康,提高晚年生活质量,且能预防老年期多种疾病。围绝经期保健内容包括围绝经期自我保健、自我监测知识的普及和围绝经期妇女常见病、妇科恶性肿瘤的防治。

6. 老年期保健　我国规定 60 岁以上为老年期。随着机体生理功能衰退，老年性疾病显著增加。社会及家庭环境的改变(如离退休、丧偶等)，社会交往日趋减少，易产生各种心理障碍。指导老年人注意营养，适量参加运动，时时保持胸襟开朗，重视自我心理调节，定期参加体检，积极防治老年常见病和多发病，有利于维护老年人的身心健康、提高老年人的生命质量。

二、妇女病普查普治

妇女常见病的普查普治是妇女保健的一项常规工作内容，早就在 20 世纪 70 年代，政府和有关部门就把妇科病的普查形成制度，以后又被纳入《90 年代中国妇女发展纲要》，目的在对于妇女的常见病、多发病能做到早发现、早诊断和早治疗，从而维护妇女的健康水平。

1. 普查的对象　从已婚到老年的妇女。
2. 普查的内容　内、外生殖器检查；乳腺检查；宫颈刮片及 CT 预防宫颈癌检查；阴道分泌物涂片检查；必要时宫颈活组织检查等。
3. 普治　慢性宫颈炎需要积极治疗。滴虫或真菌性阴道炎给予局部治疗，同时注意消毒隔离。子宫肌瘤在 2 个月妊娠以内、症状轻者、近绝经年龄者可药物保守治疗。子宫大于 3 个月妊娠、症状严重已引发贫血者应采取手术治疗。卵巢肿瘤无论良、恶性均应及时到医院手术治疗。生殖器官其他部位的恶性肿瘤进一步到医院确诊后再行进一步治疗。

考点: 宫颈癌普查常用的方法

三、计划生育技术指导

计划生育技术指导是指导育龄妇女实行计划生育，了解常用避孕、节育方法的作用原理、适应证、禁忌证、优缺点、使用方法、注意事项、可能出现的不良反应及其处理方法，以帮助其选择适宜的避孕、节育方法，并提供安全、有效、规范的技术服务及咨询指导医学检查治疗，亦包括开展生育、节育及其他保健等生殖项目，帮助每个公民安全、健康地度过育龄期。

四、妇女劳动保护

妇女在月经期、妊娠期、产褥期、哺乳期和围绝经期这些特殊的生理时期，对于生产劳动中的有害因素很敏感，较易产生劳动损伤，因此国家规定如下。

1. 经期　女性职工处于月经期时，不得从事装卸、搬运等重体力劳动及高处、低温、冷水、野外等作业。
2. 妊娠期　女性职工在孕期不得加班加点，怀孕 7 个月以上不得安排夜班。企业或单位不得降低女工在孕期、产期及哺乳期的基本工资，亦不得在这三个时期解除同她们的劳动合同关系。
3. 产期　女性职工产假为 90 天，其中产前休息 15 天，难产的假期可增加 15 天。属于多胎生育的，每多生一个婴儿产假可增加 15 天。按规定执行计划生育者，产假按本地区本单位适当延长。孕期流产者，依据医院证明单位应给予一段时间的休息。
4. 哺乳期　女性职工在哺乳期，婴儿未满一周岁者，工作中给予一到两次的哺乳时间，单胎每次 30 分钟。哺乳不得加班，不得安排夜班。
5. 围绝经期　此期的女性职工应得到社会广泛的体谅和关怀，经医疗机构诊断为围绝经期综合征，经治疗不佳不能适应现任工作者，应予以调离。

6. 其他　妇女应遵守计划生育政策,但也有不育的自由。单位按国家规定对女性职工定期进行妇女病的普查普治。女性职工的劳动负荷,单人不超过 25kg,两人抬运不超过 50kg。

五、女性心理保健

女性在社会中担当多重角色(如妻子、母亲、子女),加上青春期、月经期、妊娠期、产褥期及围绝经期等特殊时期,内分泌尤其是性激素的波动,对心理造成的冲击,使她们更容易发生心理精神障碍。环境改变、工作紧张等可致月经周期、经期、经量异常,严重者甚至闭经。围绝经期综合征患者雌激素下降引起情绪不稳定、易激惹、焦虑、抑郁、失眠等心理问题。分娩中对疼痛的恐惧、胎儿安危的担忧等极大的影响着产妇的精神状态。因手术需切除子宫或(及)卵巢、行输卵管结扎术担心影响术后的生育能力、劳动能力及性功能,以及患性病后的种种心理障碍均严重危害妇女心理健康。因而,加强妇女心理保健,尤其这些特殊时期的心理保健非常重要。提高女性自身的心理素质和修养,学会调整心态,解除精神压力和负担,劳逸结合,睡眠充足,丰富业余生活,保障工作、生活环境舒适是心理健康必要的举措。

第 3 节　妇女保健统计指标

一、妇女病普查普治统计指标

1. 普查率＝期内(次)实查人数/期内(次)应查人数×100%

2. 患病率＝期内患病人数/期内受检查人数×100%

3. 治愈率＝治愈例数/患病总例数×100%

二、孕产期保健指标

1. 产前检查率＝产前检查总人数/期内孕妇总数×100%

2. 高危孕妇发生率＝期内高危孕妇数/期内孕(产)妇总数×100%

3. 妊娠期高血压疾病发生率＝期内患病人数/期内孕(产)妇总数×100%

4. 产后出血率＝期内产后出血人数/期内产妇总数×100%

5. 产褥感染率＝期内产褥感染人数/期内产妇总数×100%

6. 围生儿死亡率＝(孕 28 足周以上死胎、死产数＋生后 7 日内新生儿死亡数)/(孕 28 足周以上死胎、死产数＋活产数)×1000‰

7. 孕产妇死亡率＝年内孕产妇死亡数/年内孕产妇总数×100%

8. 新生儿死亡率＝期内生后 28 日内新生儿死亡数/期内活产数×1000‰

9. 死产率＝年内该地区死产数/年内该地区出生总数×100%

三、计划生育统计指标

1. 人口出生率＝某年出生人数/该年平均人口数×1000‰

2. 人口死亡率＝某年死亡人数/该年平均人口数×1000‰

3. 人口自然增长率＝年内人口自然增长数/同年平均人口数×1000‰

4. 节育率＝落实节育措施的已婚育龄妇女人数/已婚育龄妇女数×100%

小结

  妇女保健工作是我国卫生事业的一项重要内容,开展妇女保健工作必要且意义重大。为了保障妇女保健工作切实、有效的落实和开展,党和政府在各级卫生行政组织和卫生服务部门设立了妇女保健机构,构建了完善的妇女保健网。现阶段,妇女保健须重点贯彻妇女各期保健、妇女病普查普治、计划生育技术指导、妇女劳动保护与女性心理保健。妇女常见病的普查普治是妇女保健的一项常规工作内容。

自测题

A_1 型题

1. 预防宫颈癌常用的普查方法为(　　)

  A. 妇科检查   B. 阴道 B 超

  C. 阴道镜检查 D. 宫颈活组织检查

  E. 宫颈刮片

2. 下列哪项不属于妇女病普查的内容?(　　)

  A. 乳腺   B. 内生殖器

  C. 外生殖器   D. 宫内节育器

  E. 宫颈癌

3. 女性职工的劳动负荷,单人不超过(　　)

  A. 15kg   B. 25kg

  C. 30kg   D. 35kg

  E. 50kg

4. 属于妇女病普查普治统计指标的是(　　)

  A. 产前检查率

  B. 孕产妇死亡率

  C. 人口出生率

  D. 妊娠期高血压疾病发生率

  E. 普查率

(万俊芳)

实　　践

实践 1　妇科检查

【实践目的】

1. 掌握妇科检查的方法、操作步骤及注意事项,才可以进行正确的检查。

2. 熟悉妇科检查的护理配合,即检查前的各项准备(用物、检查台及受术者的准备等)。

3. 学会和患者进行交流。能做到对患者关心、体贴。

【实践地点和学时】

示教室、妇科门诊或妇科病房。4 学时。

【实践准备】

1. 用物准备　消毒阴道窥器、无菌手套、消毒臀垫、润滑剂、无菌长镊子、浸泡于消毒液中持物钳、污物桶、照明灯等。

2. 学生准备　衣、帽着装整洁;戴口罩、剪指甲、洗手;穿隔离衣、戴手套;必要时,打开无影照明灯。

【实践方法与过程】

1. 多媒体演示　讲授过程中可组织学生观看妇科检查录像或多媒体课件。

2. 模拟示教与练习　示教老师利用妇科模型及器具,进行妇科检查的示教。

(1) 示教:指导学生观察和操作。

1) 外阴检查:观察外阴、阴道前庭等有无异常、处女膜的性状、阴道前壁或后壁有无膨出或脱垂。

2) 阴道窥器检查:戴手套后,先用拇指和示指分开两侧小阴唇,暴露阴道口,持蘸有少许润滑剂的阴道窥器进入并扩张阴道暴露宫颈。观察阴道黏膜及阴道内分泌物有无异常;观察宫颈有无异常,宫颈管内有无出血或分泌物。此时可在宫颈采集标本。

3) 双合诊及三合诊:一手的示、中两指或一指蘸润滑剂后放入阴道,另一手在腹部配合进行触诊即为双合诊。双合诊可检查阴道、宫颈、宫体、输卵管、卵巢、子宫韧带和宫旁结缔组织等盆腔内其他器官和组织。必要时可进行三合诊检查,即一手示指进入阴道,中指进入直肠,另一手在腹部配合进行触诊。此法可协助扪清后倾或后屈的子宫及盆腔后部的情况,估计盆腔内病变,尤其是癌肿与盆壁的关系等。

4) 肛腹诊:一手食指伸入直肠,另一手在腹部配合。适用于未婚、阴道闭锁或因其他原因不宜进行双合诊者可用肛腹诊。

(2) 练习:示教完毕,学生分组,利用模型进行练习。要求边练习边口述。

3. 临床见习　可定期组织学生到医院,配合医生完成妇科检查,并可以在老师的指导下亲自动手操作。

【实践小结】

通过实践操作及临床见习,学生学会并掌握进行妇科检查前的各项准备工作,并可以进行初步妇科检查。

【实践考核】

示教老师抽查练习结果,进行评价。

(刘顺清)

实践 2　妇科常用特殊检查及护理

【实践目的】

1. 熟悉妇科常用特殊检查的意义及方法。

2. 学会并掌握各种检查的准备及护理配合。

【实践地点和学时】

示教室、妇科门诊或妇科病房。4 学时。

【实践准备】

1. 用物准备

(1) 阴道分泌物悬滴检查:消毒阴道窥器 1 个、消毒臀垫或一次性臀垫、载玻片 2 张、无菌干燥长棉签、10%氢氧化钾溶液、0.9%氯化钠溶液。

(2) 阴道脱落细胞学检查:消毒阴道窥器 1 个、消毒臀垫或一次性臀垫、无菌长镊子、浸泡于消毒液中持物钳、宫颈钳、子宫探针、宫颈刮板 2 个或宫颈刷 1 个、载玻片 2 张、无菌干燥棉签及棉球、装有固定液标本瓶 1 个。

(3) 子宫颈黏液检查:消毒阴道窥器 1 个、消毒臀垫或一次性臀垫、无菌手套、注射器、长吸管、玻片、镊子、棉球等。

(4) 子宫颈活体组织检查:消毒阴道窥器 1 个、消毒臀垫或一次性臀垫、宫颈钳 1 把、宫颈活检钳 1 把、无菌长镊子 1 把、带线棉球或带尾纱布卷、棉球、棉签、装有固定液标本瓶 4~6 个及消毒液。

(5) 诊断性刮宫:人工流产包 1 个,内置有消毒阴道窥器 1 个、宫颈钳 1 把、长持物钳 1 把、子宫探针 1 把、有齿卵圆钳 1 把、宫颈扩张器 4~8 号各 1 个、刮匙 1 个、弯盘 1 个、纱布 2 块、棉球 2 个、棉签数根、装有固定液标本瓶 2~3 个。

2. 学生准备　衣、帽着装整洁;戴口罩、剪指甲、洗手;穿隔离衣、戴手套;必要时,打开无影照明灯。

【实践方法与过程】

1. 多媒体演示　讲授过程中可组织学生观看妇科检查录像或多媒体课件。

2. 模拟示教与练习　示教老师利用妇科模型及器具,进行示教。具体操作步骤同本书第 2 章第 3 节。

(1) 示教:指导学生观察和操作。

1) 阴道分泌物悬滴检查:用无菌长棉签取后穹隆分泌物,镜下检查阴道内有无阴道毛滴虫或假丝酵母菌及阴道清洁度。

2) 阴道脱落细胞学检查:①行宫颈刮片、宫颈管吸取涂片、子宫腔吸取涂片,进行防癌检查。②阴道侧壁上 1/3 处轻轻刮取分泌物和浅层细胞进行涂片,了解卵巢的功能。

3) 子宫颈黏液检查:长镊子合拢夹取少许颈管黏液,观察黏液的量、性状及结晶情况。以了解卵巢功能、排卵时间、妊娠诊断、月经失调和指导避孕等。

4）子宫颈活体组织检查：在宫颈外口鳞-柱上皮交界处夹取适当大小组织送病理检查，以确诊宫颈癌及其他宫颈病变。

5）诊断性刮宫：从子宫前壁、侧壁、后壁、子宫底部依次刮取组织，对子宫内膜或内膜病灶进行活组织检查。如怀疑宫颈管病变时，可行分段诊刮。

（2）练习：示教完毕，学生分组，利用模型进行练习。要求边练习边口述。

3. 临床见习　可组织学生定期到医院，配合医生完成检查。

【实践小结】

通过实践操作及临床见习，学生能根据不同疾病的检查需要进行术前准备，学会并掌握各项检查前及术中的护理配合要点，正确引导病人接受相应的特殊检查，并能做好术后的卫生宣传教育工作。

【实践考核】

示教老师抽查练习结果，进行评价。

（刘顺清）

实践3　女性生殖系统炎症患者的护理

【实践目的】

1. 学会女性生殖系统炎症的护理评估内容，学会进行资料的收集。

2. 学会并掌握配合医生作妇科阴道分泌物、宫颈刮片检查及宫颈物理治疗。

3. 制订一份女性生殖系统炎症患者的护理计划。

4. 能对炎症病人进行健康教育

5. 关心、体贴、谅解患者，帮助患者树立战胜疾病的信心。

6. 学会团队合作精神。

【实践地点和学时】

妇产科门诊或病房、妇产科护理模拟示教室。2学时。

【实践准备】

1. 学生准备　衣、帽着装整洁；戴口罩、剪指甲、洗手；进入示教室。根据班级人数情况将学生分若干个组。

2. 案例资源　选择典型患者的病例分析资料，或去病房、门诊直接面对患者收集病例资料。临床案例包括阴道炎、宫颈炎、盆腔炎。案例如下。

实践案例1

　　某女，29岁，已婚，广东某单位职工。主诉阴道瘙痒，白带量多约有2个月。自觉外阴瘙痒剧烈，夜间更甚，白带黄色、稀薄如泡沫状，有腥臭味。

　　体格检查：体温36.2℃，脉搏73次/分，呼吸16次/分，血压110/75mmHg，心肺未闻及明显异常。妇科检查：外阴皮肤有抓痕，阴道黏膜充血，有散在的出血点，后穹隆部可见灰黄色泡沫状分泌物，有臭味，宫颈光滑，子宫正常大小，活动可，压痛（一），两侧附件区未及异常。

　　辅助检查：白带悬滴法检查发现阴道毛滴虫。

　　问题：1. 该患者可能存在哪些护理问题？

　　　　　2. 如何对患者进行药物护理？拟订出相应的护理计划。

　　　　　3. 出院时对患者需要进行健康指导的内容是什么？

实践案例2

某女,32岁,白带增多,呈黏液脓性白带4个月,伴有下腹、腰骶部疼痛及尿频、尿急,无发热。

体格检查:体温36.2℃,脉搏75次/分,呼吸17次/分,血压110/75mmHg,心肺未闻及明显异常。妇科检查:阴道通畅,内有大量白带,呈黄色,宫颈重度糜烂,子宫正常大小,活动可,压痛(一),两侧附件区未及异常。

辅助检查:血RBC计数$4.0×10^{12}$/L,WBC计数$7.0×10^9$/L,Hb110g/L。宫颈刮片结果为巴氏Ⅱ级。

问题: 1. 该患者在护理评估健康史中需询问哪些内容?

2. 采取的护理措施是什么?如何制订护理计划?

3. 出院时对患者需要进行健康指导的内容是什么?

实践案例3

某女,25岁,腰腹疼痛,白带增多一年余。自诉一次引产后,小腹及腰部两侧开始疼痛、腰痛,于劳累、性生活后腹痛加剧。身体疲倦乏力,精神委靡,白带量多、色黄、质黏稠。小便多,经期下腹坠痛加剧,月经周期尚正常,血量多、色红。

体格检查:体温37.2℃,脉搏85次/分,呼吸18次/分,血压120/75mmHg,轻度贫血貌,心肺未闻及明显异常。妇科检查:阴道壁光滑,内有大量白色分泌物,宫颈光滑无糜烂,子宫后位,正常大小,活动可,压痛(一),左侧附件增厚呈团块状,压痛(+),右侧未及异常。

辅助检查:血RBC计数$3.5×10^{12}$/L,WBC计数$11.0×10^9$/L,Hb100g/L。盆腔B超检查子宫正常,子宫直肠陷凹有积液约16mm。左侧附件内见一透声暗区,大小约2.0cm×1.6cm。

问题: 1. 该患者护理评估有哪些?治疗要点是什么?

2. 可能存在哪些护理问题?如何制订护理计划?

3. 出院时对患者需要进行健康指导的内容是什么?

【实践方法与过程】

1. 多媒体演示妇科常见炎症的护理评估的主要内容和护理措施,加深学生对妇科常见炎症的临床特点的感性认识。

2. 老师展示案例,并相应提出思考问题,分别发给学生。

3. 阅读案例,整理资料,根据资料,由各组带教老师组织学生讨论,找出患者现存和潜在的护理问题,制订出切实可行的护理要点,并说出依据,叙述健康教育的内容交代注意事项并记录。

4. 集中学生由各组选出1~2名同学进行发言,提出各组对案例的讨论意见。

5. 老师总结补充,评价课堂效果。

6. 整个过程中引导学生学会关心爱护患者,培养团队合作共赢精神。

【实践小结】

通过让学生自己进行案例分析,使学生对妇科炎症的理论知识掌握的更扎实,学会并掌握妇科常见病的临床特点及相关的护理措施,学会对患者的心理护理,帮助其制订护理计划,按要求完成本次任务的知识目标、技能目标及情感目标。布置课后作业。

(姚伟妍)

实践 4　女性生殖系统肿瘤患者的护理

【实践目的】

1. 学会女性生殖系统肿瘤患者的护理评估内容,学会进行资料的收集。

2. 见习各种生殖器官肿瘤的临床表现及护理。

3. 制订一份女性生殖系统肿瘤病人的护理计划。

4. 学会对妇科肿瘤患者进行健康教育。

5. 能够关心、体贴、谅解患者,帮助患者树立战胜疾病的信心。

【实践地点和学时】

在医院妇科病房或门诊见习。妇产科护理模拟示教室。2 学时。

【实践准备】

1. **学生准备**　衣、帽着装整洁;戴口罩、剪指甲、洗手;进入示教室。根据班级人数情况将学生分若干个组。

2. **案例资源**　选择典型患者的病例分析资料,或去病房、门诊直接面对患者收集病例资料。相关临床案例包括宫颈癌、子宫内膜癌、子宫肌瘤、卵巢肿瘤。案例如下。

实践案例4

某女,61 岁,退休工人,绝经 13 年,出现阴道不规则流血、阴道排液 10 余天就诊。妇检发现该患者有宫颈糜烂、充血及接触性出血,阴道子宫均萎缩。

问题: 1. 当为该患者做妇科检查时,责任护士的护理配合须特别注意哪些?

　　2. 该患者的可能存在的护理问题有哪些?

　　3. 需采取那些护理措施?

实践案例5

某妇女,40 岁,教师,月经量增多、经期延长 1 年半,伴头晕 3 个多月。妇科检查:子宫增大如孕 2 个多月大小,不规则,质硬。

问题: 1. 该患者最可能患的是什么病?

　　2. 对该案例提出三个可能的护理问题。

　　3. 如需住院手术,责任护士如何制订护理计划?

【实践方法与过程】

1. 见习前集中学生分组,由见习带教老师带领同学们复习常见妇科肿瘤患者的护理评估的主要内容和护理措施。加深学生对妇科常见肿瘤的临床特点的感性认识。

2. 老师分组带领学生展示案例,并相应提出思考问题,请同学们见习完后讨论回答。

3. 阅读案例,整理资料,根据资料,由各组带教老师组织学生讨论,找出患者现存和潜在的护理问题,制订出切实可行的护理要点,并说出依据,叙述健康教育的内容,交代注意事项并记录。

4. 集中学生由各组选出 1~2 名同学进行发言,提出各组对案例的讨论意见。

5. 老师总结补充,评价课堂效果。

6. 整个过程中引导学生学会关心爱护患者,培养团队合作共赢精神。

【实践小结】

通过让学生自己进行案例分析,使学生对妇科肿瘤的理论知识掌握的更扎实,学会并掌握妇科常见肿瘤患者的临床特点及相关的护理措施,学会对患者的心理护理,帮助其制订护理措施,按要求完成本次任务的知识目标、技能目标及情感目标。布置课后作业。

(陈燕彬)

实践5　滋养细胞疾病患者的护理

【实践目的】

1. 学会对滋养细胞疾病患者进行护理评估,并提出护理问题。

2. 学会拟定滋养细胞疾病患者的护理措施,并能正确进行护理。

3. 培养学生与患者交流、沟通的能力,养成关心、体贴患者的工作作风。

【实践地点和学时】

护理模拟示教室或妇产科病房。2学时。

【实践准备】

1. 学生准备　按实验室要求学生应衣、帽整洁、态度端正进入示教室。如去病房还须态度和蔼可亲,并携带相关资料。

2. 案例资源　选择典型患者的病例分析资料,或去病房直接面对患者收集病例资料。临床案例包括葡萄胎、侵蚀性葡萄胎、绒毛膜癌。案例如下。

实践案例6

患者,女,28岁,孕1产0,妊娠4个月伴阴道不规则出血10余天,起初量少,继而逐渐增多,近日恶心、呕吐症状加重,前来医院就诊。查体:宫底位于脐上1横指,尿HCG阳性,B超示:子宫增大,宫腔内无胎儿结构且呈"落雪样"图像,双侧附件区可见囊性肿物,大小如核桃样,随收住院。

体格检查:体温36.5℃,脉搏76次/分,呼吸18次/分,血压120/80mmHg,体重60kg,轻度贫血貌,心肺未闻及明显异常。妇科检查:宫颈着色,子宫孕6月大小,质软,两侧附件区均可扪及核桃大小囊性肿物,表面光滑,无压痛,活动好。

辅助检查:血RBC计数 $3.5×10^{12}$/L,WBC计数 $8.5×10^9$/L,Hb96g/L。胸部X摄片未见明显异常。

问题:1. 该患者患了什么疾病? 存在哪些护理问题?

2. 清宫术时如何对患者进行护理?

3. 出院时对患者需要进行健康指导的内容是什么?

实践案例7

患者,女,32岁,孕1产0,近10天阴道少量出血,有咳嗽、咳痰、咯血现象,随来医院就诊。4个月前患者行清宫术,术后组织物送病检确诊为葡萄胎,嘱患者定期随访。清宫术后8周,尿HCG转为阴性,入院后检查:尿HCG阳性,血β-HCG明显增高,胸部X线摄片双下肺有形态不规则的片状阴影。拟以"侵蚀性葡萄胎伴肺转移"而收住院治疗。

体格检查:体温36.3℃,脉搏76次/分,呼吸18次/分,血压110/70mmHg,一般情况良好,轻度贫血貌,心肺未闻及异常。妇科检查:阴道畅,黏膜皱襞存在,宫颈光滑,子宫稍大而软,有压痛,双侧附件区未扪及肿块。

辅助检查:血 RBC 计数 $3.7×10^{12}$/L,WBC 计数 $7.5×10^9$/L,Hb100g/L。B 超示:子宫增大,形态不规则,肌层呈"蜂窝状"回声。脑 CT 检查未见明显异常。医生根据具体情况准备实施化疗。

问题:1. 该患者化疗期间可能出现哪些护理问题?

2. 对该患者采取哪些护理措施?

3. 如何实施健康教育?

实践案例8

患者,女,28 岁,半年前足月分娩一女活婴,产后无异常。于产后 2 个月时出现不规则少量阴道流血且逐渐加重,到医院行清宫术并给予缩宫素后止血,宫腔清除物不详。半月后阴道再次流血,缩宫素无效,给抗生素、止血药止血。随后反复出现阴道流血,近 10 余天阴道出血量多,无咳嗽、咯血、头痛等症状,面色苍白,四肢无力,随入院治疗。入院后行清宫术,并将清除物送病理检查,病理检查报告:滋养细胞异常增生,且无绒毛结构。

体格检查:体温 36.8℃,脉搏 96 次/分,呼吸 20 次/分,血压 90/60mmHg,面色苍白,中度贫血貌,心肺未闻及异常。腹软,无压痛、反跳痛。妇科检查:阴道有积血约 100ml,未见紫蓝色结节。宫颈光滑,子宫稍大、软,无压痛。双侧附件均可扪及一 6cm×5cm×4cm 大小的囊性包块,表面光滑,活动度好。

辅助检查:血 RBC 计数 $3.0×10^{12}$/L,WBC 计数 $8.5×10^9$/L,Hb80g/L。尿 HCG 阳性,血 β-HCG1200kU/L,B 超示:子宫肌层 5cm×4cm×3cm 大小的低回声区,双侧附件可见 5cm×4cm×2cm 大小的液性暗区。该患者最大的可能是患了绒毛膜癌。

问题:1. 该患者的治疗要点是什么? 存在哪些护理问题?

2. 需要采取哪些护理措施?

3. 制订出相应的护理计划。

【实践方法与过程】

1. 多媒体演示 学生在学习完理论后,到电教室观看相应的教学录像、多媒体课件等。观看的同时进行讲解,以加深学生对所学知识的理解和掌握。课后有问题的及时提出,及时解决,并让学生完成相关疾病的护理报告。

2. 案例分析 教师备好案例分析资料,使学生按照护理程序进行护理评估,根据评估结果说出存在的护理问题,制订出护理计划。分组讨论后总结发言,教师给予评判。

3. 临床见习(模拟示教) 带领学生到妇科病房(模拟示教室)对典型患者进行护理评估,列出护理问题并制订护理计划。在见习过程中,及时与患者进行交流与沟通,耐心讲解相关方面的健康指导。

【实践小结】

通过案例分析讨论、临床见习等使学生能对滋养细胞疾病患者进行护理评估,说出护理问题,制订护理计划。在见习过程中关心体贴患者,树立良好品德。

(孙耀华)

实践 6　月经失调患者的护理

【实践目的】

1. 学会并掌握对月经失调患者进行护理评估,制订护理计划。

2. 学会资料的收集。

3. 体会如何进行健康指导。

4. 学会与患者的沟通技巧。

5. 培养认真负责,一丝不苟的工作作风。

【实践地点和学时】

妇产科门诊(或病房)或学校示教室。2 学时。

【实践准备】

1. 学生准备　统一着护士装,头发、指甲整齐干净。认真复习所学内容,做到有的放矢。

2. 案例资源　门诊或住院部直接采集病例,如在学校示教室,可参考以下案例。

实践案例9

某女,28 岁,14 岁初潮,周期正常。现停经 45 天,阴道出血持续 20 天,时多时少,无腹痛。妇科检查:宫颈光滑,颈管内有透明分泌物,做涂片见羊齿状结晶,子宫前位正常大小,附件未及。

问题:1. 该患者的护理评估有哪些?

　　 2. 存在哪些护理问题?

　　 3. 应采取哪些护理措施?

实践案例10

某女,47 岁,近一年来月经周期延长,1 次/3~4 个月,伴睡眠差,易怒,情绪不稳定,同时经常出现潮热、疲乏无力,有时头晕、胸闷心慌,并且有胃肠功能紊乱和性功能减退的表现。查体:外阴正常,阴道略萎缩,子宫颈光滑,宫体前倾位,正常大,双附件未触及包快。B 超及 HCG 检查均正常。

问题:1. 该患者有哪些护理问题?

　　 2. 应采取哪些护理措施?

　　 3. 如何进行健康指导?

实践案例11

某女,35 岁,曾生育 2 个女孩,近半年来月经不调,8~12 天/26 天,基础体温双相,月经第 6 天刮出宫内膜病理检查:可见分泌期内膜。考虑:子宫内膜不规则脱落。

问题:1. 存在哪些护理问题?

　　 2. 应采取哪些护理措施?

　　 3. 制订出合理的护理计划。

实践案例12

未婚青年,原发性闭经,第二性征发育正常,孕激素试验(一)。

问题:1. 该患者下一步应做哪些检查?

　　 2. 应采取哪些护理措施?

　　 3. 如何进行健康指导?

【实践方法与过程】

1. 在医院门诊或病房见习。学生分组由带教老师带领,根据现有病种进行见习。

（1）先由带教老师找出有代表意义的典型案例,在老师指导下分析该患者的所有资料,熟悉面对患者如何进行全程护理。

（2）另外再找患者,可以从健康史开始面对面逐一采集资料。

（3）在采集资料的过程中学会与患者的沟通技巧。

（4）整理搜集到的资料,先由学生们自己分析讨论,找出患者的护理问题,制订出相应的护理措施及健康指导计划。

（5）带教老师点评,补充总结完善,加深学生此次实践的印象。

2. 在学校示教室模拟临床实习。

（1）观看多媒体或用准备好的案例让学生分析。

（2）分组讨论,按照护理程序进行护理评估,根据评估结果找出存在的护理问题,制订出相应的护理措施及健康指导计划。

（3）各组发言,取长补短,修改计划,教师补充完善总结。

【实践小结】

1. 通过此次临床实践,使学生在熟悉理论知识的前提下,学会并掌握月经失调的护理评估,心理护理,针对不同患者制订出相应的护理措施、健康指导方案,提高学生的实践能力。

2. 使学生学会与患者的沟通技巧。

3. 培养学生关心体贴患者,认真负责的工作作风,使其树立良好品德。

4. 要求学生课后对照教材再次复习相关内容。

（范凤卿）

实践 7　妇科其他疾病患者的护理

【实践目的】

1. 通过病案讨论或临床见习,学会对妇科其他疾病患者进行护理评估,并提出健康指导意见。

2. 掌握妇科其他疾病患者的护理配合,完成医生对患者的各项检查如输卵管通液术、卵巢功能检查、腹腔镜检查等准备工作,包括用物准备、受检者准备等。

3. 讨论妇科其他疾病患者的护理措施,能对子宫内膜异位症、不孕症病患者及接受辅助生殖技术治疗的患者做出正确的护理。

4. 学会与患者进行充分交流,既要使用专业术语,又要能让患者听懂。

【实践地点和学时】

妇产科模拟病房或附属医院妇科病房。2 学时。

【实践准备】

1. 学生准备　学生按医院护理工作人员着装要求,衣、帽整洁,仪表端庄,态度和蔼可亲,并携带有关资料到病房。

2. 案例资源　准备好的案例分析资料或事先选择好的典型病例及患者、护理病历所需资料。如为临床病房见习,可直接向患者采集病例资料;模拟病房病例讨论可参考以下病案。

实践案例13

　　某女,38岁,已婚,孕3产1,痛经半年,伴腰骶部酸胀疼痛。患者自诉半年前原因不明开始出现痛经,有逐渐加重表现,未引起重视。本次月经来潮感到下腹酸胀疼痛延及腰骶部,不能坚持上班及日常家务劳动,自服止痛药。既往月经规则,15岁初潮,经期约5天,周期26天,经量正常,无痛经。8个月前因节育环放置时间到期于月经期取出,后因出现痛经未再放置。25岁足月顺产一胎,次年人工流产2次,之后放置节育环。

　　经期结束后妇科检查:外阴已婚已产式,阴道通畅,无异常发现,宫颈轻度糜烂,子宫后倾,大小正常,活动度欠佳,双附件增厚感,未及明显结节。三合诊检查盆腔后部情况可触及数个小结节,压痛明显。

问题:1. 如何对其进行初步护理?还需要做哪些检查?

　　　　2. 对患者作哪些方面的护理评估?可能有哪些护理问题?

　　　　3. 当前需要对患者做怎样的健康指导?

实践案例14

　　某女,32岁,婚后3年未孕,夫妻同居未避孕,性生活正常。夫妇双方素健。女方月经史:16岁初潮,经期3～5天,周期30～40天,量少,无痛经。丈夫精液常规检查正常。女方全身检查正常,妇科检查:外阴、阴道发育正常,宫颈光滑,子宫前位,大小正常,活动,双侧附件未触及异常。婚后1年开始计划要孩子,但始终未孕,女方曾经人工周期加促排卵治疗及中药治疗,但仍未受孕,现受孕心情较迫切。

问题:1. 针对该夫妇应作哪些护理评估?存在哪些护理问题?

　　　　2. 采取的护理措施是什么?需向该夫妇进行健康指导的内容是什么?

　　　　3. 如该夫妇要求做人工授精是否具备条件?

实践案例15

　　某女,70岁,农民,孕5产3,阴道有肿物脱出2年,不能还纳1周。自诉阴道有肿物脱出2年,伴腰骶部酸痛,身体不适加重,卧床休息可减轻,严重时进行中药治疗。近两周咳嗽发作,感阴道内肿物脱出,休息后不回缩,伴异味分泌物。慢性咳嗽病史10年。

　　妇科检查:阴道外见一鸭蛋大小肿物,表面充血,见一大小为2cm×3cm的溃疡点,有黄色分泌物覆盖,阴道黏膜膨出,潮红。

问题:1. 对该患者具体收院后需作哪些护理评估?

　　　　2. 患者此时该选择何种治疗办法?其相应的护理措施有哪些?

　　　　3. 请对患者开展健康指导。

【实践方法与过程】

　　1. 在理论课程结束后,即要求同学们课后先预习实践部分内容,按案例中提出的问题进行思考,并做出书面答案。

　　2. 多媒体演示　理论课程结束后,组织学生观看实训操作多媒体课件或教学录像片。告知学生以上操作可能将应用在病案中,请同学们正确选择,并写入书面报告内。

　　3. 案例分析　同学们在模拟妇产科病房进行4～5人分组,每组讨论两个案例,由小组长对本组同学的讨论情况进行记录,并代表本组同学进行发言。通过学生的学习、分析、讨论、总结提出护理问题,拟订护理措施,并针对该患者进行健康指导。讨论结束后由指导教师进行评价。

4. 临床见习　组织学生分批次到医院,与子宫内膜异位症及接受手术治疗的不孕症患者进行见习。在指导教师的带领下用真实完整的临床病例,进一步了解妇科其他疾病患者的护理评估、护理方法;在指导教师的带领下完成采集病史、观察病情等工作;通过观看临床护士对患者开展护理操作,增加感性认识。

【实践小结】

通过观看多媒体资料、病案讨论、教师点评、临床参观见习等,使学生学会妇科其他疾病患者的护理评估、护理方法及如何配合医生完成各项操作任务,并能对患者开展正确的健康指导及实施护理措施。

（周　清）

实践8　妇科手术患者的护理

【实践目的】

1. 学会并掌握妇科腹部及外阴、阴道手术患者的术前准备、健康指导。

2. 能对妇科腹部及外阴、阴道手术患者进行护理评估。

3. 能为妇科腹部及外阴、阴道手术患者采取相应的护理措施。

4. 培养学生负责和关爱患者的职业素质和良好的人际沟通能力。

【实践地点和学时】

电教室、护理模拟示教室、妇产科病房等。2 学时。

【实践准备】

1. 学生准备　衣、帽着装整洁,剪指甲,洗手。预习相关的理论知识。

2. 案例资源　临床见习者可在医院病房直接采集病例资料;在护理模拟示教室进行者,可准备典型病例资料或病例录像,制作多媒体课件。

实践案例16

某女,40 岁,因月经量明显增多 1 年就诊。患者近 1 年来,月经量多,周期正常 28～30 天,经期 8～10 天,伴全身乏力、头晕不适。月经史:12 岁初潮,经期 4～6 天,周期 28～30 天,量中等,无痛经。生育史:1-0-2-1。于 1997 年产后半年上 V 型宫内节育器避孕至今。体格检查:体温 36.8℃,脉搏 80 次/分,呼吸 18 次/分,血压 100/70mmHg。面色苍白,贫血貌。心肺未闻及异常,腹软,无压痛。妇科检查:外阴已婚已产型,阴道通畅,内有少许白带,宫颈轻糜,质中,无触痛,子宫体接近正常大小,质地中等,活动好,无压痛。双附件未扪及异常。实验室检查:血常规红细胞 3.2×10^{12}/L,血红蛋白 90g/L。B 超示:子宫肌瘤,黏膜下子宫肌瘤。该患者需手术治疗。

问题:1. 该患者术前需做哪些检查?

2. 存在哪些护理问题? 其护理措施有哪些?

3. 如何对其进行健康指导?

实践案例17

陈女士,58 岁,因阴道肿物脱出 1 年就诊。患者近 1 年来,自感直立时有肿物自阴道脱出,伴下腹部腰骶部酸痛感,卧床休息后症状减轻。月经史:11 岁初潮,经期 3～4 天,量中等,无痛经。生育史:3-0-1-2。既往史:患有慢性支气管炎 10 年。体格检查:体温 36.7℃,脉搏 88 次/分,呼吸 18 次/分,血压 130/90mmHg。心率 88 次/分,律齐,无杂音。腹软,无压痛。妇科检查:外阴已婚已产型,阴道前壁膨出,宫颈部分脱出阴道口外,宫颈轻糜,质中,无触痛,子宫体大小正常,质地中等,无压痛。双附件未扪及异常。该患者发生了子宫脱垂伴阴道前壁脱垂,需手术治疗。

问题:1. 该患者的术前准备有哪些?

2. 需要采取哪些护理措施?

3. 术后如何护理?制订出相应的护理计划。

【实践方法与过程】

1. 多媒体演示　组织学生观看相关教学片或使用多媒体课件演示。

2. 案例分析　教师将精心准备的典型案例提供给学生,提出讨论问题;学生分成 6~8 人一组,分组讨论;每组成员将讨论意见整理,派代表报告讨论结果;学生相互评议;教师答疑、评议、总结,强调重、难点。

3. 临床见习(模拟示教)　组织学生到医院见习。学生分成 6~8 人一组,每一组由一位带教老师带领对所选的患者进行护理评估,提出护理问题,制订护理措施;认真观看术前准备、术后护理的各种护理操作演示;每组上交一份该组见习报告,要求写出所见习患者的病例特点、因何病行何种手术、属于妇科手术哪一种、应采取哪些术前准备和进行哪些术后护理措施、要预防哪些术后并发症。教师课后查阅见习报告并进行点评。

【实践小结】

通过临床见习、观看多媒体课件或临床录像、案例讨论等实践,学生体会与患者沟通的方式方法,培养学生语言表达、人际沟通能力,学生能尊重患者隐私,关心、爱护患者;能对妇科腹部及外阴、阴道手术病人进行整体护理。

(彭桂元)

实践 9　人工流产负压吸引术

【实践目的】

1. 掌握负压吸引术的术前准备、术中配合及术后护理。

2. 学会负压吸引术的操作步骤。

3. 熟悉负压吸引术后的健康指导。

【实践地点和学时】

电教室、模拟临床手术室、医院门诊手术室等。2 学时。

【实践准备】

1. 用物准备

(1) 负压吸引术器械包:内含阴道窥器、弯盘各 1 个,消毒钳、宫颈钳、子宫探针各 1 把,宫颈扩张器、6~8 号吸管各 1 套,小头卵圆钳、有齿卵圆钳、小刮匙各 1 把,连接橡皮管 1 根,小药杯 1 个,换药碗 1 个,消毒臀垫、洞巾各 1 块;纱布、干棉球若干,长棉签 2 支;脚套 2 只,双层大包布 1 块,以上物品按使用时的先后顺序叠放打包并高压灭菌消毒备用。

(2) 其他物品:负压吸引装置、无菌手套 1 双、消毒液、筛网,缩宫素 1 支备用。

(3) 计划生育模型、多媒体资料。

2. 学生准备　课前预习实践指导,按门诊无菌手术要求着装,穿工作服、戴圆帽、口罩。操作前剪指甲、洗手、戴无菌手套。

3. 患者准备　检查患者是否有生殖道炎症,能否进行手术;测体温并记录,体温在37.5℃以下方可实施手术。

【实践方法与过程】

1. 多媒体演示　在理论课后组织学生观看相关录像片或多媒体课件。

2. 模拟示教与练习　带教教师在模型上演示负压吸引术全过程,然后学生分组按下列操作步骤练习。要求学生对换操作者和护理配合角色。

(1) 接诊患者:态度和蔼,简要询问患者并介绍负压吸引术的过程,进行心理护理。

(2) 嘱患者取膀胱截石位,按常规消毒外阴及阴道,铺无菌巾。

(3) 双合诊:检查阴道、子宫(大小、位置、倾屈度)及附件有无异常。

(4) 探测宫腔:用阴道窥器扩张阴道、暴露宫颈,拭净宫颈分泌物,用碘酊、乙醇消毒宫颈和阴道穹隆。用宫颈钳钳夹宫颈前唇并水平位牵拉,以减小子宫体与子宫颈的角度。左手扶持宫颈钳,右手持子宫探针,顺着子宫方向轻轻探入宫腔直达宫底,测量宫腔深度,并轻轻向两侧摆动,估计宫腔宽度。

(5) 扩张宫颈:左手固定宫颈钳,右手以执笔式持宫颈扩张器依次逐号扩张宫颈至比所用吸管大半号至一号。

(6) 吸管负压吸引:将橡皮管的一端接上吸管,另一端由助手接在负压吸引器的贮液瓶上,先作负压试验,将吸管放入无菌水杯内,水被吸入,证实确为负压后,关闭吸引器。将吸管顺宫腔的方向轻轻放入至宫底后再退出 1cm,找到胚胎着床部位,开动负压吸引,所用负压不宜超过 500mmHg。将吸管自宫底至子宫内口,按顺序上下移动。至手中的吸管传出振动感时,即为胚胎、绒毛被吸入的标志,然后再轻轻吸引宫腔四壁,吸干净后折叠橡胶管阻断负压后取出吸管。必要时用小号刮匙轻刮宫底及两角。

(7) 取出宫颈钳,拭净宫颈、阴道内血迹,使宫颈复位,取出窥器,拭净外阴及臀部血液,垫上消毒垫。

(8) 检查吸出物:将吸出物倒入滤网内滤过或放入盛水的容器内,检查有无绒毛和胚胎,以确定流产是否完全,测量出血量,对刮出物如有可疑,应送病理检查。

(9) 填写手术记录,特殊情况应详细记录。

(10) 扶患者到休息室,对患者进行术后健康指导。

3. 临床见习　组织学生分批次到医院门诊手术室观看负压吸引术的操作过程及护理配合。在指导教师的解说下用真实完整的临床病例,进一步了解负压吸引术患者的术前准备、术中护理方法及术后健康指导。通过观看临床护士对患者开展护理操作,增加感性认识。

【实践小结】

通过观看多媒体资料、教师模拟操作训练、临床见习等多方面实践,学生学会如何做好负压吸引术的各项准备工作,并能初步进行操作,熟练地进行护理配合。

【实践考核】

负压吸引术在妇产科临床及计划生育领域广泛应用,为使同学们能学会护理配合,可对术前准备、术中配合、术后健康指导与与患者沟通等方面进行考核,以检验实践课效果。

(周　清)

实践 10　宫内节育器放置及取出术

【实践目的】

1. 学会并掌握宫内节育器放置及取出术的术前准备、术中配合及术后护理。

2. 学会操作宫内节育器放置及取出术。

【实践地点和学时】

电教室、模拟临床手术室、医院门诊手术室等。2 学时。

【实践准备】

1. 学生准备　课前预习实践指导,按门诊无菌手术要求着装,穿工作服、戴圆帽、口罩。操作前剪指甲、洗手、戴无菌手套。

2. 用物准备

(1) 无菌器械包:内含阴道窥器 1 个、消毒钳 2 把、宫颈钳 1 把、子宫探针 1 根,节育器放置器及取出器各 1 把、宫颈扩张器 4～6 号各 1 套、弯盘 1 个、剪刀 1 把、小药杯 1 个,换药碗 1 个,消毒臀垫 1 块、孔巾 1 块、脚套 2 只、干纱布、干棉球若干。双层大包布 1 块,以上物品按使用时的先后顺序叠放打包并高压灭菌消毒备用。另备无菌手套、常规消毒液及其他消毒用物。

(2) 节育器消毒:①消毒包装的节育器如 T 型节育器,使用前应检查有无破损或过期。②浸泡消毒的节育器使用前应用无菌液冲去药液。金属节育器可高压灭菌,煮沸、75% 乙醇溶液浸泡 30 分钟消毒备用。

(3) 计划生育模型、多媒体资料。

3. 患者准备　检查患者是否有生殖道炎症,能否进行手术;测体温并记录,体温在 37.5℃以下方可实施手术。

【实践方法与过程】

1. 多媒体演示　理论课后组织学生观看宫内节育器放置与取出术过程的录像,观看前提醒同学应重点注意哪些方面。

2. 模拟示教与练习　带教教师在模型上演示宫内节育器放置及取出术全过程,然后学生分组按下列操作步骤练习。要求学生对换操作者和护理配合角色。

(1) 宫内节育器放置术

1) 接诊患者:态度和蔼,简要询问患者并介绍宫内节育器放置术的过程,进行心理护理。

2) 协助患者取膀胱截石位,按常规消毒外阴及阴道,铺无菌巾。

3) 双合诊:检查子宫位置、大小及附件有无异常。

4) 探测宫腔:阴道窥器扩张阴道,暴露宫颈,以碘酊、乙醇溶液消毒宫颈及阴道穹隆。宫颈钳钳夹宫颈前唇并向水平位牵拉,左手固定宫颈钳,右手以执笔式持子宫探针,顺着子宫方向轻轻探入宫腔直达宫底,探测宫腔的深度。一般不需扩张宫颈管,宫颈管较紧者应以宫颈扩张器顺序扩至 6 号。

5) 放置:用放置器沿宫腔方向将选好的节育器轻轻送至宫底,慢慢撤出放置器。如节育器有尾丝应保留约 2cm,余下部分剪去。

6) 术毕,取下宫颈钳,拭净宫颈、阴道内血迹,使宫颈复位。取出窥器,拭净外阴及臀部,垫上消毒垫。

7) 填写手术记录,并进行健康指导。特殊情况应详细记录。

（2）宫内节育器取出术：术前需通过尾丝、B超、X线检查等,确定节育器的类型、宫腔的位置及是否有合并妊娠。

1)～4)同放置术。

5）取出:宫颈钳钳夹宫颈前唇,向水平位牵拉。左手固定宫颈钳,右手用血管钳夹住节育器尾丝后轻轻牵引取出。

6)～7)同放置术。

3. 临床见习　组织学生分批次到医院门诊手术室观看宫内节育器放置与取出术的具体操作步骤。在指导教师的解说下用真实完整的临床病例,进一步了解宫内节育器放置与取出术患者的术前准备、术中操作与配合及术后健康指导。

【实践小结】

通过观看多媒体资料、教师示教及模拟操作训练、临床见习等多方面实践,学生学会并掌握如何做好节育器的放置及取出前的各项准备工作,并能初步进行操作,能熟练进行护理配合。

【实践考核】

宫内节育器的放置与取出术在妇产科临床及计划生育领域广泛应用,为使同学们能学会并掌握护理配合,可对术前准备、术中操作与配合、术后健康指导及与患者沟通等方面进行考核,以检验实践课效果。

（周　清）

实践 11　计划生育妇女的护理

【实践目的】

1. 学会对育龄妇女进行计划生育知情选择指导。

2. 学会运用护理程序能对经腹输卵管绝育术妇女进行护理。

【实践地点和学时】

电教室、妇科病房等。2 学时。

【实践准备】

1. 学生准备　案例资源每位同学 1 份。按病房见习要求穿工作服,戴口罩、帽子。

2. 用物准备　多媒体设备,输卵管绝育术录像带。

3. 案例资源

实践案例18

某女,28 岁,已婚,半年前剖宫产一男婴,哺乳期,现咨询宜采用何种计划生育措施为好。请为其推荐两种以上计划生育措施,并说明其优缺点,供其选择。

实践案例19

某女,34 岁,已婚,在丈夫陪同下要求输卵管绝育术,于 2011 年 5 月 31 日入院。患者平时月经规律,13 岁初潮,经期 4～5 天,周期 30 天,量中等,无痛经,末次月经为 2011 年 5 月 23 日。该患者 24 岁结婚,2-0-1-2,两次分娩均为顺产,末次分娩于 2005 年 5 月 1 日,人工流产于 2008 年 3 月 20 日。双方体健。请针对该患者,按护理程序实施整体护理。

【实践方法与过程】

1. 多媒体演示　理论课后组织学生去多媒体室观看输卵管结扎术的录像片,看后由学生提出问题并加以解决。

2. 案例分析　教师提出讨论要求。分组讨论,针对案例每组提出护理评估、护理问题、护理措施。教师点评。

3. 临床见习　组织学生去医院妇科病房见习,对患者进行术前、术后护理评估,提出护理问题,制订护理措施。

【实践小结】

通过观看多媒体资料、案例讨论、临床见习等多方面实践,体现学生关心、爱护患者的态度。学会输卵管结扎术病人的术前、术后护理评估,能提出护理问题、制订和实施护理措施。

（周　清）

实践 12　妇科常用护理操作技术

【实践目的】

1. 学会并掌握坐浴、会阴擦洗及冲洗、会阴湿热敷、阴道或宫颈上药的目的、操作方法及注意事项。

2. 学会各项操作用物准备。

3. 学会关爱、照顾患者,能与患者有效沟通。

【实践地点和学时】

电教室、护理模拟示教室、妇产科病房、门诊检查室。2 学时。

【实践准备】

1. 用物准备

(1) 坐浴:坐浴架 1 个(30cm 高)、坐浴盆 1 个、坐浴液 2000 ml、无菌纱布 1 块。

(2) 会阴擦洗及冲洗:消毒弯盘 2 个、无菌治疗碗 1 个、无菌镊子或消毒止血钳 2 把、无菌干纱布 2 块、无菌纱布球 2 个、一次性臀垫 1 块、冲洗壶 1 个、便盆 1 只。常用的擦洗液有 0.02％聚维酮碘溶液、1：5000 高锰酸钾溶液、0.1％苯扎溴铵溶液。

(3) 会阴湿热敷:橡皮布 1 块、治疗巾 1 块、棉垫 1 个、消毒弯盘 2 个、镊子 2 把、无菌干纱布 2 块、凡士林、煮沸的 50％ 硫酸镁溶液(内有热纱布若干)。

(4) 阴道、宫颈上药:阴道灌洗用品 1 套、阴道窥器 1 个、消毒干棉球若干、长镊子 1 把、一次性手套 1 双、药品。根据药物性质和上药方法另备长棉签 1 包、带尾线的大棉球 2~3 个。

2. 学生准备　学生穿好工作服、戴口罩、帽子,剪指甲,洗净双手。

【实践方法与过程】

1. 多媒体演示　组织学生在电教室观看妇科常用护理操作技术的多媒体课件或视频资料。

2. 模拟示教与练习　教师利用示教室模型讲解坐浴、会阴擦洗及冲洗、会阴湿热敷、阴道或宫颈上药的四项操作目的、方法及注意事项。然后学生分组学习讨论并进行操作练习,教师指导。

3. 临床见习　有条件时,带领学生到医院妇产科病房、门诊检查室观看妇科常用护理操作技术具体操作过程。

【实践小结】

通过电教、示教、分组练习及临床见习,学生学会并掌握坐浴、会阴擦洗及冲洗、会阴湿热敷、阴道或宫颈上药的操作。

【实践考核】

抽签对学生各项操作完成情况,进行考核评估。

(万俊芳)

实践 13　妇科诊疗术患者的护理

【实践目的】

1. 学会妇科各种诊疗术的护理配合及物品准备。

2. 学会关爱、照顾患者,能与患者有效沟通。

【实践地点和学时】

电教室、护理模拟示教室、妇产科病房、门诊检查室。2学时。

【实践准备】

1. 用物准备

(1) 经腹壁腹腔穿刺术:无菌腹腔穿刺包(洞巾1块、穿刺针1个、20ml注射器1个、小圆碗1个、纱布2块)、0.5%利多卡因溶液1支、聚维酮碘消毒液、无菌手套1双、胶布1卷、无菌试管数只(留取常规、生化、细菌、病理标本)。

(2) 经阴道后穹隆穿刺术:阴道窥器1个、宫颈钳1把、腰椎穿针1个、10毫升注射器1个、无菌玻璃试管1支、洞巾1块、消毒纱布及干棉球2个。

(3) 阴道镜检查:阴道窥器1个、宫颈钳、卵圆钳、宫颈活检钳各1把、消毒手套1双、一次性臀垫1块、无菌纱布、棉球若干、标本瓶、3%乙酸及阴道镜。

(4) 宫腔镜检查:窥器1个、宫颈钳1把、卵圆钳1把、子宫探针1根、刮匙1把、宫颈扩张器4~8号、弯盘1个、无菌纱布、棉球、5%葡萄糖溶液500ml、庆大霉素8万U1支、地塞米松5mg1支及宫腔镜。

(5) 腹腔镜检查:阴道窥器1个、宫颈钳1把、卵圆钳1把、子宫探针1根、细齿镊2把、持针器1把、缝针、缝线、刀片、刀柄、纱布、棉球、棉签、举宫器、CO_2气体、注射器、麻药及腹腔镜。

(6) 输卵管通畅术:阴道窥器1个、宫颈钳1把、子宫探针1根、宫颈导管1根、宫颈扩张器2~4号、弯盘1个、纱布、治疗巾、孔巾各1块、棉球、棉签。20ml注射器1支、0.9%氯化钠溶液20ml、庆大霉素8万U1支、地塞米松5mg1支,10ml注射器1支、40%碘化油造影剂1支。

2. 学生准备　学生穿好工作服、戴口罩、帽子,剪指甲,洗净双手。

【实践方法与过程】

1. 多媒体演示　组织学生在电教室观看妇科诊疗术患者护理的多媒体课件或视频资料。

2. 模拟示教与练习　教师利用示教室模型讲解各项妇科常用诊疗术的检查方法、结果判断及护理要点,然后学生分组学习讨论,教师指导。

3. 临床见习　有条件时,带领学生到医院妇产科病房、门诊检查室观看妇科常用诊疗术具体操作过程。

【实践小结】

通过电教、示教、分组练习及临床见习,学生初步学会妇科各项常用诊疗术的护理配合。

（万俊芳）

实践 14 妇女保健工作方法

【实践目的】

1. 掌握妇女常见病普查普治的目的、内容和方法。

2. 熟悉妇女保健工作的任务。

【实践地点和学时】

电教室、护理模拟示教室、门诊检查室。2 学时。

【实践准备】

1. 用物准备 教学资料片或视频录像带、妇女常见病普查普治的各种宣传资料和检查单、妇女病普查普治所需物品、器械及药品如妇科检查物品、B 超、乳腺红外线检查仪等。

2. 学生准备 学生穿好工作服、戴口罩、帽子,剪指甲,洗净双手。

【实践方法与过程】

1. 多媒体演示 组织学生在电教室观看妇女保健相关的教学资料或视频录像。

2. 模拟示教与练习 教师先讲解妇女常见病普查普治的工作程序和每项工作的主要内容、程序、方法。工作程序包括宣传工作、组织工作、准备工作、普查工作、普治工作。其中宣传工作又分为印制、发放宣传资料、宣传图片和集中讲解妇女健康知识。然后利用示教室模型及妇女常见病普查普治的各种宣传资料和检查单,规范地演示妇女常见病普查中各项检查的方法,如病史妇科检查填写、阴道分泌物检查、宫颈细胞学检查、宫颈活体组织检查、乳腺检查（触诊、红外线检查）、B 超检查等。要求按照填写表格→B 超检查→妇科检查→乳腺检查→交表→治疗的程序完成普查普治工作,然后学生分组学习,教师指导。

3. 临床见习 有条件时,带领学生到医院妇产科门诊检查室或组织学生参加"三下乡"社会实践活动,到基层去体验妇女常见病普查普治的具体过程。

【实践小结】

通过电教、示教、分组练习及临床见习,学生初步掌握妇女常见病普查普治的目的、内容及方法。

（万俊芳）

妇科护理学教学基本要求

（供助产专业用）

一、课 程 任 务

妇科护理学是中等卫生职业教育助产专业的一门重要的专业课程。课程的主要内容包括妇科病史及检查配合、妇科常见疾病患者的护理、妇科手术患者的护理、计划生育妇女的护理、妇科常用护理操作技术及妇女保健等。课程的任务是使学生掌握妇科护理学的"三基"，即基本理论、基本知识和基本技能，能运用护理程序对妇科患者进行整体护理，并能较好地进行疾病的预防、计划生育手术、宣传咨询和指导工作，为广大妇女提供优质的卫生保健服务。

二、课 程 目 标

1. 了解妇科常见病的概念、护理目标与护理评价。
2. 理解妇科常见病患者的护理评估、治疗要点、护理问题。
3. 掌握妇科常见病患者的护理措施。
4. 掌握计划生育的具体措施及护理。
5. 理解妇女保健的意义、工作任务和方法。
6. 具备对妇科患者应用护理程序实施整体护理的能力。
7. 具备实施妇科常用护理操作技术的能力。
8. 培养良好的职业素质和行为习惯，具备良好的团队意识和协作精神。

三、教学内容和要求

教学内容	了解	理解	掌握	教学活动参考	教学内容	了解	理解	掌握	教学活动参考
一、绪论					（二）妇科检查			√	多媒体演示
（一）妇科护理学的发展简史	√			理论讲授	（三）妇科常用特殊检查及护理配合			√	
（二）妇科护理的性质及内容		√			（四）妇科门诊及病区的护理管理		√		
（三）妇科护理学的特点		√			实践一　妇科检查			√	技能实践见习
（四）妇科护理的学习目的及方法		√			实践二　妇科常用特殊检查及护理			√	
（五）妇科护理学的新进展、新技术、及发展趋势		√			三、女性生殖系统炎症患者的护理				
					（一）概述				理论讲授
二、妇科病史及检查配合					1. 女性生殖系统防御功能		√		多媒体演示
（一）妇科病史	√			理论讲授	2. 病原体		√		案例分析讨论

教学内容	了解	理解	掌握	教学活动参考	教学内容	了解	理解	掌握	教学活动参考
3.感染途径		✓			2.慢性盆腔炎				
4.炎症的发展与转归		✓			(1)概述	✓			
(二)外阴部炎症患者的护理					(2)护理				
1.概述	✓				(六)性传播疾病患者的护理				
2.护理					1.概述	✓			
(1)护理评估	✓				2.护理				
(2)治疗要点	✓				(1)护理评估		✓		
(3)护理问题	✓				(2)治疗要点		✓		
(4)护理目标		✓			(3)护理问题		✓		
(5)护理措施			✓		(4)护理目标		✓		
(6)护理评价	✓				(5)护理措施			✓	
(三)阴道炎患者的护理					(6)护理评价	✓			
1.概述	✓				实践三 生殖系统炎症患者的护理			✓	案例讨论、见习
2.护理					四、女性生殖系统肿瘤患者的护理				
(1)护理评估		✓			(一)外阴肿瘤患者的护理				理论讲授
(2)治疗要点		✓			1.概述	✓			
(3)护理问题		✓			2.护理				多媒体演示
(4)护理目标	✓				(1)护理评估		✓		案例分析讨论
(5)护理措施			✓		(2)治疗要点		✓		
(6)护理评价	✓				(3)护理问题		✓		
(四)子宫颈炎患者的护理					(4)护理目标	✓			
1.概述	✓				(5)护理措施			✓	
2.护理					(6)护理评价	✓			
(1)护理评估		✓			(二)子宫颈癌患者的护理				
(2)治疗要点		✓			1.概述	✓			
(3)护理问题		✓			2.护理				
(4)护理目标	✓				(1)护理评估		✓		
(5)护理措施			✓		(2)治疗要点		✓		
(6)护理评价	✓				(3)护理问题		✓		
(五)盆腔炎患者的护理					(4)护理目标	✓			
1.急性盆腔炎					(5)护理措施			✓	
(1)概述	✓								
(2)护理									

教学内容	教学要求			教学活动参考	教学内容	教学要求			教学活动参考
	了解	理解	掌握			了解	理解	掌握	
(6)护理评价	✓				1.概述	✓			多媒体演示
(三)子宫肌瘤患者的护理					2.护理				案例分析讨论
1.概述	✓				(1)护理评估		✓		
2.护理					(2)治疗要点		✓		
(1)护理评估		✓			(3)护理问题		✓		
(2)治疗要点			✓		(4)护理目标	✓			
(3)护理问题		✓			(5)护理措施			✓	
(4)护理目标	✓				(6)护理评价	✓			
(5)护理措施			✓		(二)侵蚀性葡萄胎患者的护理				
(6)护理评价	✓				1.概述	✓			
(四)子宫内膜癌患者的护理					2.护理				
1.概述	✓				(1)护理评估		✓		
2.护理					(2)治疗要点		✓		
(1)护理评估		✓			(3)护理问题		✓		
(2)治疗要点		✓			(4)护理目标	✓			
(3)护理问题		✓			(5)护理措施			✓	
(4)护理目标	✓				(6)护理评价	✓			
(5)护理措施			✓		(三)绒毛膜癌患者的护理				
(6)护理评价	✓				1.概述	✓			
(五)卵巢肿瘤患者的护理					2.护理				
1.概述	✓				(1)护理评估		✓		
2.护理					(2)治疗要点		✓		
(1)护理评估		✓			(3)护理问题		✓		
(2)治疗要点		✓			(4)护理目标	✓			
(3)护理问题		✓			(5)护理措施			✓	
(4)护理目标	✓				(6)护理评价	✓			
(5)护理措施			✓		(四)化疗患者的护理				
(6)护理评价	✓				1.概述	✓			
实践四 女性生殖系统肿瘤患者的护理			✓	案例分析、见习	2.护理				
五、滋养细胞疾病患者的护理					(1)护理评估		✓		
					(2)护理问题		✓		
(一)葡萄胎患者的护理				理论讲授	(3)护理目标	✓			
					(4)护理措施			✓	

教学内容	了解	理解	掌握	教学活动参考
（5）护理评价	✓			
实践五　滋养细胞疾病患者的护理			✓	案例分析、见习
六、月经失调患者的护理				
（一）功能失调性子宫出血患者的护理				理论讲授 多媒体演示 案例分析讨论
1.概述	✓			
2.护理				
（1）护理评估		✓		
（2）治疗要点		✓		
（3）护理问题		✓		
（4）护理目标	✓			
（5）护理措施			✓	
（6）护理评价	✓			
（二）闭经患者的护理				
1.概述	✓			
2.护理				
（1）护理评估		✓		
（2）治疗要点		✓		
（3）护理问题		✓		
（4）护理目标	✓			
（5）护理措施			✓	
（6）护理评价	✓			
（三）多囊卵巢综合征患者的护理				
1.概述	✓			
2.护理				
（1）护理评估		✓		
（2）治疗要点		✓		
（3）护理问题		✓		
（4）护理目标	✓			
（5）护理措施			✓	
（6）护理评价	✓			
（四）痛经患者的护理				
1.概述	✓			

教学内容	了解	理解	掌握	教学活动参考
2.护理				
（1）护理评估		✓		
（2）治疗要点		✓		
（3）护理问题		✓		
（4）护理目标	✓			
（5）护理措施			✓	
（6）护理评价	✓			
（五）围绝经期综合征患者的护理				
1.概述	✓			
2.护理				
（1）护理评估		✓		
（2）治疗要点		✓		
（3）护理问题		✓		
（4）护理目标	✓			
（5）护理措施			✓	
（6）护理评价	✓			
实践六　月经失调患者的护理			✓	案例分析、见习
七、妇科其他疾病患者的护理				
（一）子宫内膜异位症患者的护理				理论讲授 多媒体演示 案例分析
1.概述	✓			
2.护理				
（1）护理评估		✓		
（2）治疗要点		✓		
（3）护理问题		✓		
（4）护理目标	✓			
（5）护理措施			✓	
（6）护理评价	✓			
（二）子宫腺肌病患者的护理				
1.概述	✓			
2.护理				
（1）护理评估		✓		

续表

教学内容	了解	理解	掌握	教学活动参考	教学内容	了解	理解	掌握	教学活动参考
(2)治疗要点		✓			1. 概述	✓			
(3)护理问题	✓				2. 护理				
(4)护理目标	✓				(1)护理评估		✓		
(5)护理措施			✓		(2)治疗要点	✓			
(6)护理评价	✓				(3)护理问题		✓		
(三)不孕症患者的护理					(4)护理目标	✓			
1. 概述			✓		(5)护理措施			✓	
2. 护理					(6)护理评价	✓			
(1)护理评估		✓			(七)生殖道瘘患者的护理				
(2)治疗要点		✓			1. 尿瘘				
(3)护理问题		✓			(1)概述	✓			
(4)护理目标	✓				(2)护理		✓		
(5)护理措施			✓		2. 粪瘘				
(6)护理评价	✓				(八)女性生殖器官发育异常患者的护理				
(四)辅助生殖技术患者的护理					1. 处女膜闭锁				
1. 概述	✓				(1)概述	✓			
2. 护理					(2)护理		✓		
(1)护理评估		✓			2. 阴道发育异常				
(2)护理问题	✓				(1)概述	✓			
(3)护理目标	✓				(2)护理		✓		
(4)护理措施			✓		实践七 妇科其他疾病患者的护理			✓	案例分析、见习
(5)护理评价	✓				八、妇科手术患者的护理				
(五)子宫脱垂患者的护理					(一)妇科手术前患者术前的护理				理论讲授
1. 概述	✓				1. 概述	✓			多媒体演示 讨论
2. 护理					2. 护理				案例分析
(1)护理评估		✓			(1)护理评估		✓		
(2)治疗要点	✓				(2)护理问题		✓		
(3)护理问题		✓			(3)护理目标	✓			
(4)护理目标	✓				(4)护理措施			✓	
(5)护理措施			✓		(5)护理评价	✓			
(6)护理评价	✓				(二)妇科手术术后患者的护理				
(六)压力性尿失禁患者的护理									

教学内容	教学要求			教学活动参考	教学内容	教学要求			教学活动参考
	了解	理解	掌握			了解	理解	掌握	
1. 概述	✓				（四）输卵管绝育术患者的护理				
2. 护理					1. 概述	✓			
（1）护理评估		✓			2. 护理				
（2）护理问题		✓			（1）护理评估		✓		
（3）护理目标	✓				（2）手术步骤		✓		
（4）护理措施			✓		（3）护理问题		✓		
（5）护理评价	✓			案例分析、见习	（4）护理目标	✓			
实践八 妇科手术前、后患者的护理			✓	多媒体演示	（5）护理措施			✓	
九、计划生育妇女的护理					（6）护理评价	✓			
（一）工具避孕及护理				理论讲授	（五）人工终止妊娠患者的护理				
1. 概述	✓			多媒体演示	1. 药物流产				
2. 护理				案例分析	（1）概述	✓			
（1）护理评估		✓			（2）护理		✓		
（2）手术步骤		✓			2. 人工流产术				
（3）护理问题		✓			（1）概述	✓			
（4）护理目标	✓				（2）护理		✓		
（5）护理措施			✓		3. 中期妊娠引产				
（6）护理评价	✓				（1）概述	✓			
（二）药物避孕及护理					（2）护理		✓		
1. 概述	✓				（六）计划生育措施的护理指导				
2. 护理					1. 婚后暂时无生育要求者		✓		
（1）护理评估		✓			2. 已有子女者		✓		
（2）用药方法		✓			3. 哺乳期妇女		✓		
（3）护理问题		✓			4. 围绝经期妇女			✓	
（4）护理目标	✓				实践九 人工流产负压吸引术			✓	
（5）护理措施			✓		实践十 宫内节育器放置及取出术			✓	技能实践与考核
（6）护理评价	✓				实践十一 计划生育妇女的护理指导			✓	案例分析、见习
（三）其他避孕方法及护理					十、妇科常用护理操作技术				
1. 紧急避孕					（一）常用护理技术				理论讲授
（1）概述	✓				1. 坐浴		✓		多媒体演示
（2）护理		✓							
2. 安全期避孕法		✓							
3. 免疫避孕法	✓								

教学内容	教学要求			教学活动参考	教学内容	教学要求			教学活动参考
	了解	理解	掌握			了解	理解	掌握	
2. 会阴擦洗及冲洗			✓		十一、妇女保健				
3. 会阴湿热敷	✓				（一）妇女保健工作的意义与组织机构				理论讲授
4. 阴道、宫颈上药		✓			1. 妇女保健工作的意义		✓		讨论
（二）妇科诊疗术患者的护理					2. 妇女保健工作的目的和方法		✓		
1. 阴道脱落细胞学检查		✓			3. 妇女保健工作的组织机构	✓			
2. 宫颈活体组织检查术			✓		（二）妇女保健工作任务				
3. 诊断性刮宫术			✓		1. 妇女各期保健		✓		
4. 穿刺术		✓			2. 妇女病普查普治		✓		
（1）经腹壁、腹腔穿刺术					3. 计划生育技术指导	✓			
（2）经阴道后穹隆穿刺术					4. 妇女劳动保护	✓			
5. 内镜检查术		✓			5. 女性心理保健	✓			
（1）阴道镜检查					（三）妇女保健统计指标				
（2）宫腔镜检查					1. 妇女病普查普治统	✓			
（3）腹腔镜检查					2. 孕产期保健指标	✓			
6. 输卵管通畅术	✓			多媒体演示技能实践与考核	3. 计划生育统计指标	✓			
实践十二　妇科常用护理操作技术			✓		实践十四　妇女保健工作方法			✓	见习
实践十三　妇科诊疗术患者的护理			✓	见习					

四、教学时间分配

教学内容		学时		
		理论	实践	合计
一	绪论	2	0	2
二	妇科病史及检查配合	4	8	12
三	女性生殖系统炎症患者的护理	6	2	8
四	女性生殖系统肿瘤患者的护理	8	2	10
五	滋养细胞疾病患者的护理	4	2	6
六	月经失调患者的护理	6	2	8
七	妇科其他疾病患者的护理	6	2	8
八	妇科手术患者的护理	4	2	6
九	计划生育妇女的护理	6	6	12
十	妇科常用护理操作技术	2	4	6
十一	妇女保健	2	2	4
	机动	2	2	4
合计		52	34	86

五、大纲说明

（一）适用对象与参考学时

本教学大纲主要供中等卫生职业教育助产专业教学使用，总学时为 86 学时，其中理论教学 52 学时，实践教学 34 学时。

（二）教学要求

1. 理论教学要求分为掌握、理解、了解 3 个层次。掌握：指对基本知识、基本理论有较深刻的认识，并能综合、灵活地运用所学的知识解决妇科护理的实际问题。理解：指能够领会概念、原理的基本含义，解释护理现象。了解：指对基本知识、基本理论能有一定的认识，能够记忆所学的知识要点。

2. 实践教学要求分为学会和学会并掌握 2 个层次。学会：指在教师的指导下能初步正确地进行妇科护理技术操作。学会并掌握：指能独立、规范地完成妇科护理技术操作。教学重点是突出以能力为主的教学理念。

（三）教学建议

1. 课堂理论教学要做到理论联系实际，积极采用现代化的教学手段，如多媒体等。组织学生多开展案例分析并讨论，结合临床实际，启迪学生思维，活跃课堂气氛，加深对教学内容的理解和掌握。

2. 实践教学要充分调动学生学习的主动性、积极性，着重训练学生的实际操作能力和人际沟通能力，注重对学生进行职业素质和思想道德素质的培养。

3. 最后考评采取综合评价的办法进行，可通过课间见习、实验室操作训练及课堂提问、讨论、作业、阶段考核、期末考核和技能考核等方面进行全面综合考评。建议主要采取的考评标准以临床常用的技能操作、综合分析能力及判断能力。

参 考 文 献

丰有吉,沈铿 . 2006. 妇产科学 . 北京:人民卫生出版社

黄美凌 . 2010. 妇产科护理学笔记 . 北京:科学出版社

乐杰 . 2008. 妇产科学 . 第 7 版 . 北京:人民卫生出版社出版

黎梅,颜丽青 . 2008. 妇产科护理 . 北京:科学出版社

黎梅 . 2007. 妇产科护理学 . 北京:科学出版社

李晋爱 . 2008. 妇科护理 . 北京:人民卫生出版社

林珊,何国喜 . 2012. 妇产科护理 . 北京:北京大学医学出版社

全国卫生专业技术资格考试专家委员会 2011. 2011 全国护士执业资格考试指导 . 北京:人民卫生出版社

吴培英 . 2010. 妇产科护理 . 北京:科学出版社

夏泉源 . 2002. 临床护理(下册). 北京:人民卫生出版社

徐莲文 . 1998. 妇科学 . 济南:山东科学技术出版社出版

张新宇 . 2007. 妇产科护理学 . 北京:人民卫生出版社出版

赵炳礼 . 2003. 计划生育/生殖保健培训课程 . 北京:中国人口出版社

郑修霞 . 2006. 妇产科护理学 . 第 4 版 . 北京:人民卫生出版社出版

参 考 答 案

第 2 章 1. C 2. C 3. B 4. E 5. C 6. C 7. D 8. D 9. E 10. C 11. D 12. C 13. A
14. B 15. D 16. A

第 3 章 1. B 2. E 3. B 4. A 5. A 6. A 7. A 8. E 9. E 10. E 11. C 12. C 13. A
14. B 15. A 16. B 17. D 18. B 19. E 20. D 21. C 22. B 23. B 24. C 25. B 26. A
27. C 28. A 29. D 30. C

第 4 章 1. A 2. D 3. A 4. E 5. D 6. B 7. E 8. A 9. B 10. D 11. C 12. C 13. C
14. E 15. C 16. D 17. D 18. C 19. B 20. B 21. B 22. A 23. D 24. E 25. B 26. C
27. A 28. E 29. B 30. C 31. A 32. A 33. D 34. D 35. C 36. C 37. D 38. D

第 5 章 1. C 2. C 3. B 4. C 5. E 6. E 7. B 8. D 9. D 10. A 11. A 12. E 13. E
14. E 15. C 16. E 17. D 18. B 19. B 20. D 21. C 22. C 23. B 24. C 25. C 26. A
27. E

第 6 章 1. E 2. C 3. C 4. B 5. A 6. C 7. C 8. D 9. D 10. D 11. C 12. A 13. B
14. B 15. D 16. A 17. D 18. D 19. C 20. B 21. C 22. C 23. D 24. C

第 7 章 1. E 2. D 3. B 4. A 5. B 6. C 7. E 8. C 9. D 10. E 11. C 12. A 13. B
14. D 15. A 16. A 17. D 18. B 19. B 20. C 21. B 22. A 23. C 24. B 25. A
26. D 27. C 28. D 29. B 30. D 31. D 32. A 33. E 34. A 35. B 36. D 37. A
38. E 39. C 40. C 41. C 42. A 43. E 44. E 45. B 46. A 47. D

第 8 章 1. C 2. C 3. C 4. E 5. C 6. C 7. D 8. B 9. C 10. A 11. B 12. C 13. D

第 9 章 1. B 2. A 3. B 4. A 5. D 6. E 7. D 8. D 9. A 10. A 11. C 12. D 13. B
14. C 15. A 16. C 17. D 18. D 19. C

第 10 章 1. C 2. D 3. C 4. D 5. D 6. A 7. C 8. C 9. C 10. C

第 11 章 1. E 2. D 3. B 4. E